临床神经外科诊疗

夏佃喜 ◎著

吉林科学技术出版社

图书在版编目（CIP）数据

临床神经外科诊疗 / 夏佃喜著. -- 长春 :吉林科
学技术出版社, 2019.5
ISBN 978-7-5578-5539-0

Ⅰ. ①临… Ⅱ. ①夏… Ⅲ. ①神经外科学–诊疗 Ⅳ. ①
R651

中国版本图书馆CIP数据核字(2019)第113942号

临床神经外科诊疗
LINCHUANG SHENJING WAIKE ZHENLIAO

出 版 人　李　梁
责任编辑　李　征　李红梅
书籍装帧　山东道克图文快印有限公司
封面设计　山东道克图文快印有限公司
开　　本　787mm×1092mm　1/16
字　　数　298千字
印　　张　12.75
印　　数　3000册
版　　次　2019年5月第1版
印　　次　2020年6月第2次印刷

出　　版　吉林科学技术出版社
发　　行　吉林科学技术出版社
地　　址　长春市福祉大路5788号出版集团A座
邮　　编　130000
发行部电话/传真　0431-81629529　81629530　81629531
　　　　　　　　　　81629532　81629533　81629534
储运部电话　0431-86059116
编辑部电话　0431-81629508
网　　址　http://www.jlstp.net
印　　刷　北京市兴怀印刷厂

书　　号　ISBN 978-7-5578-5539-0
定　　价　98.00元

前　言

　　神经外科学是当今医学专业领域发展最为迅速的学科,伴随技术方法及理念的革新,神经外科疾病的诊治也发生了翻天覆地的变化。因此,作为神经外科学临床医师,不仅需要具备扎实的神经外科学基础与实践训练,而且还需要掌握专业领域内新的诊疗技术、治疗药物和手术方法。

　　本书共十八章,包括颅脑创伤、头皮和颅骨损伤、脑损伤、开放性颅脑创伤、脑神经损伤、颅内肿瘤、脑出血、缺血性脑血管病、烟雾病等内容,系统介绍了神经外科学常见疾病的临床治疗实践及国内外研究进展和前沿动态。本书内容全面详尽,可供临床神经外科医师做"案头书"参考使用。

　　由于编者工作繁忙、时间紧迫,书中的缪误及不当之处,恳请读者及专家、学者不吝指正。

编　者

目　录

第一章　颅脑创伤

颅脑创伤在平时和战时均常见，仅次于四肢伤，平时主要因交通事故、坠落、跌倒等所致。战时则多因火器伤造成。多年来，尽管在颅脑损伤的临床诊治及相关基础研究方面取得了许多进展，但其死亡率和致残率依然高居身体各部位损伤之首。颅脑创伤导致头部软组织损伤、颅骨变形、颅骨骨折，进而造成脑膜、脑血管、脑组织及脑神经等损伤，有时合并颈椎、颈髓、耳等有关器官的损伤。

因颅脑创伤造成颅内出血或严重脑挫裂伤等，可迅速导致脑水肿、脑血肿、颅内压增高和继发脑疝，这些都将造成严重的后果或致死。所以，对颅脑创伤的防治、抢救工作，应引起高度重视。早期对颅脑创伤的临床表现和病情发展机制的理解，是以外伤的局部机械作用的因素为基础的，随着对颅脑创伤患者的治疗和观察，发现患者多有脑缺氧的现象，继之出现脑水肿、脑肿胀等一系列症状，又提出了物理化学变化的理论。颅脑创伤的病理生理的变化是多方面的，复杂的，它的机制当前尚不能用某一种理论做出全面的解释，而只能彼此相互补充，这也正是严重颅脑创伤的治疗至今仍不能取得更加满意效果的主要原因。

第一节　流行病学

颅脑创伤流行病学是应用流行病学的原理和方法对一个国家、地区或社区的颅脑创伤患者的病因及流行病学特征进行调查并分析其特点，以便有针对性地提出有效的对策和措施并加以防控，从而减轻其危害。颅脑创伤流行病学是一门近代新兴的学科，因其涉及的领域较为广泛，其准确的流行病学资料仅见零散报道，缺少权威和系统性的数据。目前对颅脑创伤流行病学研究的主要内容包括发生率、地域分布特征、伤因分析等。

颅脑创伤的发生率与不同国家的社会经济发展程度有密切的关系，发达国家对交通设施和规章制度维护均周密，而欠发达国家的交通运输机动化程度较低，创伤发生较少严重程度均较低，发展中国家虽然其经济得到快速发展但道路改善相对滞后且交通安全管理明显不足，与此相关的道路交通事故显著增高。颅脑创伤发生率与社会经济发展趋势呈显著相关，对于深入研究颅脑创伤的预防控制体系有极大的参考价值。近年来，随着研究者对轻型脑外伤的关注，研究者对社会活动相头颅脑创伤流行病学表示出极大的兴趣，如美国橄榄球运动和加拿大冰球运动造成的轻型重复颅脑创伤逐渐得到流行病学研究的关注。

目前，对急性颅脑创伤的流行病学特征报告最多的国家是美国，发生率波动在 62.3～546/10 万人年，从整体上看，美国等发达国家的颅脑创伤发生率呈下降趋势。急性颅脑创伤的死亡率和病死率资料提示.20 世纪 80 年代至 2003 年，死亡率最高的是 20 世纪 90 年代非洲，达80/10 万人年，最低的是 20 世纪 80 年代我国城市 6.3/10 万人年，农村 9.72/10 万人年，美国介于(14~30)/10万人年。由于资料不全,尚需继续观察积累。报道病死率最高的国家是印度,50%的重型颅脑创伤患者死亡,最低是瑞典为0.9%。目前,我国颅脑创伤病死率为4%~7%,不包括死于现场、运送途中及出院后死亡的患者,只能作为参考,不能作为流行病学依据。

50年来急性颅脑创伤的发病率、死亡率、病死率统计资料又与研究方法的不同有很大的差异,即使在医学统计资料较为完善的西方发达国家,也缺乏系统的连续的资料,在统计方法上也有很大的出入。

急性颅脑创伤的病因依据社会经济和文化的发展阶段及时间不同有很大差异。战争时期的颅脑创伤原因主要是火器伤,各国均一致,但和平时期各国则有所不同,主要是根据各国的经济发展水平不同而有所差异。各国各民族均有其不同的社会文化和习惯传统,中国曾经是自行车生产的大国,在经济欠发达时期,发生车祸的车辆除机动车之外就是自行车,而在美国虽然道路交通事故导致的颅脑创伤发生率不断下降,但枪伤、运动伤则有所增加,随着人们对战场创伤的关注的增减? 爆震伤相关的颅脑创伤也成为新的门类。我国颅脑创伤的主要原因是道路交通事故,在大量建筑项目的开展过程中,高处坠落伤等也成为致伤原因之一。

我国道路交通事故成为急性颅脑创伤的主要原因,文献报道占急性颅脑创伤的50%~70%,每年致死10万人,对健康和经济造成严重的危害和巨大损失,我国道路交通事故伤的主要特点是机动车在短时间内迅速增加,事故烈度较大。但近来随着"酒驾入刑"等交通管理措施的严格实施,道路交通事故伤总体呈下降趋势,在某些发达地区下降程度更为明显。道路交通事故的发生主要与环境因素、驾驶员经验、非机动车和行人的影响有关。坠落伤也是颅脑伤的主要伤因。高空作业中不系安全带,阳台坠落等常导致急性颅脑损伤,我国20世纪60年代中报道的急性颅脑创伤的主要病因是坠落伤,至今仍是颅脑创伤病因的第二位或第三位。颅脑创伤的其他原因主要是跌伤,跌伤是日常生活中的常见的创伤方式。随交通事故创伤逐渐下降,对跌伤导致的颅脑创伤应引起重视;另外,还有暴力创伤,指石块、木棍等打击头部致伤,造成颅脑创伤的程度与暴力的大小及头部被击中的部位而定;运动伤,常见于拳击及散打运动员被击中头部,足球、橄榄球、冰球等运动中的严重头部创伤或多次轻型损伤造成的累计效应。亦有火器伤,系弹片、子弹直接致伤颅脑部位产生的损害,多为开放伤。

第二节　脑损伤机制

一、生物力学机制

颅脑损伤是指由机械负荷力包括暴力和应力所造成的功能和结构的损伤。脑损伤主要是由于组织内部的相对运动而引起。当一个暴力作用于颅脑结构时,颅脑结构将会产生变形和加速度,其力学和生物学的反应主要决定于获得的能量及接触的面积,机械力对组织的影响与作用时间的长短及组织变形的梯度有关,包括组织的移位、速度和加速度及加速度的变率,当着力持续时间短暂时,增加速度的变化可导致损伤的加重,而着力持续时间较长时,损伤的程度取决于加速度的大小。脑组织的应力是造成脑损伤最终的直接原因,其应力可由不同的机制产生,即颅骨变形、角加速度、压力梯度一直线加速度及颅颈交界的运动。头颅结构的复杂性及不同负荷的作用特点产生了不同的颅脑损伤机制。

典型的头部外伤，冲击力的持续时间为 5～20ms，这种打击产生的接触力负荷很强，但持续时间很短，随后这种运动便产生惯性。因此导致脑损伤的主要作用可以是接触力负荷，也可以是惯性力负荷。一个较轻而尖锐的物体打击头部所产生的改变仅仅在冲击点的局部，而一记对面部的重拳可不产生脑颅的变形，却可造成致命的脑损伤。根据负荷力的特点，尤其是持续时间，将脑损伤的负荷力分为三种类型，即撞击力负荷、冲击力负荷及静态(挤压)负荷，不同的力学现象在脑的不同部位可产生不同的功能和结构的改变。

单纯的冲击性负荷意味着所产生的接触效应可以忽略，因为惯性，头部的运动可包含三种形式，即直线运动、旋转运动、颅颈部的过伸和过屈。直线运动是指头的重心沿一条直线运动，而旋转是围绕头的重心转动，正常情况下，这些运动是同时发生的，而运动的中心位于重心的外面，而且经常在颅外。这样的运动被认为是成角的或是轴心的运动。颅骨的直线运动导致脑组织对颅骨的绝对运动或相对运动，而且会产生颅内压的改变。在接触应力的对侧部位，短暂的负压会产生空泡现象，而这些空泡的崩溃可产生脑损伤。虽然这些效应主要与头的线性运动有关，但压力的改变可能部分与压力波通过脑组织有关，即接触性负荷效应。在头部旋转运动中，脑的运动落后于颅骨，产生的应力作用于脑和颅骨-硬脑膜之间的桥静脉上，也作用于脑组织本身，可使桥静脉断裂而发生硬膜下血肿，损伤脑实质及其血管组织，导致广泛的轴索损伤及出血。颅颈交界的过曲和(或)过伸已被认为是脑挫伤形成的一个独立的损伤机制，1961 年 Friede 和 Geerke 证实了齿状突周围颈髓的过伸同时伴有局部病理形态学的改变和脑震荡。但也可能是颈椎传递给脑干的剪应力所造成的后果。

二、细胞生物学机制

研究发现许多脑损害因子参与这一机制。至今为止研究比较集中的有 3 个方面：①神经递质及其受体的兴奋性毒性及其细胞内信使传递的异常。②氧自由基的损害作用。③钙超载。现将作用较为明确的几种损害因子及机制简述如下。

(一)乙酰胆碱

颅脑损伤后脑脊液内乙酰胆碱的浓度明显升高这一现象在实验研究和临床病人中均以得到证实，其升高的程度与脑损伤的严重程度及预后密切相关。此后发现，颅脑损伤后脑组织内毒蕈样胆碱能受体的数量和亲和力均发生异常改变，颅脑损伤前给予受体拮抗药可明显减轻实验动物伤后的神经行为功能障碍，毒蕈样胆碱能受体亚型 M1 受体的拮抗药也可获得相类似的疗效，说明乙酰胆碱及其 M$_1$ 受体的异常改变参与了颅脑损伤的某些病理机制。

乙酰胆碱及其 M1 受体参与颅脑损伤的可能机制为突触前释放的乙酰胆碱(ACh)在其与突触后质膜的毒蕈样胆碱能受体结合后，通过 G 蛋白激活磷脂酶 C(PLC)，使二磷酸磷脂酰肌醇(PIP$_2$)裂解为甘油二酯(DG)和三磷酸肌醇(IP$_3$)。IP$_3$ 一方面作用于内质网膜而促进内质网内钙离子的释放，另一方面可被磷酸化为 IP$_4$，后者可激活质膜上的钙离子通道，通过内质网的钙离子释放和钙离子通道的开放使钙离子在胞质内的浓度升高。DG 在钙离子的协同下激活细胞质内以非活性形式存在的 PKC，激活的 PKC 立即移位与膜紧密结合，这一过程称为 PKC 的移位，而且这种移位被认为与磷酸化离子通道蛋白、泵和受体的功能密切相关。

(二)兴奋性氨基酸

兴奋性氨基酸(EAA)是指谷氨酸、天冬氨酸等一类可对突触后神经元起兴奋作用的氨基酸类递质。动物实验证明,脑外伤后数分钟至 2h 脑细胞外液的谷氨酸和天冬氨酸含量增加 10 多倍,谷氨酸可诱导星形细胞发生肿胀,采用兴奋性氨基酸拮抗药可减轻创伤性脑水肿、减少外伤后血-脑屏障的蛋白渗出,提示兴奋性氨基酸参与了创伤性脑水肿的某些病理过程。最近的研究表明颅脑损伤后兴奋性氨基酸的细胞毒性作用是通过激活细胞膜受体,由细胞膜受体的异常兴奋所介导的。其中 NMDA 受体过度激活可能是介导这一细胞毒性作用的主要成分,其作用也最强。其介导的脑细胞损伤的机制与乙酰胆碱 M_1 受体异常兴奋的作用机制相似。

(三)钙离子

实验研究表明,颅脑损伤后脑组织内钙含量在无脑挫裂伤的动物中钙含量显著升高,持续达 48h,而有脑挫裂伤的动物脑组织内钙含量升高更为明显,持续时间可达 4d 以上,并证明颅脑损伤后细胞内钙离子浓度的升高系细胞外大量钙离子内流所引起。

颅脑损伤后导致细胞内胞质钙离子浓度升高的主要机制:①钙离子通道的开放。②细胞膜的离子泵功能障碍。③线粒体和内质网钙库的钙积聚作用减弱和钙库内的钙向胞质内释放。④细胞内结合游离钙的能力下降。钙离子在细胞内的急剧升高现已被认为是颅脑损伤后细胞死亡的"最后共同通道"。

神经元内钙离子浓度的升高可导致一系列的病理效应:①钙与线粒体膜结合可阻断 ATP 的产生,使所有依靠 ATP 的细胞代谢活动中止。②激活磷脂酶,产生氧自由基而破坏细胞膜的结构。③细胞内游离钙的增加可激活细胞内多种降解酶,从而进一步破坏细胞膜的完整性,使细胞外的物质进入细胞内。④可加重乙酰胆碱和谷氨酸对神经元的兴奋性毒性作用。正是基于对颅脑损伤后神经元内钙超载的研究,人们试图采用各种钙通道阻滞药来阻止由钙超载引发的一系列病理生理过程,至目前为止研究最多的是 L 型电压控制的钙离子通道阻滞药——尼莫地平。对尼莫地平能否降低严重颅脑损伤患者的死亡率尚存在不同的意见。

(四)氧自由基

在颅脑损伤后一系列病理生理过程中氧自由基介导的脂质过氧化反应起着十分重要的加重继发性脑损害的作用。氧自由基通过与细胞膜性结构中的多价不饱和脂肪酸双键发生反应,改变神经细胞膜、脑微血管内皮细胞膜及其细胞器膜的结构与功能,并通过损害血-脑屏障,使这一反应在颅脑损伤后脑水肿的形成和发展中起着重要作用。氧自由基能与膜蛋白中的氨基酸残基直接发生反应,使细胞膜蛋白的一级结构受到损害。氧自由基还可与胞质膜上酶蛋白分子的巯基发生反应,从而改变多种激酶、载体、受体和抗原等的结构和功能。脑组织含有丰富的溶酶体,氧自由基也能破坏溶酶体膜,使大量溶酶体释放至胞质内,导致神经元的变性和坏死。

第三节　颅脑伤伤情分类

颅脑创伤包括原发性脑损伤和继发性脑损伤。原发性脑损伤是指直接暴力作用于颅脑，引起脑损伤，包括脑震荡伤、脑挫裂伤和原发性脑干损伤。继发性脑损伤是指受伤一定时间后出现的脑受损病变，主要有脑水肿和颅内血肿，继发性脑损伤因产生颅内压增高或脑压迫而造成危害，控制继发性脑损伤是颅脑创伤临床治疗的主要目标。结合临床实际及其病理变化特征的颅脑创伤分类，对其治疗和预后判定有着重要意义。各国学者，多年来一直在试图结合临床表现和病理的统一，提出更加完善的分类方法，以指导抢救治疗工作。现将临床常用伤情分类方法介绍如下。

一、急性闭合性颅脑损伤的分型

1960 年我国神经外科专家首次制订了"急性闭合性颅脑损伤的分型"标准，按昏迷时间、阳性体征和生命体征将病情分为轻、中、重 3 型，订出了我国对急性颅脑创伤的分类，已在我国各地广泛地使用。

1.轻型

(1)伤后昏迷时间 0～30min。

(2)有轻微头痛、头晕等自觉症状。

(3)神经系统和 CSF 检查无明显改变。主要包括单纯性脑震荡，可伴有或无颅骨骨折。

2.中型

(1)伤后昏迷时间 12h 以内。

(2)有轻微的神经系统阳性体征。

(3)体温、呼吸、血压、脉搏有轻微改变。主要包括轻度脑挫裂伤，伴有或无颅骨骨折及蛛网膜下腔出血，无脑受压者。

3.重型

(1)伤后昏迷 12h 以上，意识障碍逐渐加重或再次出现昏迷。

(2)有明显神经系统阳性体征。

(3)体温、呼吸、血压、脉搏有明显改变。主要包括广泛颅骨骨折、广泛脑挫裂伤及脑干损伤或颅内血肿。

4.特重型

(1)脑原发损伤重，伤后昏迷深，有去大脑强直或伴有其他部位的脏器伤、休克等。

(2)已有晚期脑疝，包括双侧瞳孔散大，生命体征严重紊乱或呼吸已近停止。

以上分类用于颅脑开放性创伤时，尚须在诊断上注明有开放性创伤。颅底骨折合并脑脊液漏者又称之为内开放性损伤。

二、格拉斯哥昏迷评分

1974 年格拉斯哥大学的两位神经外科教授 Graham Teasdale 与 Bryan J.Jennett 发表格拉斯哥昏迷评分(Glasgow coma scale,GCS)，是医学上评估颅脑损伤患者昏迷程度的指标，目前国内外广泛用于评估颅脑伤伤情。具体评分体系如下。

(一)睁眼

4分-自发睁眼。

3分-语言吩咐睁眼。

2分-疼痛刺激睁眼。

1分-无睁眼。

(二)语言

5分-正常交谈。

4分-言语错乱。

3分-只能说出(不适当)单词。

2分-只能发音。

1分-无发音。

(三)运动

6分-按吩咐动作。

5分-对疼痛刺激定位反应。

4分-对疼痛刺激屈曲反应。

3分-异常屈曲(去皮质状态)。

2分-异常伸展(去脑状态)。

1分-无反应。

昏迷程度以 E、V、M 三者分数加总来评估,正常人的昏迷评分是满分 15 分,昏迷程度越重者的昏迷指数越低分。用于判定颅脑伤伤情时,轻型伤 13～15 分,中型伤 9～12 分,重型伤 3～8 分。常将评分为 3～5 分的患者判断为特重型颅脑创伤。因插管气切无法发声的重度昏迷者其语言评分以 T 表示。选评判时的最好反应计分。注意运动评分左侧右侧可能不同,用较高的分数进行评分。GCS 评分是现行应用最为广泛、为国际认可的伤情分类体系。

三、影像学分类方法

(1)1991 年,Marshall 等根据美国创伤昏迷资料库资料总结颅脑伤病人的 CT 影像学特征提出重型脑外伤 CT 分类方法,并经改良。简述如下。

1)弥漫性损伤Ⅰ型:CT 检查未见明显颅内病变。

2)弥漫性损伤Ⅱ型:脑池可见,中线移位小于 5mm,无大于 25cm³ 的高密度占位。

3)弥漫性损伤Ⅲ型:脑池受压或消失,中线移位小于 5mm,无大于 25cm³ 的高密度占位。

4)弥漫性损伤Ⅳ型:中线移位大于 5mm,无大于 25cm³ 的高密度占位。

5)需手术清除的占位:任何占位,可经手术清除。

6)不需手术清除的占位:高密度或混杂密度占位大于 25cm³;不能手术清除。

(2)Andrew Maas 等介绍了鹿特丹脑外伤 CT 分类法。

1)基底池

0 分正常。

1 分受压。

2分消失。

2）中线移位

0分无移位或移位小于5mm。

1分移位大于5mm。

3）硬膜外血肿

0分有。

1分无。

（4）脑室出血或外伤性蛛网膜下腔出血

0分无。

1分有。

计算方法：在各项积分结果上加1，根据最终得分预测患者伤后6个月的死亡率，1分为0％，2分为7％，3分为16％，4分为26％，5分为03％，6为61％。

上述各种颅脑创伤分类方法为颅脑创伤的伤情判断、治疗选择、预后评估提供了可行手段，现行的颅脑创伤分类方法的出发点是对临床症状的主观测评结合客观影像学依据，都存在局限性，尤其在应用与颅脑伤预后测评过程中，实际价值往往受到局限。大型颅脑伤数据库资源和生物标志物特征进行颅脑伤分类工作重视的程度，是颅脑创伤研究的重点之一。

第四节　颅脑伤临床表现与治疗原则

一、意识变化

意识是人对自身和外界事物的认识，与网状结构的生理功能有密切关系。颅脑创伤造成网状结构功能障碍时，将出现意识障碍。意识障碍的程度，常作为判断颅脑创伤轻重的标志。

（1）意识障碍的分类各家不完全一致，多认为由轻到重做如下描述。

1）嗜睡：是最轻的意识障碍，患者陷入持续的睡眠状态，可被唤醒，并能正确回答和做出各种反应，但当刺激去除后很快又再入睡。

2）意识模糊：意识水平轻度下降，较嗜睡为深的一种意识障碍。患者能保持简单的精神活动，但对时间、地点、人物的定向能力发生障碍。

3）昏睡：接近于人事不省的意识状态。患者处于熟睡状态，不易唤醒，虽在强烈刺激下（如压迫眶上神经，摇动患者身体等）可被唤醒，但很快又再入睡。醒时答话含糊或答非所问。

（2）严重的意识障碍，表现为意识持续的中断或完全丧失。可分为3个阶段。

1）轻度昏迷：对疼痛刺激尚可出现痛苦的表情或肢体退缩等防御反应。角膜反射、瞳孔对光反应、眼球运动、吞咽反射等可存在。

2）中度昏迷：对剧烈刺激可出现防御反射。瞳孔对光反应迟钝。

3）深度昏迷：全身肌肉松弛，对各种刺激全无反应。深、浅反射均消失。

二、瞳孔变化

颅脑创伤发生意识障碍时，观察瞳孔的形态、大小、反应有无伴随的神经症状，是了解和判断病情程度和变化的主要方法。正常人瞳孔呈圆形,双侧等大,直径为 2.5～4.5mm,虽有个体差异,如女性、近视和成人稍大些。但无论双侧或单侧,瞳孔直径>6.0mm 或<2.0mm 者均为病态。如一侧瞳孔直径>4.0mm,并有该侧对光反应障碍,而无眼部直接外伤者,则表示该侧动眼神经麻痹,可为颅内血肿诊断的有力参考。但应注意,伴有颈椎损伤时,应排除颈髓损伤刺激交感神经引起的痉挛性瞳孔散大的可能,后者一般并不多见。颅脑创伤伴有脑桥或脑底出血时,可出现副交感神经瞳孔收缩中枢的刺激,表现为瞳孔缩小,可至 2.0mm 以下,应加以注意。

三、其他生命体征变化

重症颅脑创伤出现轻微意识障碍时,其呼吸变化常表现为过度换气后出现短暂的无呼吸状态,严重脑挫裂伤发生颅内血肿和出现脑水肿时,则颅内压明显增高,这时呼吸表现深而且慢,每分钟可只有 10 次左右。颅内压增高进一步发展,出现小脑幕疝时,则表现为过度呼吸与无呼吸规律地交替出现,即所谓潮式呼吸,如损伤已波及脑干呼吸中枢时,则失去其规律性,成为呼吸失调,呼吸将很快停止,陷入死亡。

颅脑创伤对血压及脉搏常有一短时间内变动.血压呈一过性升高,脉搏有时增加或减少。脑水肿颅内压增高时,又将反射地出现血压上升、脉压增加、脉搏数减少,如颅脑创伤后,即出现明显的血压下降,而且对症治疗无效,则首先注意有无内脏损伤,尤其实质性脏器的损伤或四肢、骨盆等骨折大出血性休克。

如脑干、下丘脑等受到损伤时,则由于体温调节功能失调,常立即出现持续性高热,可达 40℃以上,同时伴有意识障碍,如伤后 3～5d 体温仍高,则要注意有无肺部并发症或其他感染等。小儿颅脑创伤后 1～2h,由于迷走神经刺激而出现呕吐者居多,常为一过性反应。如呕吐频繁,持续时间较长,并伴有头痛时,应考虑有蛛网膜下腔出血、颅内血肿或颅内压增高的可能。外伤后出现局限性癫痫者,常标志脑局部损伤,一般少见。伤后数日始出现癫痫者,多考虑为颅内血肿、脓肿或颅内感染等。

脑挫裂伤后,常出现肢体乏力、单瘫、偏瘫或运动性失语等大脑半球局部功能障碍。如出现共济失调、去大脑强直等症状,多说明损伤位于中脑或小脑。下丘脑损伤多表现为尿崩症、中枢性高热、血压的异常变动等。视力障碍、视野缺损、听力障碍等常表示为脑神经的局部损伤。用这些局灶症状和一般症状相结合,来分析颅脑创伤的程度和范围,判断病情变化和预后是十分重要的。

四、颅脑伤临床检查

1.体格检查

为了明确地判断伤情,迅速有效地确定处理方针,必须首先查明所受外力的种类,外力作用的部位和方向,受伤者在受到外力打击时所处的状态,是加速、减速抑或是挤压伤等。这对分析伤情的轻重和所能涉及的范围等有很大关系。检查急性开放性颅脑创伤伴有大出血的患者时,应首先检查伤口,控制住出血。对闭合性颅脑创伤,应首先检查患者的意识状态,根据意识情况来初步判断外伤的程度。患者如有意识障碍,则必须及时详细地检查瞳孔、血压、脉搏、呼吸、体温等生命体征的变化,进行伤情的分析,以便及时准确地进行抢救。

2.辅助检查

除病情危急或脑受压症状明显,需要立即手术抢救外,一般均应做头颅 X 线摄前后位、后前位、左及右侧位平片,如枕部受伤时应照 Towne 位相,以观察有无骨折及骨折线所通过的部位,以协助诊断。对疑有脊柱、四肢等骨折者,尚应做脊椎和四肢 X 线摄片,供诊断和治疗参考。电子计算机体层(CT)检查可以发现颅内小血肿和轻度的脑挫裂伤,并可了解其具体部位、形态、大小、范围和所影响周围组织的情况。脑血管造影不作为颅脑创伤检查的常规,只有当患者处于昏迷状态,神经系统检查疑有"偏侧症状",头颅 X 线平片显示有骨折线经过硬脑膜血管或静脉窦时,又无脑 CT 扫描等特殊检查条件者,应积极地进行脑血管造影检查,以排除颅内血肿。脑同位素扫描和脑电图检查对亚急性和慢性颅内血肿诊断颇有帮助,但对急性颅脑创伤,尤其对意识障碍病人难于实行。专家们对腰椎穿刺的意见尚不一致,有学者认为有诊断价值,有学者则持否定态度。因急性颅脑创伤并发脑水肿时有出现脑疝的危险,故不必过分强调腰椎穿刺。如急性期平稳后,仍有头痛、头晕或发热时,可行腰椎穿刺,以了解蛛网膜下腔出血的恢复情况和脑脊液压力的变化情况,为进一步治疗提供有价值的参考。

五、颅脑伤一般治疗

1.一般治疗

也可称为全身治疗,其目的是要及时治疗由于外伤引起的全身脏器的功能障碍,防止由于全身因素引起脑障碍加重,即早期将原发性损伤限制在最小范围内和积极防止发生继发性损伤。这对颅脑创伤的预后有密切关系。这种处理必须争分夺秒地进行。首先是维护呼吸及循环系统的正常功能,保持呼吸道的通畅和氧的正常交换,与此同时,又必须维持静脉补液、输血的通路,以便补给水、电解质、营养及药物治疗的需要。对头部、胸腹部、四肢等大量出血引起的出血性休克,应迅速查明原因及时处理。积极给予输液、输血、给氧和适当地注射升压药。休克状态纠正后,对输液量和浓度应加注意,勿因输液不当造成严重的脑水肿。

2.抗脑水肿疗法

当前最普遍应用的药物为 20％甘露醇,在脑损伤的急性期常在以下情况使用:①血肿诊断已明确,在开颅手术前为减轻脑受压,可在手术开始同时使用。②当颅内血肿诊断尚未明确,有颅内压增高症状时,可在密切观察下使用。如有颅内血肿,可因脱水疗法,症状一时有所缓解,但很快血肿体积增大,症状迅速恶化,便应及时手术开颅,清除血肿。如为脑水肿,则症状可以逐渐缓解。故诊断不清而简单地为降低外伤后颅内压增高,而快速滴注甘露醇(20％ 500mL 在 30min 内滴完),急剧降低颅内压,不密切观察患者的病情变化是十分危险的。

3.输液

颅脑创伤伴有意识障碍者必须输液,输液品种可以选择平衡盐等不含糖液体。输液量和速度应根据患者的具体情况而加减。输液 48～72h 或以后意识仍不恢复,不能进食,并证明无胃肠道出血时,可以应用胃管人工鼻饲。

4.脑营养疗法

辅酶 A、ATP、能量合剂等,虽用于神经外科临床已多年,但在实践中尚未见到能促使意识恢复等明显有效的病例。

5.抗感染疗法

对于昏迷患者,为防止肺炎及尿路感染,应及时给予抗感染治疗,尤其对开放性损伤或合并脑脊液漏等,为预防颅内或伤口感染应立即使用广谱抗生素治疗。

六、颅脑伤手术指征及方法

目前,国内外有头颅脑创伤患者,特别是急性颅脑创伤患者外科手术治疗的指征、时机和方法存在争议。鉴于外科手术无法进行双盲临床对照研究和伦理学问题,至今尚无有头颅脑创伤病人外科手术疗效的一级循证医学证据。2006 年,美国神经外科专家在收集国际医学刊物发表的 800 多篇(二级或三级证据)有头颅脑创伤外科手术方面论著的基础上,编写了美国《颅脑创伤外科治疗指南》(Guidelines for the Management of Traumatic BrainInjury),在《Neurosurgery》期刊上全文刊登。对美国和全世界神经外科医师外科手术治疗颅脑创伤患者发挥了良好指导作用。我国也编撰发表了颅脑创伤患者外科手术专家共识,以指导我国从事颅脑创伤诊治医师的临床医疗实践,提高我国颅脑创伤患者救治水平。

(一)急性硬膜外血肿

1.手术指征

①急性硬膜外血肿＞30mL,颞部＞20mL,须立刻开颅手术清除血肿。②急性硬膜外血肿＜30mL,颞部＜20mL,最大厚度＜15mm,中线移位＜5mm,GCS 评分＞8 分,没有脑局灶损害症状和体征的病人可非手术治疗。但必须住院严密观察病情变化,行头部 CT 动态观察血肿变化。一旦出现临床意识改变、颅高压症状、甚至瞳孔变化或 CT 血肿增大,都应该立刻行开颅血肿清除手术。

2.手术方法

按照血肿部位采取相应区域骨瓣开颅,清除血肿和彻底止血,骨窗缘悬吊硬脑膜,骨瓣原位复位固定。但对于巨大硬膜外血肿、中线移位明显、瞳孔散大的患者,可采用去骨瓣减压和硬脑膜减张缝合技术,避免手术后大面积脑梗死造成的继发性颅高压和脑疝,再次行去骨瓣减压手术。

(二)急性硬膜下血肿

1.手术指征

①急性硬膜下血肿＞30mL、颞部＞20mL、血肿厚度＞10mm,或中线移位＞5mm 的患者,须立刻采用手术清除血肿。②急性硬膜下血肿＜30mL、颞部＜20mL、血肿最大厚度＜10mm,中线移位＜5mm、GCS 评分＜9 分急性硬膜下血肿患者,可以先行非手术治疗。如果出现伤后进行性意识障碍,GCS 评分下降＞2 分,应该立刻采用外科手术治疗。③对于具有 ICP 监测技术的医院,GCS 评分＜8 分的重型颅脑创伤合并颅内出血的患者都应行颅内压监测。

2.手术方法

对于临床最常见的额颞顶急性硬膜下血肿,特别是合并脑挫裂伤颅高压的患者,提倡采用标准大骨瓣开颅血肿清除,根据术中颅内压情况决定保留或去骨瓣减压,硬膜原位缝合或减张缝合。双侧额颞顶急性硬膜下血肿应该行双侧标准外伤大骨瓣手术,也可采用前冠状开颅去大骨瓣减压术。

(三)急性脑内血肿和脑挫裂伤

1.手术指征

①对于急性脑实质损伤(脑内血肿、脑挫裂伤)的患者,如果出现进行性意识障碍和神经功

能损害,药物无法控制高颅压,CT 出现明显占位效应,应该立刻行外科手术治疗。②额颞顶叶挫裂伤体积＞20mL＜中线移位＞5mL,伴基底池受压,应该立刻行外科手术治疗。③急性脑实质损伤(脑内血肿、脑挫裂伤)患者,通过脱水等药物治疗后 ICP≥25mmHg,CPP≤65mmHg,应该行外科手术治疗。④急性脑实质损伤(脑内血肿、脑挫裂伤)患者无意识改变和神经损害表现,药物能有效控制高颅压,CT 未显示明显占位,可在严密观察意识和瞳孔等病情变化下,继续药物治疗。

2.手术方法

①对于额颞顶广泛脑挫裂伤合并脑内血肿,CT 出现明显占位效应患者,应该提倡采用标准外伤大骨瓣开颅清除脑内血肿和失活脑挫裂伤组织、彻底止血,常规行去骨瓣减压,硬膜减张缝合技术。②对于无脑内血肿、额颞顶广泛脑挫裂伤脑肿胀合并难以控制高颅压、出现小脑幕切迹疝征象的患者,应常规行标准外伤大骨瓣开颅,硬膜减张缝合技术,去骨瓣减压。③对于单纯脑内血肿、无明显脑挫裂伤,CT 出现明显占位效应的患者,按照血肿部位,采用相应部位较大骨瓣开颅清除血肿、彻底止血,根据术中颅内压情况决定保留或去骨瓣减压,硬膜原位缝合或减张缝合。④对于后枕部着地减速性损伤、对冲伤导致的双侧大脑半球脑实质损伤(脑内血肿、脑挫裂伤)导致的脑内多发血肿,应该首先对损伤严重侧病灶进行开颅手术,必要时行双侧开颅大骨瓣减压手术。

(四)急性颅后窝血肿

1.手术指征

①颅后窝血肿＞10mL、CT 扫描有占位效应(四脑室的变形、移位或闭塞;基底池受压或消失;梗阻性脑积水),应该立刻进行外科手术治疗。②颅后窝血肿＜10mL、无神经功能异常、CT 扫描显示不伴有占位征象或有轻微占位征象的患者,可以进行严密的观察治疗,同时进行不定期的 CT 复查。

2.手术方法

采用枕下入路开颅,彻底清除血肿,行硬脑膜原位或减张缝合。

(五)慢性硬膜下血肿

1.手术指征

①临床出现颅高压症状和体征,伴有或不伴有意识改变和大脑半球受压体征。②CT 或MRI 扫描显示单侧或双侧硬膜下血肿厚度＞10mm、单侧血肿导致中线移位＞10mm;③无临床症状和体征、CT 或 MRI 扫描显示单侧或双侧硬膜下血肿厚度＜10mm、中线移位＜10mm患者可采取动态临床观察。

2.手术方法

①低密度硬膜下血肿通常采用单孔钻孔引流术。②混合密度可采用双孔钻孔引流冲洗方法。③对于慢性硬膜下血肿反复发作、包膜厚、血肿机化的患者,则需要开瓣手术剥除血肿膜、清除机化血肿。

(六)凹陷性颅骨骨折

1.手术指征

①闭合性凹陷性骨折＞1.0cm。②闭合性凹陷性骨折位于脑功能区、压迫导致神经功能

障碍。③开放性凹陷性骨折。④闭合性凹陷性颅骨骨折压迫静脉窦导致血液回流、出现颅高压患者。⑤凹陷性颅骨骨折位于静脉窦未影响血液回流、无颅高压患者不宜手术。

2.手术方法

①无污染的骨折片取出塑形后原位固定。②严重污染骨折片应该取除,待二期修补。③合并颅内出血和脑挫裂伤按相应外科手术规范处置。

(七)颅骨修补术

1.手术指征

①颅骨缺损＞2cm。②影响美容。③通常在伤后＞3个月进行颅骨修补术,对于较大颅骨缺损导致患者临床症状和体征的患者,临床病情允许条件下,可以适当提前。④由于儿童颅骨发育特点,颅骨修补手术原则＞12岁。对于较大颅骨缺损、影响儿童正常生活和学习、头皮发育良好,可以不受年龄限制。⑤颅脑伤后发生颅内外感染的患者,颅骨修补术必须在感染治愈1年以上。

2.手术方法

①按照颅骨缺损大小和形态选择相应塑形良好的钛网或其他材料。②在颞肌筋膜下与硬脑膜外仔细分离,尽量不要分破硬脑膜,将修补材料固定在颅骨边缘。③亦可采用自体颅骨保存和修补术。

七、颅脑创伤脑保护药物治疗研究进展

1.激素

国内外多个临床医学中心曾开展类固醇激素治疗颅脑损伤患者的临床研究,其疗效存在较大争议,大多数临床研究结果令人失望。2004年英国《柳叶刀》杂志发表大剂量激素治疗10008例急性颅脑损伤患者前瞻性随机双盲临床对照研究结果让人震惊。5007例急性颅脑损伤患者(GCS＜14分)伤后8h内给予大剂量甲泼尼龙治疗(48h甲泼尼龙总剂量21,2g),另5001例同样伤情患者给予安慰剂作为对照组,结果表明甲泼尼龙组患者死亡率21.1％,对照组死亡率为17.9％,显著增加了患者死亡率(P＝0.0001)。导致死亡率增加的主要原因是感染和消化道出血。研究结果呼吁急性颅脑损伤患者不应该使用大剂量激素。有关常规剂量激素治疗急性颅脑创伤患者的疗效争议很大.目前尚无确切结论。

2.钙通道阻滞药

欧洲和国际多中心对钙通道阻滞药——尼莫地平(尼莫同)治疗颅脑损伤和外伤性蛛网膜下腔出血(tSAH)进行了为期12年、共进行了四期前瞻性随机双盲临床对照研究。Ⅰ期对351例急性颅脑损伤患者进行了前瞻性随机双盲临床对照研究,结果发现无效。随后进行了Ⅱ期对852例急性颅脑损伤患者前瞻性随机双盲临床对照研究,同样证明对颅脑损伤患者无效,但在分析临床资料后发现,尼莫同对外伤性蛛网膜下腔出血患者有效。为了证明它对tSAH患者的确切疗效,欧洲又进行了Ⅲ期尼莫同治疗123例tSAH患者的前瞻性随机双盲临床对照研究,结果也表明有效。随后,又开展了Ⅳ期大样本前瞻性随机双盲临床对照研究,研究在13个国家35个医院进行,592例tSAH患者的前瞻性随机双盲临床对照研究,结果令人失望,尼莫同无任何治疗作用。由于尼莫同的临床效果争议很大,故国际上已经不把尼莫地平列为治疗急性颅脑损伤患者和tSAH患者的药物。

3.白蛋白

白蛋白是目前临床治疗急性颅脑损伤脑水肿的常用药物。但是,国际多中心临床研究结果得出相反的结论。2007 年《新英格兰医学》杂志发表有关白蛋白与生理盐水治疗急性颅脑损伤患者前瞻性随机双盲对照研究结果。460 例患者的入选标准:急性颅脑损伤、GCS≤13 分、CT 扫描证实有颅脑损伤。460 例患者随机分为两组:231 例(50.2%)白蛋白治疗组,全部采用 4%白蛋白液体治疗 28d 或直至死亡;229 例(49.8%)为生理盐水对照组。两组患者治疗前的临床指标(年龄、伤情、CT 扫描)无统计学差异。460 例患者中,重型颅脑损伤病人((GCS 3～8 分):白蛋白治疗组 160 例(69.3%),生理盐水对照组 158 例(69.0%)。伤后 24 个月临床疗效随访结果,214 例白蛋白组死亡 71 例(33.2%).206 例生理盐水组死亡 42 例(20.4%)(P=0.003)。重型颅脑损伤患者中,146 例白蛋白治疗组死亡 61 例(41.8%),144 例生理盐水对照组死亡 32 例(22.2%)(P<0.001)。中型颅脑损伤患者中,50 例白蛋白治疗组死亡 8 例(16.0%),37 例生理盐水对照组死亡 8 例(21.6%)(P=0.50)。研究发现白蛋白增加重型颅脑损伤患者死亡率。

4.镁

2007 年英国《柳叶刀:神经病学》期刊上发表了的一组美国 7 个医学中心采用硫酸镁治疗 499 例前瞻性随机双盲临床对照研究结果。研究分组为低剂量组(血浆镁离子浓度 1.0～1.85mmol/L)、高剂量组(1.25～2.5mmol/L)和对照组。研究结果发现,患者死亡率为对照组(48%)、低剂量组(54%)(P=0.007)、高剂量组(52%)(P=0.7)。研究表明,硫酸镁对急性颅脑创伤患者无效,甚至有害。

5.谷氨酸拮抗药

Selfotel 是于 1988 年世界上合成的第一种谷氨酸受体拮抗药。Ⅰ期志愿者试验时,发现它会引起精神/心理疾病的不良反应;Ⅱ期 108 例急性颅脑损伤患者的临床研究显示具有降低颅内压作用;Ⅲ期临床试验对 860 例重型颅脑损伤患者进行了大规模前瞻性随机双盲临床对照研究,研究结果证明无效。Cerestat 是谷氨酸的非竞争性拮抗药,它结合在谷氨酸受体通道上镁的结合位点,并且只有当受体被高浓度谷氨酸激活时才发挥药理作用。Ⅲ期临床试验共有欧洲和美国的 70 个中心对 340 例颅脑损伤患者进行了前瞻性随机双盲临床对照研究,研究结果显示无效。谷氨酸拮抗药 CP101-606 比前两者的不良反应少。它在脑组织的浓度是血浆中的 4 倍,可以很快达到治疗浓度。Ⅲ期临床试验对 400 例颅脑损伤患者进行了前瞻性随机双盲临床对照研究,研究结果显示无效。谷氨酸拮抗药 D-CPP-ene 在欧洲 51 个中心进行了前瞻性随机双盲临床对照研究,治疗 920 例急性颅脑损伤患者。伤后 6 个月时随访结果显示,治疗组患者预后比安慰剂组差,但无统计学意义。Dexanabinol 不但是非竞争性 NMDA 抑制药,还是自由基清除药、抗氧化药和抗 α 肿瘤坏死因子致炎作用的抑制药。以色列 6 个神经外科中心进行急性颅脑创伤患者前瞻性随机双盲临床对照研究。101 个患者随机接受了不同剂量 Dexanabinol 或安慰剂。结果显示它能降低颅脑创伤患者低血压和死亡率,但无统计学差异。

6.自由基清除药

Tirilazad 是一种很强的自由基清除药。它被认为比传统类固醇的抗脑水肿更有效,并且没有糖皮质激素的不良反应。通过美国和全世界对 1700 例重型颅脑伤患者的前瞻性随机双盲临床对照研究,结果表明它对急性颅脑创伤患者无显著疗效。聚乙烯包裹超氧化物歧化酶(PEG-SOD)是另一种强大的自由基清除药。美国弗吉利亚医学院 Muizelaar 报道 PEG-SOD治疗颅脑损伤患者有效的 Ⅱ 期临床研究结果。但随后美国 29 个中心的对 463 例重型颅脑损伤患者进行前瞻性随机双盲临床对照研究。伤后 3 个月随访结果显示:1 万单位/kg PEG-SOD 治疗组患者 GOS 评分提高 7.9%,伤后 6 个月时提高 6%,但都未达到统计学意义。其他剂量治疗与对照组无差异。目前还有其他类型自由基清除剂正在临床试验中,疗效有待评价。

7.缓激肽拮抗药

缓激肽拮抗药-Brady-cor 的前瞻性随机双盲临床对照研究在美国的 39 个中心进行,以ICP 作为主要观察目标,共治疗 139 个病例。结果表明治疗组和对照组之间没有显著差异。由于该药物的安全性差,终止了该项目的临床研究。

8.线粒体功能保护药

线粒体功能保护药-SNX-111 用于治疗急性颅脑损伤患者的临床多中心研究。160 例患者治疗结果令人失望,治疗组患者死亡率为 25%,安慰剂组死亡率为 15%。由于给药组的死亡率高于安慰剂组时,这个试验被停止。

9.其他神经营养药物

神经生长因子,脑活素等多肽类营养药物都未行严格随机双盲多中心前瞻性对照研究,疗效尚无法判断。

颅脑创伤是涉及创伤学、神经外科学、重症监护医学、急诊医学的多学科交叉临床难治性疾病之一,重型颅脑创伤救治是世界范围的难题,近年来,死亡率呈逐渐下降趋势,我国颅脑伤救治在经过了漫长的发展历程后,在颅脑伤手术治疗、亚低温治疗、神经康复治疗等方面取得了多项与世界水平接轨的临床研究成果。但是,如何建立合乎中国国情颅脑伤救治规范化体系,推进覆盖面较广的颅脑伤药物、手术、重症监护治疗和并发症防治技术路线,仍然是神经外科医师必须面对的重大课题。

第二章　头皮和颅骨损伤

第一节　头皮损伤

　　头皮是覆盖在颅骨之外的软组织,在解剖学上可分为5层,分别是皮层、皮下层、帽状腱膜层、腱膜下层、腱膜下间隙及骨膜层。头皮接受颅脑部暴力的第一屏障,具有较大的弹性和韧性,对压力和牵张力均有较强的抗力。头皮损伤是原发性颅脑损伤中最常见的一种,它的范围可由轻微擦伤到整个头皮的撕脱伤,可以根据头皮损伤的情况来判断颅脑损伤的部位。单纯头皮损伤往往不易引起严重后果,但在临床处理中应注意有无颅骨及颅内的损伤,根据头皮损伤的机制判断外力的着力点.推测脑损伤部位与机制。头皮损伤可分为头皮擦伤、头皮挫伤、头皮裂伤、头皮血肿、头皮撕脱伤及头皮缺损等。

一、病因

　　当暴力直接作用在头皮上,由于有头皮下的颅骨的衬垫,常致头皮挫伤或头皮血肿,严重时可引起挫裂伤。斜向或近于切线的外力,因为头皮的滑动常导致头皮的裂伤、撕裂伤,但在一定程度上又能缓冲暴力作用在颅骨上的强度。常见的暴力作用方式为:打击与冲撞,切割与穿戳、摩擦和牵扯,及挤压等。

二、临床表现

1.头皮裂伤

　　头皮属含有大量的毛囊、汗腺和皮脂腺,容易隐藏污垢、细菌,容易招致感染。然而头皮血液循环十分丰富,虽然头皮发生裂伤,只要能够及时施行彻底的清创,感染并不多见。在头皮各层中,帽状腱膜是一层坚韧的腱膜,它不仅是维持头皮张力的重要结构,也是防御浅表感染侵入颅内的屏障。当头皮裂伤较浅,未伤及帽状腱膜时,裂口不易张开,血管断端难以退缩止血,出血反而较多。若帽状腱膜断裂,则伤口明显裂开.损伤的血管断端随伤口退缩、自凝,故而较少出血。

　　(1)头皮单纯裂伤:主要为锐器的刺伤或切割伤所致,裂口较为平直整齐,创缘一般无缺损,由于致伤因素的不同所致的伤口的深浅也不同。大多数单纯裂伤仅限于头皮,有时可深达骨膜,但颅骨常完整无损,也不伴有脑损伤。但少数锋利的锐器可直接穿戳或劈砍进入颅内,造成颅内与外界相交通的开放性颅脑损伤者。

　　(2)头皮复杂裂伤:主要为钝器损伤或因头部碰撞在外物上所致,相较于头皮单纯裂伤,裂口往往不规则,创缘有挫伤痕迹,创内裂口间尚有纤维相连,没有完全断离。伤口的形态常能反映致伤物的大小和形状。由于这类创伤暴力往往较大,常伴有颅骨骨折或脑组织损伤,严重时亦可引起粉碎性凹陷骨折或孔洞性骨折穿入颅内,故常有毛发、金属或泥沙等异物嵌入,容易导致颅内感染。检查伤口时慎勿移除嵌入颅内的异物,以免引起突发出血。

(3)头皮撕裂伤:大多为斜向或切线方向的暴力作用在头皮上所致,撕裂的头皮往往是舌状或瓣状,常有一蒂部与头部相连。头皮撕裂伤一般不伴有颅骨和脑损伤,偶尔亦有颅骨骨折或颅内出血。这类患者失血较多,但较少达到休克的程度。

2.头皮撕脱伤

是指部分或整个头皮被撕脱,完全游离。多因头皮受到强烈牵拉所致,如发辫卷入转动的机器中,由于表皮层、皮下组织层与帽状腱膜3层紧密相接在一起,故在强力的牵扯下,使头皮部分或整块自帽状腱膜下层或骨膜撕脱,甚至将肌肉、一侧额或双侧耳郭、上眼睑一并撕脱。头皮撕脱伤损伤重,出血多易发生休克。头皮撕脱伤是一种严重的头皮损伤,往往将头皮自帽状腱膜下间隙全层撕脱,有时连同部分骨膜也被撕脱,使颅骨裸露。

3.头皮血肿

头皮富含血管,伤后可导致组织内血管破裂出血,形成各种血肿,头皮出血常发生在皮下组织、帽状腱膜或骨膜下,形成皮下血肿、帽状腱膜下血肿或骨膜下血肿。其所在部位和类型有助于分析致伤机制,并能对颅骨和脑的损伤做出估计。各种头皮血肿的特点如下。

(1)皮下血肿:头皮的皮下组织层是头皮的血管、神经和淋巴汇集的部位.伤后易于出血、水肿。由于血肿位于表层和帽状腱膜之间,受皮下纤维隔限制而有其特殊表现,如体积小、张力高;疼痛十分显著;扪诊时中心稍软,周边隆起较硬,往往误为凹陷骨折。

(2)帽状腱膜下血肿:帽状腱膜下层是一疏松的结缔组织层,其间有连接头皮静脉、颅骨板障静脉及颅内静脉窦的导血管。当头部遭受斜向暴力时,头皮发生剧烈的滑动,引起层间的导血管撕裂,出血较易扩散,常致巨大血肿。故其临床特点是血肿范围宽广,严重时血肿边界与帽状腱膜附着缘一致,前至眉弓,后至枕外粗隆与上项线,两侧达颞弓部,恰似一顶帽子顶在患者头上。血肿张力低,波动明显,疼痛较轻,有贫血外貌。婴幼儿巨大帽状腱膜下血肿,可引起休克。

(3)骨膜下血肿:颅骨骨膜下血肿,除婴儿因产伤或胎头吸引助产所致外,一般都伴有颅骨线形骨折。板障出血或因骨膜剥离而致为主要的出血来源,血液往往集聚在骨膜与颅骨表面之间,骨膜下r肿的主要特点是血肿周界止于骨缝,这是因为颅骨在发育过程中,将骨膜夹嵌在骨缝之内,所以很少有骨膜下血肿超过骨缝者,除非骨折线跨越两块颅骨时.但血肿仍将止于另一块颅骨的骨缝。

三、治疗

(一)一般处理原则

(1)尽快止血,出血多时用无菌纱布、棉垫填塞创口压迫创面,后加压包扎,或直接用头皮针暂时间断全层缝合头皮防止.失血性休克的发生。

(2)伤后为了防止进一步污染.应用无菌纱布覆盖保护创口。

(3)防止疼痛性休克,使用强镇痛药。

(4)注射破伤风抗毒素。

(5)保护撕脱头皮,在无菌、无水和低温密封下保护撕脱头皮,并随同伤者一起送往有治疗条件的医院。

(6)根据创面条件和头皮撕脱的程度,选择相应的手术方法,达到消灭创面、恢复和重建头皮血供的目的,最大限度地提高头皮的存活率。

(二)处理原则

1.头皮裂伤

为锐器或钝器所致。锐器伤创缘整齐,形状规则,裂开较平直,创缘无缺损;钝器伤创缘参差不齐,形态多样或有部分组织缺损。由于头皮血管丰富,血管破裂后不易自行闭合,伤口出血较严重,甚至因此发生休克。

(1)头皮单纯裂伤处理的原则是尽早施行清创缝合,即使伤后超过24h,只要没有明显的感染征象,仍可进行彻底清创并一期缝合,同时应给予抗菌药物及破伤风抗毒素(TAT)注射,TAT应于伤后24h内注射。清创缝合注意事项,剃除伤口周围至少8cm以内的头皮的毛发,在局麻或全麻下,用无菌的生理盐水冲洗伤口,然后用消毒软毛刷蘸肥皂水刷净创部和周围头皮,彻底清除可见的毛发、泥沙及异物等。再用生理盐水至少500ml以上,冲净肥皂泡沫。继而用灭菌干纱布拭干创面,以聚维酮碘等消毒剂消毒伤口周围皮肤,对活跃的出血点可用压迫或钳夹的方法暂时控制,待清创时再一一彻底止血。常规铺巾后由外及里分层清创,创缘修剪不可过多,以免增加缝合时的张力。残存的异物和失去活力的组织均应彻底清除,术毕逐层缝合帽状腱膜和皮肤。若直接缝合有困难时可将帽状腱膜下疏松层向周围行分离,施行松解术之后缝合。必要时亦可将裂口做S形、三叉形或瓣形延长切口,以利缝合,一般不放皮下引流条。伤口较大且污染明显者,缝合后应做低位戳口置引流条,并于24h后拔除。伤后2～3d也可一期清创缝合或部分缝合加引流。

(2)头皮复杂裂伤处理的原则亦是应及早施行清创缝合,并常规使用抗生素预防感染及TAT。清创缝合方法:术前准备和创口的冲洗清创方法如上所述。由于头皮挫裂伤清创后常伴有不同程度的头皮残缺,应注意头皮小残缺的修补方法,对复杂的头皮裂伤进行清创时应做好输血的准备。机械性清洁冲洗应在麻醉后进行,以免因剧烈疼痛刺激引起心血管的不良反应。对头皮裂口应按清创需要有计划地适当延长,或做附加切口,以便创口能够一期缝合或经修补后缝合。创缘修剪不可过多,但必须将已失去血供的挫裂皮缘切除,以确保伤口的愈合能力。对残缺的部分,可采用转移皮瓣的方法,将清创创面闭合,供皮区保留骨膜,以中厚断层皮片植皮覆盖之。

(3)头皮撕裂伤由于撕裂的皮瓣并未完全撕脱,常能维持一定的血液供应,清创时切勿将相连的蒂部扯下或剪断。有时看来十分窄小的残蒂,难以提供足够的血供,但却出乎意料地使整个皮瓣存活。清创缝合方法已如前述,原则上除小心保护残蒂之外,应尽量减少缝合时的张力,可采用帽状腱膜下层分离,松解裂口周围头皮,然后予以分层缝合。若张力过大,应首先保证皮瓣基部的缝合,而将皮瓣前端部分另行松弛切口或转移皮瓣加以修补。

2.头皮血肿

皮下血肿往往无须特殊处理,数日后可自行吸收。帽状腱膜下血肿和骨膜下血肿早期可冷敷和加压包扎,小血肿可自行吸收,如果血肿增大或1周后未见明显吸收者,可穿刺抽吸并加压包扎。多次穿刺仍复发的头皮血肿应考虑是否合并全身出血性疾病,有时需切开止血。儿童巨大头皮血肿,出现贫血和休克表现者,应及时输血。

(1)皮下血肿:头皮下血肿多在数天后自行吸收,无须特殊治疗,早期给予冷敷以减少出血和疼痛.24~48h之后改为热敷以促进血肿吸收。

(2)帽状腱膜下血肿:对较小的血肿可采用早期冷敷、加压包扎,24~48h或以后改为热敷,待其自行吸收。若血肿巨大,则应在严格皮肤准备和消毒下,分次穿刺抽吸后加压包扎,尤其对婴幼儿患者,须间隔1~2d穿刺1次,并根据情况给予抗生素。血肿不消失或继续增大者,在排除颅骨骨折及颅内损伤后,可经套管针置入引流管引流数天,也可切开清除血肿并止血,严密缝合伤口,加压包扎,并应用抗生素预防感染。血肿合并感染者应切开引流。婴幼儿的帽状腱膜下血肿可导致全身有效循环血量不足,必要时尚需补充血容量的不足。

(3)骨膜下血肿:早期仍以冷敷为宜,但忌用强力加压包扎,以防血液经骨折缝流向颅内,引起硬脑膜外血肿。血肿较大且难以吸收者,应在严格备皮和消毒情况下施行穿刺,抽吸积血1~2次即可恢复。若反复积血则应及时行CT扫描或其他辅助检查。对较小的骨膜下血肿,亦可采用先冷敷、后热敷、待其自行吸收的方法。但对婴幼儿骨膜下血肿,往往为时较久,即有钙盐沉着,形成骨性包壳,难以消散。对这种血肿宜及时穿刺抽吸,在密切观察下小心加压包扎。

3.头皮撕脱伤

首先应积极采取止血、止痛等措施,避免失血性休克和疼痛性休克的发生。紧急情况下应用无菌敷料或纱布覆盖创面并加压包扎止血,并妥善保留撕脱的头皮备用,争取在12h内送往有条件的医院清创。根据患者就诊时间的早晚、撕脱头皮的存活条件、颅骨是否裸露及有无感染迹象而采用不同的方法处理。

(1)头皮瓣复位再植:将撕脱的头皮经过清创后行血管吻合,原位再植。此仅适于头皮伤后2~3h,最长不超过6h,要求头皮瓣要完整、无明显污染和血管断端整齐。分组行头部创面和撕脱头皮冲洗、清创,然后将主要头皮供应血管行小血管吻合术。若能将其中一对动静脉吻合成功,头皮瓣即能成活。由于头皮静脉菲薄,断端不整,吻合术常有一定困难。

(2)清创后自体植皮:头皮撕脱后在6~8h,创面尚无明显感染,骨膜亦较完整的前提下可实行清创后自体植皮。将头部创面冲洗清创后,切取患者腹部或腿部中厚断层皮片进行植皮。也可将没有严重挫裂和污染的撕脱皮瓣仔细冲洗,清创,剃去头发,剔除皮下组织,包括毛囊在内,留下表皮层,作为皮片回植到头部创面上,也常能成活。

(3)晚期创面植皮:头皮撕脱伤时间过久,头皮创面边缘已有感染存在,则只能多次行创面清洁及更换敷料或纱布,待肉芽组织生长后再行晚期植皮。若颅骨有裸露区域,还需行外板多处钻孔,间距约1cm,使板障血管暴露,以便肉芽生长。覆盖裸露的颅骨后再行种子式植皮,消灭创面。

(三)手术

1.清创缝合术

撕脱头皮未完全离体,撕脱时间比较短,血液供应良好,可以彻底清创、消毒后,可将撕脱的头皮直接与周围正常头皮缝合。

2.清创头皮再植

撕脱头皮在6h内,无严重挫伤,保护良好,创面干净,血管断端尚整齐,应立即行头皮再植术。该法在临床使用较少,并需要整形外科协助。

3.清创自体植皮

头皮撕脱伤无法进行头皮血管显微吻合术,而创面无明显污染,撕脱时间在8h内,骨膜完整或骨膜可以缝合的情况下,可将撕脱头皮制成中厚皮片一期植皮,严禁原位全皮再植。

4.晚期植皮

对于头皮撕脱的晚期,创面明显感染,上述方法失败且伴有大面积颅骨暴露者.只能清洁创面,待肉芽生长后再行晚期植皮。若颅骨大面积暴露,可切除颅骨外板或者颅骨表面每间隔1cm钻直达板障层,待肉芽生长后晚期植皮。

第二节 颅骨损伤

颅骨骨折占颅脑损伤的15%～20%,在不同的外力形式下,骨折可发生于头颅任何部位,主要发生在顶骨、额骨、颞骨和枕骨,但以顶骨最多。颅骨骨折是指外力使头部骨骼发生部分或完全断裂的疾病的总称,多由于钝性冲击使得颅骨直接受力引起。颅骨骨折可引起颅骨结构的改变,颅骨结构改变大多不需要特殊处理,但如果引起颅骨内的组织结构损伤,如血管破裂、脑或脑神经损伤,脑膜撕裂等,特别是颅骨骨折线跨越硬脑膜中动脉或大静脉窦所引起的颅内血肿,则需要及时处理,否则可引起颅内血肿、神经功能受损、颅内感染及脑脊液漏等严重并发症,影响预后。

一、颅骨骨折的分类

按骨折发生的部位可分为颅盖与颅底骨折;按骨折形态分为线形骨折、凹陷骨折、粉碎骨折、洞形骨折及穿透性骨折;按骨折是否与外界相通分为闭合性骨折和开放性骨折。

颅底骨折伴有硬脑膜破裂与相应地鼻窦相通而引起外伤性气颅或脑脊液耳鼻漏,亦属于开放性颅骨骨折的范畴。根据骨折位置、形态及是否与外界相通,其治疗及预后亦各不相同。

颅骨骨折所造成的继发性损伤往往比颅骨骨折本身严重得多,需要意识到颅内血肿、脑神经损伤及继发的颅内感染,伤后应密切注意观察病情,注意患者的瞳孔和意识改变。若有病情变化,应及早行颅脑CT检查,以明确颅内情况变化,及时发现颅内血肿等严重的继发性损伤。若骨折片伤及脑内或压迫脑重要功能区,引起癫痫发作或严重的神经功能障碍,应及早手术治疗,若为开放性损伤,应注意和预防颅内感染的发生。

二、发病机制

颅盖骨骨折即主要发生头颅穹隆部的骨折,其发生率以顶骨及额骨为多,枕骨和颞骨次之。按形态分类,颅盖骨骨折主要分为线形骨折、粉碎骨折和凹陷骨折。骨折发生的形态与外力的作用方向、速度和着力点的大小有着密切的关系。通过主要的血管结构,如上矢状窦、横窦及脑膜血管沟的线性骨折,可导致颅内重要动静脉血管的破裂,从而引发颅内血肿。凹陷性骨折常为接触面较小的钝器打击,或头颅猛力得碰撞在凸出的物体上所致,可致使着力点处的颅骨全层陷入颅内,可出现脑组织受压的症状和体征。

根据颅底的位置,可分为颅前窝、颅中窝和颅后窝。发生在颅底骨折,主要以线形骨折为主,往往局限于某一颅窝,亦可横行穿过两侧颅底或纵行贯穿颅前窝、颅中窝、颅后窝。颅底部位的骨折,骨折线常累及鼻窦、岩骨或乳突气房等处,使颅腔和窦腔交通而形成开放性骨折,容易引起颅内继发感染,可预防性使用抗生素,以免颅内感染的发生。颅前窝处的骨折主要是额骨受力引起,骨折线常经鞍旁而达枕骨;额前外侧受力,骨折线可横过中线经筛板或向蝶鞍而至对侧颅前窝或颅中窝;顶前部受击,骨折线延至颅前窝或颅中窝;顶部中间受力,可引起经颅中窝至对侧颅前窝的骨折线;顶后区受力,骨折线一般跨越颅中窝底部,并向内横过蝶鞍或鞍背达对侧;枕部受力,骨折线可经枕骨向岩骨延伸,或通过枕骨大孔向岩骨尖至颅中窝,或经鞍旁至颅前窝。

三、分类

1.颅盖部骨折

颅盖部的线性骨折发生率最高,约占颅盖骨骨折的2/3以上,主要由于外力直接与颅盖直接作用,可分为线性骨折、凹陷性骨折。

(1)颅盖线形骨折:单纯的线形骨折本身并不需处理,但若骨折线穿越脑膜中动脉而致动脉出血,从而引发硬膜外血肿,并且若骨折引起的脑组织损伤或颅内出血,需要特别警惕。当骨折线穿过颞肌或枕肌在颞骨或枕骨上的附着区时,可出现颞肌或枕肌肿胀而隆起,这一体征亦提示该处有骨折发生。

(2)凹陷骨折:凹陷骨折多见于额、顶部,一般单纯性凹陷骨折,头皮结构完整,多为闭合性损伤,常常不伴有脑损伤,但粉碎凹陷骨折则常伴有硬脑膜和脑组织损伤,甚至引起颅内出血。成人凹陷性骨折粉碎性骨折为常见,表现为以受力点为中心的放射性骨折;婴儿的凹陷性骨折多以乒乓球样凹陷性骨折为主,通畅为闭合性。凹陷性骨折可分为洞形凹陷性骨折和粉碎凹陷性骨折。洞形凹陷骨折多为接触面小的重物打击或撞击面积较小的凸出物所致,多为锐器直接穿透头皮及颅骨进入颅腔,骨折的形态往往与致伤物形状相同。骨碎片常被陷入脑组织深部,造成严重的局部脑损伤、出血和异物存留。但由于颅骨没有出现整体的变形,一般都没有广泛的颅骨骨折和脑弥散性损伤,因此,洞形骨折的临床表现常以局部神经缺损为主;粉碎凹陷性骨折常伴有着力部骨折片的凹陷,常为接触较大面积的重物打击所致,不仅出现局部颅骨凹曲变形明显,引起陷入,同时,颅骨整体变形亦较大,容易造成颅内脑组织的广泛性损伤。硬脑膜可被骨碎片所刺破,脑损伤程度往往较为严重,除局部因冲击力所致的损伤外,常可致对冲性脑挫裂伤或颅内血肿的发生,必要时须行开颅骨折复位或去除术。

2.颅底骨折

约占颅骨骨折的1/3,多为颅盖骨折的骨折线延伸到颅底。因为颅底部位的硬脑膜与颅骨的粘连较为紧密,骨折线往往可致使硬脑膜撕裂。颅底与鼻腔窦等相交通,骨折后极易使颅腔与外界大气相通,引起颅内积气或脑脊液耳鼻漏,形成开放性骨折。颅底骨折根据骨折发生的部位分可分为颅前窝骨折、颅中窝骨折和颅后窝骨折。

(1)颅前窝骨折:主要累及眼眶顶和筛骨,可有鼻出血、眶周广泛瘀斑("熊猫眼"征)及广泛球结膜下出血等临床体征。其中熊猫眼征对诊断有重要提示意义。若硬脑膜、骨膜均破裂,则可合并脑脊液鼻漏和(或)气颅,使颅腔与外界交通,容易出现继发性颅内感染可能,为开放性损伤。脑脊液鼻漏早期多呈血性,须与鼻出血相鉴别。此外,颅前窝骨折还常伴有单侧或双侧嗅觉障碍,眶内出血可致眼球突出,若骨折波及视神经或视神经管,可出现不同程度的视力障碍。

(2)颅中窝骨折:颅中窝骨折往往累及岩骨及蝶骨,可有鼻出血或合并脑脊液鼻漏,脑脊液经蝶窦由鼻孔流出。若累及颞骨岩部,可损伤内耳结构或中耳腔,患者常有第Ⅷ、Ⅷ对脑神经损伤,表现为听力障碍和面神经周围性瘫痪,脑膜、骨膜及鼓膜均破裂时,则合并脑脊液耳漏,脑脊液经中耳由外耳道流出;若鼓膜完整,脑脊液则经咽鼓管流往鼻咽部,可误认为鼻漏。若累及蝶骨和颞骨的内侧部,可能损伤垂体或第Ⅱ、Ⅲ、Ⅳ、Ⅴ、Ⅵ对脑神经。若骨折伤及颈动脉海绵窦段,可因动静脉瘘的形成而出现搏动性突眼及颅内杂音;破裂孔或颈内动脉管处的破裂,可发生致命性的鼻出血或耳出血。

(3)颅后窝骨折:颅后窝骨折累及颞骨岩部后外侧时,多在伤后1~2d出现乳突部皮下瘀血斑(Battle征)。若累及枕骨基底部,可在伤后数小时出现枕下部肿胀及皮下瘀血斑;枕骨大孔或岩尖后缘附近的骨折,可合并后组脑神经(第Ⅸ~Ⅻ对脑神经)损伤。

四、临床表现

(1)患者往往头部外伤史明确,受力部位的头皮往往有挫裂伤或头皮血肿的出现。

(2)典型的临床表现或体征,如熊猫眼征、Battle征、瘀斑、脑脊液漏、局灶性脑神经损伤等;为明确是否存在脑脊液漏时,可收集流出液做葡萄糖定量检测来鉴别。

(3)头颅影像学检查:骨折线呈线状或放射状,骨折线的走行多沿着外力的作用方向。X线片可显示颅内积气,但仅30%~50%能显示骨折线;CT骨窗检查可显示颅前窝或视神经管骨折,表现为视神经管狭窄;MRI可见视神经挫伤伴水肿,视交叉和视神经受压。

(4)暴力所致的骨缝分离也属于线性骨折。

五、诊断标准

1.颅盖骨骨折的诊断

对闭合性颅盖骨骨折,若无明显凹陷仅为线形骨折时,单靠临床征象难以确诊,常须行X线平片检查始得明确。即使对开放性骨折,如欲了解骨折的具体情况,特别是骨折碎片进入颅内的位置和数目,仍有赖于X线摄片检查。

2.颅底骨折的诊断

颅底骨折绝大多数都是由颅盖部骨折线延伸至颅底而致,少数可因头颅挤压伤所造成。颅底骨折的诊断主要依靠临床表现,X线平片不易显示颅底骨折,对诊断无所益。CT扫描可利用窗宽和窗距的调节清楚显示骨折的部位,不但对眼眶及视神经管骨折的诊断有帮助,还可了解有无脑损伤,故有重要价值。对脑脊液漏有疑问时,可收集流出液做葡萄糖定量检测来确定。有脑脊液漏存在时,实际属于开放性脑损伤。

六、治疗

(一)一般原则

(1)颅骨骨折本身无特殊处理。

(2)骨折线通过硬脑膜血管沟、大静脉窦时应警惕发生硬膜外血肿或颅内出血。

(3)骨折线通过鼻窦和岩骨时应警惕发生脑脊液漏。绝大多数漏口在伤后1~2周自行愈合,如超过 1 个月仍未愈合者,可考虑手术修补脑膜封闭漏口;若 CT 薄扫冠状扫描或 MRI 薄层扫描见脑组织疝入骨折线或鼻窦内,也可早期行修补手术。

(4)合并脑脊液漏时预防颅内感染,不可堵塞或冲洗鼻道、耳道等脑脊液的通道;禁止做腰椎穿刺,取头高位卧床休息,避免用力咳嗽、打喷嚏,应用抗生素预防颅内感染。

(5)由于骨片压迫使视神经通道狭窄,压迫视神经,出现继发性视神经损伤者,出现视力部分丧失且逐渐加重时,应尽量争取在 12h 内行视神经管减压。

(二)手术治疗

1.适应证

(1)大面积的骨折片陷入颅腔深度超过 1cm 者,并伴有大面积的脑损伤,CT 示中线结构移位,引起颅内压增高,有脑疝可能者,应急性开颅骨折片清理和去骨瓣减压术。

(2)因骨折片过深压迫或损伤脑功能区,引起局灶或全身的神经功能障碍,如运动障碍、癫痫等症状,应行急性骨折片复位或去除手术。

(3)发生于大静脉窦处的凹陷性骨折,手术应极为慎重,如未引起神经体征或颅内压增高,即使陷入较深也不宜手术;必须手术时,术前和术中都需做好处理大出血的准备。

(4)开放性骨折碎骨折片易引起颅内感染的发生,须全部彻底移除,并彻底行清创;若骨折片损伤硬脑膜,应行硬脑膜缝合或修补术。

2.禁忌证

①非功能区的轻度凹陷骨折,未引起大面积的脑组织损伤。②横跨静脉窦区的凹陷性骨折,未出现脑组织受压症及静脉回流障碍。③无明显局灶症状者的婴幼儿出现的颅骨骨折。

第三章　脑损伤

第一节　脑震荡

脑震荡通常定义为"中枢神经系统的暂时性功能障碍"，一般是在头部受到轻度暴力打击后，产生短暂意识丧失，随即清醒，可有近事遗忘，神经系统病理解剖无明显变化，无器质性损害。它所表现出的一过性神经功能改变，可能与脑组织受暴力打击后引起的病理生理变化有关，但是在一些因脑震荡死亡的病例和拳击手反复受到脑部撞击后发生慢性脑萎缩，甚至一些严重的神经系统疾病(如拳王阿里)。近来的研究发现，遭受暴力部位的神经元有线粒体的肿胀、神经轴突的损伤，尤其是有反复、长期脑震荡的病例，其脑组织的轴突变性和代谢紊乱尤为显著，可引起严重的后遗症。

一、流行病学

20～45 岁人群为高发。

二、解剖学

脑震荡致伤机制目前尚不明确，现有的各种学说都不能全面解释所有与脑震荡有关的问题。对脑震荡所表现的伤后短暂性意识障碍有多种不同的解释，可能与暴力所致的脑血液循环障碍、脑室系统内脑脊液冲击、脑中间神经元受损及脑细胞生理代谢紊乱所致的异常放电等因素有关。近年来认为脑干网状结构上行激活系统受损才是引起意识丧失的关键因素，其依据如下。

(1)以上诸因素皆可引起脑干的直接与间接受损。

(2)脑震荡动物实验中发现延髓有线粒体、尼氏体、染色体改变，有的伴溶酶体膜破裂。

(3)生物化学研究中，脑震荡患者的脑脊液化验中，乙酰胆碱、钾离子浓度升高，此两种物质浓度升高使神经元突触发生传导阻滞，从而使脑干网状结构不能维持人的觉醒状态，出现意识障碍。

(4)临床发现，轻型脑震荡患者行脑干听觉诱发电位检查，有50％病例有器质性损害。

(5)最近认为脑震荡、原发性脑干损伤、弥漫性轴索损伤的致伤机制相似，只是损伤程度不同，是病理程度不同的连续体，有学者将脑震荡归于弥漫性轴索损伤的最轻类型，只不过病变局限、损害更趋于功能性而易于自行修复，因此意识障碍呈一过性。

三、分子生物学

脑震荡是由于大脑皮质、基底核、丘脑下部及脑干的轻微病损，使大脑皮层功能弱化.皮质下功能失调，而出现的各种临床神经精神症状。主要病理变化是轴索旋转和拉伸变形。轴索损伤的范围决定了意识丧失和外伤后遗忘的时间长短。由于神经元损伤会导致抑制性神经递质如 γ-氨基丁酸,兴奋性神经递质如乙酰胆碱、谷氨酸、天冬氨酸的释放,这将导致更进一步的神经元损害。还有一些改变导致弥漫性神经损伤,如过度钙内流向损伤的神经元、细胞活素类的释放、氧化自由基的损害、细胞壁受体的损害、炎症,以及乙酰胆碱、儿茶酚胺、5-HT 神经递质系统的改变。对死后的创伤后头痛患者和脑震荡的灵长类动物的研究发现弥漫性轴索损伤、小胶质细胞聚集及小范围的瘀血未引起局部神经受损。动物实验表明,神经元和轴索损伤在伤后数月均复原。

四、病因病理

近年来的临床及实验研究表明,暴力作用于头部,可以造成冲击点、对冲部位、延髓及高颈髓的组织学改变。实验观察到,伤后瞬间脑血流增加,但数分钟后脑血流量反而显著减少(约为正常的 1/2),30min 后脑血流始恢复正常,颅内压在着力后的瞬间立即升高,数分钟后颅内压即趋下降。脑的大体标本上看不到明显变化。光镜下仅能见到轻度变化,如毛细血管充血、神经元胞体肿大和脑水肿等变化。在电镜下观察,在着力部位,脑皮质、延髓和上部颈髓见到神经元的线粒体明显肿胀,轴突肿胀,白质部位有细胞外水肿的改变,提示血-脑脊液屏障通透性增加。这些改变在伤后 0.5h 可出现,1h 后最明显,并多在 24h 内自然消失。这种病理变化可解释伤后的短暂性脑干症状。生物化学研究发现,脑震荡后不仅有脑脊液中乙酰胆碱升高,钾离子浓度增加,而且有许多影响轴突传导或脑细胞代谢的酶系统发生紊乱,导致继发损害。从新的临床观察中亦发现,轻型脑震荡患者脑干听觉诱发电位有半数显示有器质性损害,国外学者采用前瞻性研究,对连续 712 例 GCS 15 分的轻微闭合性颅脑损伤患者做 CT 扫描检查,发现有急性损伤病变者占 9.6%。

五、临床分期

1 级脑震荡的患者仅有轻微的思维混乱,看上去有些迷糊。患者可在 5～15min 完全清醒,没有昏迷、后遗症或后遗综合征,而且也没有意识丧失。有些学者认为 1 级脑震荡的患者就像头部遭到了"敲击"。

2 级脑震荡的患者有轻微的混乱和明显的创伤后遗忘。创伤后(顺行性)遗忘是指对受伤后紧接着发生的或从受伤那一刻开始发生的事情的失忆。创伤后遗忘的时间是指从受伤到记忆意识恢复的时间段。创伤后遗忘小于 60min 的患者被认为头部受到轻微的损伤。如果创伤后遗忘的时间在 1～24h,就被认为头部受到中等程度的损伤。如果损伤后健忘的时间大于 1 周,则被认为头部受到了严重的损伤。如果创伤后遗忘的时间持续 7d 以上,神经功能不太可能完全恢复。2 级脑震荡的患者有可能会感觉到轻微的耳鸣(耳里有响声),轻微的眩晕和伴随一些方位感丧失的隐隐的头痛。约 10% 的 2 级脑震荡患者可能同样会发展成震荡后综合征(如脑震荡后神经生物学问题持续存在)。这种综合征的症状和体征包括持续的头痛,特别是劳累时;不能集中注意力和烦躁。这种症状可能持续几周到几年。

3 级脑震荡的患者和 2 级脑震荡患者症状相似,都有逆行性遗忘。逆行性遗忘是指受伤前的记忆消失。如果脑震荡后仅仅发生了 5～10min 的逆行性遗忘,遗忘的内容可能就是受伤前几分钟的事情。正因为如此,需要经常向患者询问受伤前发生了什么和为什么受伤的.以此来判断患者的记忆模式是否有改变。这些患者总是伴有某种程度的永久性逆行性遗忘。

4 级脑震荡的患者意识丧失≤5min。意识水平可能各种各样,患者可能昏迷、昏睡、反应迟钝、意识模糊、嗜睡或完全警觉。患者意识的恢复要经过以下阶段意识丧失(也称精神错乱)、昏迷、意识模糊(伴或不伴谵妄),接近神志清醒伴自主动作和最终完全恢复。昏迷提示患者只有部分意识而且反应性降低;意识模糊提示患者在时间,地点或人物的定向能力发生障碍;谵妄意味着患者可能经历了错觉、幻觉、躁动或语无伦次;清醒伴有自主运动提示患者出现警觉和完全恢复,但是动作很机械而且不能真正意识到他在做什么。在 4 级脑震荡中.患者的人格和记忆功能可能有微妙的变化。逆行性和顺行性遗忘都很明显,而且患者表现出情绪混乱,抱怨耳鸣和眩晕比 3 级脑震荡严重。患者同样有持续的头痛而且在意识恢复后仍然有 5～10min 的不稳定。据文献报道,意识丧失本身并不能预示头部损伤后的神经生理功能丧失或损伤程度。头部损伤的严重性根据患者的症状和体征通过不同的神经生理测试,如 GOAT 测试、Hopkins VerbalLearning 测试、Trial Making 测试、Wisconsin CardSorting 测试、Digit Symbol Substitution 测试(DSST,决策时间测量)进行最好的判断。然而,为了确保足够的数据,无论怎样,这些测试需要在受伤前进行(如在参与前评估中进行)。

5 级脑震荡的患者经历了 5min 或更长时间的麻痹性昏迷或意识丧失。这一级别的脑震荡涉及大脑的损伤,并且有更长时间的顺、逆行性遗忘。患者抱怨有严重的耳鸣,10min 以上的不稳,视物模糊,明适应差,以及感到与通常的头痛"不一样"的头痛。受大脑控制的自主和周围神经均受到影响。这些患者也可能经历恶心、呕吐和阵发性惊厥。5 级脑震荡后的恢复可表现为两种类型。在 A 型中,患者经历从麻痹性昏迷到昏迷、意识模糊、清醒和完全警觉,与 4 级脑震荡相似,但是更严重。B 型 5 级脑震荡患者经历了一个与呼吸循环功能衰竭相关的麻痹性昏迷,并且昏迷和检查者的关系更密切,特别是在评估的早期,必须维持身体的基本功能。

六、临床表现

1.短暂性脑干症状

外伤作用于头部后立即发生意识障碍,表现为神志不清或完全昏迷,持续数秒、数分钟或数十分钟,但一般不超过 30min。患者可同时伴有面色苍白、出汗、血压下降、心动过缓、呼吸浅慢、肌张力降低、各种生理反射迟钝或消失等表现。在大多数可逆的轻度脑震荡患者,中枢神经功能迅速自下而上,由颈髓-延髓-脑干向大脑皮质恢复;而在不可逆的严重脑震荡中则可能是自上而下的抑制过程,使延髓呼吸中枢和循环中枢的功能中断过久,因而导致死亡。

2.逆行性遗忘(近事遗忘)

患者意识恢复之后不能回忆受伤当时乃至伤前一段时间内的情况,脑震荡的程度愈重、原发昏迷时间愈长,其近事遗忘的现象也愈显著,但对往事(远记忆)能够忆起。这可能与海马回受损有关。

3.神经系统查体

无阳性体征发现。

4.脑震荡恢复期

患者常有头晕、头痛、恶心、呕吐、耳鸣、失眠等症状,一般多在数周至数月逐渐消失,但亦有部分患者存在长期头晕、头痛、失眠、烦躁、注意力不集中和记忆力下降等症状,其中有部分是属于恢复期症状,若逾时 3～6 个月仍无明显好转时,除考虑是否有精神因素之外,还应详加检查、分析,有无迟发性损害存在,切勿用"脑震荡后遗症"一言以蔽之,反而增加病人的精神负担。

七、辅助检查

(一)实验室检查

腰椎穿刺颅内压正常,部分患者可出现颅内压降低。脑脊液无色透明,不含血,白细胞数正常。生化检查亦多在正常范围,有的可查出乙酰胆碱含量大增,胆碱酯酶活性降低,钾离子浓度升高。

(二)其他辅助检查

1.颅骨 X 线检查

无骨折发现。

2.颅脑 CT 扫描

颅骨及颅内无明显异常改变。

3.脑电图检查

伤后数月脑电图多属正常。

4.脑血流检查

伤后早期可有脑血流量减少。

八、诊断及鉴别诊断

与轻度脑挫伤临床鉴别困难。如发现意识障碍、头痛加重、呕吐等颅内压增高症状,可疑为迟发性颅内血肿,应及时做 CT 复查.明确诊断,及时治疗。

脑挫伤常有头痛、呕吐,意识障碍依损伤的部位和程度而不同,可无神经系统缺损的表现;若是功能区受损时,可出现相应的瘫痪、失语、视野缺损、感觉障碍及局灶性癫痫等征象。

九、治疗

1.病情观察

伤后可在急症室观察 24h,注意意识、瞳孔、肢体活动和生命体征的变化。对回家患者,应嘱家属在 24h 内密切注意头痛、恶心、呕吐和意识情况,如症状加重即应来院检查。

2.对症治疗

头痛较重时,嘱其卧床休息,减少外界刺激,可给予罗通定(颅痛定)或其他镇痛药。对于烦躁、忧虑、失眠者给予地西泮(安定)、氯氮(利眠宁)等;另可给予改善自主神经功能药物、神经营养药物及钙通道阻滞药尼莫地平等。

3.其他

伤后即应向患者做好病情解释,说明本病不会影响日常工作和生活,解除患者的顾虑。

轻度脑震荡受伤后只有短时间的头晕、眼花、眼前发花发黑,没有其他不舒服。中度脑震荡,受伤后有些患者数日不能清醒及头痛、头晕、恶心等现象,症状数日不消失。对轻度者,要立即停止锻炼,卧床安静休息,1～2d 或以后如无其他异常症状,可在 1 周后参加锻炼。对中、重度者,要患者仰卧在平坦地方,头部冷敷,注意保暖,及时送往医院。

十、并发症及预后

并发症暂时无报道。脑震荡预后良好,多数患者在 2 周内恢复正常,但有少数患者也可能发生颅内继发病变或其他并发症,因此,在对症治疗期间必须密切观察患者的精神状态、意识状况、临床症状及生命体征,并应根据情况及时进行必要的检查。

第二节　脑挫裂伤

脑挫裂伤是指暴力作用于头部,造成脑组织的器质性损伤.包括挫伤和裂伤两种病理类型。它是颅脑损伤后在大体解剖和 CT 上最常见的一种损伤,通常为多发并伴有其他类型的颅脑损伤。脑挫裂伤可发生于受暴力直接作用的相应部位或附近,产生冲击伤,但是通常发生严重和常见的是脑挫裂伤出现在远离打击点的部位,暴力作用点的对应点,产生严重的对冲伤。

一、流行病学

统计显示,颅脑损伤的发病率占全身各部位创伤的 9％～21％;战时的发病率为 7％～20％。我国的调查结果(WHO 的流行病学标准)为城市颅脑损伤的年发病率为 55.4/10 万人口,年患病率为 788.3/10 万人口,年死亡率为 6.3/10 万人口(1982 年);农村颅脑损伤的年发病率为 64.02/10 万人口,年患病率为 442.4./10 万人口,年死亡率为 9.72/10 万人口(1985 年)。

二、解剖学

颅脑损伤始于致伤外力作用于头部所导致的颅骨、脑膜、脑血管和脑组织的机械形变。损伤类型则取决于机械形变发生的部位和严重程度。原发性脑损伤主要是神经组织和脑血管的损伤,表现为神经纤维的断裂和传出功能障碍,不同类型的神经细胞功能障碍,甚至细胞死亡。

机械负荷:能导致脑部发生机械形变的作用力称为机械负荷,根据其作用的时间分为静态负荷和动态负荷。静态负荷是指作用力缓慢施加于头部,作用时间＞200ms。静态负荷所致的脑损伤较少见,由于颅骨被缓慢挤压导致形变,造成的脑损伤通常只发生在受力局部。动态负荷是指作用力突然施加于脑部,作用时间＜200ms。动态负荷比较常见,又可以根据负荷的性质分为接触负荷——即外界致伤物直接与头部接触及惯性负荷——即由头部运动方式改变而导致的头部受力。

接触负荷是致伤力直接作用于头部损伤,主要包括颅骨弯曲变形、颅腔容积改变、冲击波向脑组织各部分的传导;而脑组织的移位、旋转和扭曲主要由惯性负荷所致,具体性质视头部运动的方向、方式速度和时间而定。在接触负荷所致损伤中,颅骨的突然弯曲会导致颅骨骨折,颅腔的容积也会改变,从而导致受力点损伤和对冲损伤。冲击波也会沿颅骨和脑组织传导.在某些部位集中,造成小的脑内血肿。在惯性负荷所致的损伤中,如变形发生于脑组织表面,则会发生脑挫裂伤和硬膜下血肿,如应力于深部组织,则表现为脑震荡和弥漫性轴索损伤。其中硬膜下血肿和弥漫性轴索损伤患者的死亡率最高。弥漫性轴索损伤几乎全部由车祸所致,而硬膜下血肿多数由于非车祸(如摔伤)造成。

暴力作用于头部,在冲击点和对冲部位均可引起脑挫裂伤。脑实质内的挫裂伤,则因脑组织的变形和剪切力造成,见于脑白质和灰质之间,以挫伤和点状出血为主,如脑皮质和软脑膜仍保持完整,即为脑挫伤,如脑实质破损、断裂,软脑膜亦撕裂,即为脑挫裂伤。严重时均合并脑深部结构的损伤。对冲性脑挫裂伤的发生部位与外力的作用点、作用方向和颅内的解剖特点密切相关。以枕顶部受力时,产生对侧额极、额底和颞极的广泛性损伤最为常见,而枕叶的对冲性损伤却很少有。这是由于前颅底和蝶骨嵴表面粗糙不平,外力作用使对侧额极和颞极撞击于其,产生相对摩擦而造成损伤。而当额部遭受打击后,脑组织向后移动,但由于枕叶撞击于光滑、平坦的小脑幕上,外力得以缓冲,很少造成损伤。

三、分子生物学

脑组织的局部损伤程度以受力点为中心,呈向心性分布,中心点即受力部位,该处脑组织结构直接受到破坏。中心点周围的脑组织,主要表现为功能障碍而无结构性损伤。再向外的脑组织无原发性损伤,但通常有不同程度的继发性损伤,如缺血和水肿,从而导致功能障碍。在弥漫性脑损伤中,致力伤导致轴索膜功能障碍,以及膜两侧的离子分布(主要是钙离子分布)失衡,最终的结果是轴索持续去极化,失去神经传导功能,导致患者广泛的神经功能障碍。这种情况下发生的昏迷,临床上表现为原发性昏迷,有别于局部脑损伤造成的继发性昏迷。

四、病因病理

不同的研究证实,伤后24h脑损伤范围将扩大原来范围的30%～300%,脑挫裂伤的发展变化主要在挫裂伤周围,即创伤半暗带。创伤半暗带是挫裂伤后继发损伤的重要部分,对创伤半暗带的治疗给我们提出了巨大的挑战。1995年,Rink等发现,大鼠脑外伤后伤侧皮质、白质、海马、齿状回等区域出现细胞凋亡。Conti等发现,脑外伤后凋亡有2个高峰,即24h和1周,除了神经元,少突胶质细胞和星形胶质细胞也参与了伤后的凋亡活动。Williams发现一直到伤后12个月,在白质内都能见到明显的凋亡细胞。变性的细胞在细胞器方面,虽然会出现核糖体松散,内质网扩张,线粒体改变,但是随着环境的改变,其功能是可改善和恢复的,从而逆转细胞发生坏死的命运。Narendra等发现,人脑挫裂伤半暗带中存在凋亡,并指出凋亡将直接影响患者预后。凋亡发生机制非常复杂,涉及细胞内及细胞外多种信号途径。脑组织的缺血缺氧造成了细胞能量代谢障碍及兴奋性氨基酸过量释放、细胞内钙失衡、脂质过氧化物和自由基产生等变化,这些变化改变了细胞微环境,细胞接受外界死亡信号后,经过一系列信号传导、基因致变、酶激活等复杂过程启动细胞自杀程序,导致细胞的凋亡。凋亡是细胞的程序性死亡,是被激活的,能量依赖的主动过程。正常组织内就存在凋亡现象。凋亡的检测有多种方法。透射电镜可观察到不同凋亡时期的细胞形态结构变化,所以它可为细胞凋亡提供最确切的证据,但其定量、定位并不可靠。

五、临床分期

脑挫裂伤的病理改变,轻者可见脑表面瘀血、水肿,有片状出血灶,脑脊液血性;重者脑实质挫碎、破裂,局部出血,甚至形成血肿,受损组织缺血坏死。显微镜下可见神经元胞质空泡形成,尼氏体消失,胞核碎裂、溶解,神经轴突肿胀。

在重型脑损伤,尤其合并硬膜下血肿时,常发生弥漫性脑肿胀,以小儿和青年外伤多见。一般多在伤后 24h 内发生,短者伤后 20～30min 即出现,病理形态变化可分三期。

1.早期

伤后数天,显微镜下以脑实质内点状出血,水肿和坏死为主要变化,脑皮质分层结构不清或消失,灰质和白质分界不清,神经细胞大片消失或缺血变性,神经轴索肿胀、断裂、崩解。星形细胞变性,少枝胶质细胞肿胀,血管充血水肿,血管周围间隙扩大。

2.中期

大致在损伤数天至数周,损伤部位出现修复性病理改变。皮质内出现大小不等的出血,损伤区皮质结构消失,病灶逐渐出现小胶质细胞增生,形成格子细胞,吞噬崩解的髓鞘及细胞碎片,星形细胞及少枝胶质细胞增生肥大,白细胞浸润,从而进入修复过程。

3.晚期

挫伤后数月或数年,病变为胶质瘢痕所代替,陈旧病灶区脑膜与脑实质瘢痕粘连,神经细胞消失或减少。

六、临床表现

脑挫裂伤的临床表现因致伤因素和损伤部位的不同而各异,悬殊甚大,轻者可没有原发性意识障碍,如单纯的闭合性凹陷性骨折、头颅挤压伤即有可能属此情况。而重者可致深度昏迷,严重功能损伤,甚至死亡。

1.意识障碍

是脑挫裂伤最突出的临床表现之一,伤后多立即昏迷,由于伤情不同,昏迷时间由数分钟至数小时、数天、数月乃至迁延性昏迷不等。长期昏迷者多有广泛脑皮质损害或脑干损伤存在。一般常以伤后昏迷时间超过 30min 为判定脑挫裂伤的参考时限。

2.生命体征改变

多有明显改变,一般早期都有血压下降、脉搏细弱及呼吸浅快,这是因为受伤后脑功能抑制所致,常于伤后不久逐渐恢复。如果持续低血压,应注意有无复合损伤。反之,若生命体征短期内迅即自行恢复且血压继续升高,脉压加大、脉搏洪大有力、脉率变缓、呼吸亦加深变慢,则应警惕颅内血肿和(或)脑水肿、肿胀。脑挫裂伤患者体温,亦可轻度升高,一般约 38℃,若持续高热则多伴有下丘脑损伤。

3.头痛、呕吐

头痛症状只有在患者清醒之后才能陈述;如果伤后持续剧烈头痛、频繁呕吐;或一度好转后又复加重,应究其原因,必要时可行辅助检查,以明确颅内有无血肿。对昏迷的患者,应注意呕吐时可能误吸,有引起窒息的危险。

4.癫痫

早期性癫痫多见于儿童,表现形式为癫痫大发作和局限性发作,发生率 5％～6％。

5.神经系统体征

依损伤的部位和程度而不同,如果仅伤及额、颞叶前端等所谓"哑区",可无神经系统缺损的表现;若是脑皮质功能区受损时,可出现相应的瘫痪、失语、视野缺损、感觉障碍及局灶性癫痫等征象。脑挫裂伤早期没有神经系统阳性体征者,若在观察过程中出现新的定位体征时,即应考虑到颅内发生继发性损害的可能,及时进行检查。

6.脑膜刺激征

脑挫裂伤后由于蛛网膜下腔出血,患者常有脑膜激惹征象,表现为闭目畏光,蜷曲而卧,早期的低热、恶心、呕吐亦与此有关。颈项抵抗力于1周左右逐渐消失,如果持续不见好转,应注意有无颅颈交界处损伤或颅内继发感染。

七、辅助检查

(一)实验室检查

腰椎穿刺有助于了解脑脊液中情况,可以此与脑震荡鉴别。同时能够测定颅内压及引流血性脑脊液。由于 CT 的普及,在患者入院急症时腰椎穿刺不再使用,因为腰椎穿刺不但时间长、有一定危险性,而且无法做出定位诊断。另外,对有明显颅内高压的患者,应忌腰穿检查,以免促发脑疝。腰椎穿刺仅用于无明显颅内高压的脑挫裂伤蛛网膜下腔出血的住院患者。

(二)其他辅助检查

1.颅骨 X 线平片

多数患者可发现颅骨骨折。颅内生理性钙化斑(如松果体)可出现移位。

2.CT 扫描

脑挫裂伤区可见点片状高密度区,或高密度与低密度互相混杂。同时脑室可因脑水肿受压变形。弥漫性脑肿胀可见于一侧或两侧大脑半球,侧脑室受压缩小或消失,中线结构向对侧移位。并发蛛网膜下腔出血时,纵裂池呈纵形宽带状高密度影。脑挫裂伤区脑组织坏死液化后,表现为 CT 值近脑脊液的低密度区,可长期存在。

3.MRI

一般极少用于急性脑挫裂伤患者诊断,因为其成像较慢且急救设备不能带入机房,但 MRI 对小的出血灶、早期脑水肿、脑神经及颅后窝结构显示较清楚,有其独具优势。

4.脑血管造影

在缺乏 CT 的条件下,病情需要可行脑血管造影排除颅内血肿。

八、诊断及鉴别诊断

1.脑挫裂伤与颅内血肿鉴别

颅内血肿患者多有中间清醒期,颅内压增高症状明显。神经局灶体征逐渐出现,如需进一步明确则可行 CT 扫描。

2.轻度挫裂伤与脑震荡

轻度脑挫伤早期最灵敏的诊断方法是 CT 扫描,它可显示皮质的挫裂伤及蛛网膜下腔出血。如超过 48h 则主要依靠脑脊液光度测量判定有无外伤后蛛网膜下腔出血。CT 扫描对脑挫裂伤与脑震荡可以做出明确的鉴别诊断,并能清楚地显示脑挫裂伤的部位、程度和有无继发损害,如出血和水肿情况。

九、治疗

脑挫裂伤的治疗当以非手术治疗为主,应尽量减少脑损伤后的一系列病理生理反应、严密观察颅内有无继发血肿、维持机体内外环境的生理平衡及预防各种并发症的发生。除非颅内有继发性血肿或有难以遏制的颅内高压需手术外,一般无须外科处理。

1.非手术治疗

(1)严密观察病情变化:伤后 72h 以内每 1～2 小时 1 次观察生命体征、意识、瞳孔改变。重症患者应送到 ICU 观察,监测包括颅内压在内的各项指标。对颅内压增高,生命体征改变者及时复查 CT,排除颅内继发性改变。轻症患者通过急性期观察后,治疗与脑震荡相同。

(2)保持呼吸道通畅:及时清理呼吸道内的分泌物。昏迷时间长,合并颌面骨折,胸部外伤、呼吸不畅者,应早行气管切开,必要时行辅助呼吸.防治缺氧。

(3)对症处理:高热、躁动、癫痫发作,尿潴留等,防治肺部泌尿系统感染治疗上消化道溃疡等。

(4)防治脑水肿及降低颅内压

①卧床:如无明显休克,头部应抬高 15°～30°,以利静脉回流及减轻头部水肿。

②严格控制出入量:通常给予每天 1500～2000mL,以等渗葡萄糖盐水和半张(0.5％)盐水为主,不可过多。但在炎夏、呕吐频繁或合并尿崩症等情况时,要酌情增加入量,达到出入量基本平衡,以免过分脱水导致不良后果。另外,每天入量应在 24h 内均匀输入,切忌短时快速输入。

③脱水利尿治疗:目前最常用药物有渗透性脱水药和利尿药两类。

a.渗透性脱水药:如甘露醇、甘油制剂、二甲亚砜(DMSO)、浓缩血浆、人血白蛋白等。

b.利尿药:如依他尼酸钠、呋塞米、氢氯噻嗪、氨苯蝶啶、乙酰唑胺等。

甘露醇:常配制成 20％溶液,成人每次 0.25～1g/kg,每 4～12 小时 1 次。该药毒性和反跳作用小,降压效果显著,为目前最常用药物。注入速度,一般 100～120 滴/min.紧急时,可从静脉快速推注。甘露醇的药理作用在给药后 15～30min 出现,其作用维持 90min 至 6h。

甘油果糖:静脉注射 250～500mL,每 8～12 小时 1 次。

浓缩血浆及人血白蛋白:为胶体脱水药,不仅可发挥脱水效能,且可补充蛋白质。浓缩血浆系将一单位干燥血浆,用半量稀释液溶解后输注;人血白蛋白,常用量为 10g,2/d,静脉滴注或缓慢推注。

依他尼酸钠和呋塞米:均为强有力的利尿药物,主要药理作用为抑制肾小管对钠、钾、氯的重吸收,从而产生利尿作用,脑水肿伴心功能不良或肺水肿的患者,更为适用。依他尼酸钠,成人剂量为 25～50mg;呋塞米,成人剂量为 20～40mg,肌内注射或用 10％葡萄糖水 20mL 溶解后,由静脉缓缓注入。上述两药,均使大量电解质由尿中排出,故用药期间,要注意电解质变化,随时予以纠正。

氢氯噻嗪和氨苯蝶啶:两药作用机制均为抑制肾小管对钠、氯离子的重吸收,但前者增加钾排出,后者有钾潴留作用,故两药常合并使用。氢氯噻嗪,成人每次 25mg,3/d;氨苯蝶啶 50mg,3/d。

2.手术治疗

原发性脑挫裂伤一般不需要手术治疗,但当有继发性损害引起颅内高压,甚至脑疝形成时,则有手术之必要。对伴有颅内血肿 30mL 以上、CT 示有占位效应、非手术治疗效果欠佳时或颅内压监护压力超过 4.0kPa(30mmHg)或顺应性较差时,应及时施行开颅手术清除血肿。对脑挫裂伤严重,因挫碎组织及脑水肿而致进行性颅内压增高,降低颅压处理无效,颅内压达到5.33kPa(40mmHg)时,应开颅清除糜烂组织,行内、外减压术.放置脑基底池或脑室引流;脑挫裂伤后期并发脑积水时,应先行脑室引流,待查明积水原因后再给予相应处理。

十、并发症

脑挫裂伤可以和脑干损伤,视丘下部损伤,脑神经损伤、颅内血肿合并存在,也可以和躯体合并损伤同时发生。手术治疗后,可能出现术后颅内血肿、脑组织膨出、脑脊液漏、术后癫痫发作。

十一、预后

脑挫裂伤较轻者,意识障碍程度不深,据一般的统计,GCS在8分以上者.90%的患者预后良好。脑挫裂伤严重者,意识障碍程度较深,无自主动作,肌张力低下或增高,深浅反射消失,有或无病理反射,眼球不动,无角膜反射,双侧瞳孔对光反应消失,下颌后坠,呼吸有鼾声,血压偏高,GCS为5分以下者,90%预后不良。在颅内压监护下,颅内压超过5.3kPa(40mmHg),经治疗后不能降至2.7kPa(20mmHg)以下者,预后亦较差。

第三节　弥漫性轴索损伤

弥漫性轴索损伤(diffuse axonal injury,DAI)是外伤直接引起的广泛性脑实质轴索损伤,系颅脑损伤后的一种常见病理类型,其特征为神经轴索断裂,临床上以意识障碍为其典型表现,诊断和治疗困难.预后极差。近年来对DAI的研究很多,已深入到亚细胞和分子水平.病理机制被逐渐阐明,干预病变进展的药物已在动物实验研究中得到证实,并开始在临床中予以应用。

一、流行病学

难于诊断标准不一,发病率报道也不一。临床报道DAI占重型颅脑损伤的28%～42%,与33%的脑伤死亡有直接关系。在脑外伤死亡患者中,DAI占29%～43%。

DAI是颅脑损伤后出现非血肿性迁延昏迷、严重致残的最常见原因,越来越多的证据显示,DAI是颅脑损伤中普遍存在的一种病理变化,轻、中型脑伤也可存在DAI,只是受损轴索的数量和分布范围不同。从临床角度讲,从短暂性意识障碍(脑震荡)到持续性昏迷(原发性脑干损伤)均可合并DAI。

一般来说,DAI预后差。重型DAI患者治愈率5%.重残率14%.轻残率17%,植物生存率15%,死亡率高达49%。Gennarelli(1987)按GOS评估法统计DAI预后百分比,结果显示,DAI早期病死率较高,占脑损伤早期死亡例数的33%。由于缺乏脑挫裂伤、颅内血肿、脑水肿等致颅内压明显增高的占位效应,故其预后极差的原因,除因脑干损伤引起中枢性功能衰竭外,还与持久、深度意识障碍引起的多系统并发症有关。预后判断的指标,除影像学检查外,GCS亦是简便的评估手段。

二、解剖学

过去曾认为,白质损害继发于缺氧、缺血或因颅内血肿或脑肿胀所致的颅内压增高。1982年,Gennarelli利用特制装置,成功地用灵长类动物复制出与人类DAI病理特征和临床表现一致的创伤性迁延性昏迷的动物模型,证明:①DAI是一种原发性脑损伤,并阐明了DAI发生的生物力学机制。②DAI只发生于头部成角和(或)旋转加(减)速过程中。③不必有任何物体打击头部或头部撞击任何物体。

DAI发生的生物力学机制:在头部成角和(或)旋转加(减)速过程中,由于脑内各组织的质量不同,因此其运动的加速度和惯性也不同,头部在成角或旋转加速或减速运动中,周围脑组织与中央脑组织之间产生相对运动,将在脑组织内产生剪切力和牵张力,作用于神经纤维,即造成轴索的剪切伤或牵拉伤。在损伤时.头部不必与外界接触,如果有接触,这种接触也只对头部的运动产生影响(出现加速或减速),而与否发生DAI无关。

动物实验进一步证实,轴索损伤的严重程度及分布范围与加(减)速度的大小、持续时间及头部运动的方向有密切的关系。加(减)速度小、持续时间长(10～20ms)的加速或减速运动容易产生DAI。不同旋转方向造成的DAI轻重不同,从重到轻排列,头部轴向(水平位旋转)>侧向(冠状位)>斜向(介于冠状面和矢状面之间)>前后向(矢状面),头部轴向旋转较侧向旋转更易产生意识丧失。临床的实际情况与DAI的生物力学原理相吻合。DAI常见于交通事故伤中。在翻车、撞车时,头部将经历加速或减速和旋转运动过程,同时头部撞击到相对较软的车内钝物(如衬垫的仪表盘、有弹性的挡风玻璃、可变形的车顶棚等)时,减速运动过程也相对较长,因而特别容易发生DAI。临床和病理研究发现DAI较少合并颅骨骨折,这与脑挫裂伤多伴有颅骨骨折形成鲜明对照,说明两者的致伤机制的确不同。

三、分子生物学

1.轴索球形成

传统的观点认为,轴索在受伤瞬间即刻发生断裂,轴浆被挤出,断端形成回缩球(axonal retraction ball),这一过程被称为原发性轴索断裂(primary axotomy)。但在动物实验中很少见到原发性轴索断裂,相反,轴索损伤后,轴索不会即刻中断,而是经历连锁的病理反应,首先是轴浆运输(axonal transport)在某些局部受阻,随后在阻塞处近端出现轴索肿胀(axonal swelling),继而在肿胀处出现轴索缩窄(axonal constriction),最后在受伤数小时后于缩窄撕裂,这一过程称为继发性轴索断裂(secondary axotomy)或延迟性轴索断裂(delaved axotomy)。尸检标本可见,轴索球一般于伤后12h出现,2周以内数量逐日增多,持续存在最长可达64d。现在认为,只有在遭受最大负荷时.轴索才在受伤瞬间断裂,而在绝大多数情况下,轴索将发生迟发性断裂。这是一个非常重要的新概念。这一发现为寻找治疗DAI的有效方法提供了一个极其重要的时间窗(time window),即轴索受损后的若干小时将是决定受损轴索转归的关键阶段,如能阐明此阶段轴索病理反应的过程及其机制,采取针对性治疗,就能避免或减轻轴索损害,改善DAI预后。

2.神经纤维丝破坏

轴索内神经纤维丝(neu-rofilament,NF)结构紊乱,是引起轴索肿胀的关键始动因素,是轴索损伤最早、最主要的超微形态学改变。DAI超早期在轴索完整时,神经纤维蛋白多种亚单位的免疫活性即已暴露。近来证实,DAI后神经纤维丝蛋白以低分子量(68kDa)亚单位免疫活性暴露最早。贺晓生等用 Western blotting 技术分析及 NF68 免疫组化观察,认为 NF68 的磷酸化水解,造成了 NF68 免疫活性增强及其含量减少,这是导致 NF 结构破坏的重要原因。可见,轴索损伤不是外力直接引发,而是一种继发损伤,有其复杂的中介机制。

3.钙离子超载

在实验条件下,将神经轴索暴露于高浓度 Ca^{2+} 中,可引起轴索内不可逆转的微管、微丝结构紊乱,内质网肿胀,线粒体空泡形成。有证据表明,受体依赖性 Ca^{2+} 通道多分布于神经元胞体及树突膜上,而电压依赖性 Ca^{2+} 通道多分布于神经轴索膜上。高浓度 Ca^{2+} 导致的病理生化反应包括:①磷脂酶 A_2 活性增强,使膜磷脂变性、分解,致膜损伤。②蛋白水解酶被活化,破坏微丝、微管,造成细胞骨架崩解;③黄嘌呤氧化酶活性提高,使脂质过氧化反应过度,产生大量自由基,加重膜结构损害。④激活核酸酶使 DNA 结构断裂,核染色质溶解。⑤线粒体内氧化磷酸化脱偶联从而抑制能量的产生。DAI 时轴索内 Ca^{2+} 超载则使轴索膜性结构水解、破坏,膜通透性增加,从而引起髓鞘板层分离、断裂,线粒体肿胀及空泡变,微管和微丝断裂、溶解及排列紊乱,最终形成组织水肿、软化。实验表明,轴膜通透性增高,是反应性轴索损伤必然伴随的改变。此外,Ca^{2+} 超载对血管内皮细胞同样产生类似的破坏作用,导致血管屏障受损,这也是造成脑组织水肿的一个原因。钙通道阻滞药通过抑制 Ca^{2+} 大量内流,对 DAI 起到了一定的保护作用,这也进一步证实 Ca^{2+} 超载是 DAI 发生发展的关键环节。脑损伤的分子生物学研究已明确肯定,脑损伤后其内部同时可产生自我损毁(auto de-stractive)和神经保护(neuro protective)两种内源性因素的效应,两者作用结果相互消长,决定了组织损伤的预后。强烈的自我毁损,常常引起二次脑创伤(secondary brain insult)。自我损毁因之主要包括一些磷脂水解产物如游离脂肪酸、自由基、多种阳离子、生物胺、血栓素、内源性阿片类物质及兴奋性氨基酸等,它们共同参与着外伤后脑组织复杂的链式生化及代谢反应。

4.轴索反应

神经轴索受到损伤后,其神经元胞体会出现中央染色质溶解或称轴索反应。胞体的轴索反应在伤后 24h 以内即可发生,并可持续十数日,它包括神经元胞体肿大、变圆;胞质中空泡形成,尼氏体变小,甚至消失;胞核肿胀,远离轴丘,最后固缩溶解。

5.DAI 晚期改变

DAI 数周后,轴索断裂为多个节段,髓鞘碎片皱缩成空心或空心小球,吞噬细胞侵入吸收髓鞘分解产物,可特征性地出现小胶质神经细胞群落,但也可弥散存在非特异性的星形细胞。数月后,轴索远侧断端发生 Waller 变性,脑实质内胶质细胞弥散增生并演变为瘢痕收缩,脑室则被动扩张。

四、病因病理

(一)三大病理特征

1.广泛的轴索损害

累及大脑、脑干和小脑的白质和大脑深部核质,包括中线旁皮质下白质、胼胝体、穹隆柱、内囊、基底核及丘脑、齿状核背侧小脑叶、皮质脊髓束、内侧丘脑系、内侧纵束等。

2.胼胝体局限性出血灶

病变多位于中线一侧,常见于胼胝体下部,室间隔可受累甚至断裂。

3.上脑干背外侧局限性出血灶

病变位于中脑和脑桥上部,单侧或双侧,常常累及小脑上角。

前者依赖光镜和电镜检查,后两者依赖肉眼和光镜检查。

(二)病理分级

1.Ⅰ级

只有广泛的轴索损害。轻型 DAI。

2.Ⅱ级

Ⅰ级＋胼胝体局限性出血灶。中型 DAI。

3.Ⅲ级

Ⅱ级＋上脑＋背外侧局限性出血灶。重型 DAI。

五、临床分期

Levi 分级法对病情判断及预后均有重要意义,该法根据患者入院时的 GCS 评分和瞳孔改变,将 DAI 分为四级。

1.Ⅰ级

GCS 11～15s。

2.Ⅱ级

GCS 6～10s。

3.Ⅲ级

GCS 3～5s,无瞳孔改变。

4.Ⅳ级

GCS 3～5s,有瞳孔改变。

Corclobes 认为,入院时 GCS 评分和瞳孔变化是判断预后的可靠指标。

六、临床表现

(一)DAI 的临床特点

(1)主要见于交通事故伤.坠落伤少见。

(2)一般无中间清醒期。

(3)颅骨骨折发生率低。

(4)一般无颅内压增高。

(5)较少合并脑表面挫裂伤和常见的颅内血肿,可有深部灰质小血肿。

(二)DAI 的典型临床特点

(1)伤后立即陷入持续性昏迷。

(2)去大脑强直或去皮质强直。

(3)瞳孔不等大,或双侧散大,但与脑疝无关。

(4)高血压、多汗、高热,呼吸心率增快。

(5)持续植物生存状态。

近年来的临床研究显示,存在伤情较轻、预后较好的 DAI 病例,伤后有清醒期,并能言语,甚至可以不产生意识丧失。

伤情较轻的 DAI 病例的临床表现与上述典型征象有所不同,概括起来有如下特点:①意识障碍时间虽较长(数天至数周),但往往能完全苏醒。②昏迷程度不太深。一般为浅昏迷,或昏睡至浅昏迷,少数患者甚至无意识障碍。③瞳孔等大,光反应存在,或迟钝。④可有各种运动功能障碍,如单瘫、偏瘫、三肢瘫,但不能用相应功能区的脑挫裂伤或脑疝来解释,运动障碍在数周或数月后可有不同程度的恢复,甚至完全恢复。⑤生命体征无显著改变。

七、辅助检查

常规 CT、MRI 在 DA1 的检查中阳性率不高,且影像学征象与伤情不完全一致。CT、MRI 不能直接显示轴索损伤,CT 只能显示部分 DA1 的出血灶 MRI 对非出血灶的敏感性优于 CT。

(一)DAI 的 CT 表现

(1)大脑半球白质内单发或多发小出血灶,直径<2mm。

(2)胼胝体出血。

(3)脑室内出血。

(4)第三脑室周围小出血灶,直径<2mm。

(5)脑干出血。

(6)急性期合并脑肿胀、蛛网膜下腔出血。

(7)后期弥漫性脑萎缩,脑室代偿性扩大。

需要指出的是,CT 发现与临床病情轻重相关性不高。

(二)DAI 的 MRI 表现

1.非出血灶

T_2 像显示大脑白质、胼胝体、小脑和脑干背侧圆形、椭圆形或线条状高信号影,T_1 像呈等或低信号,T_2 优于 T_1。

2.出血性灶

伤后 4d 内,T_2 像显示大脑白质、胼胝体、脑干背侧低信号影,4d 后在 T_1 像上显示高信号影,T_1 优于 T_2 像。

3.后期

弥漫性脑萎缩,脑室代偿性扩大。

八、诊断及鉴别诊断

目前尚无统一的诊断标准,比较得到推崇的诊断依据如下。

(1)有明确外伤史,尤其是车祸伤。

(2)伤后持续昏迷>6h。

(3)头颅 CT、MRI 有 DAI 的影像学依据。

(4)病情严重程度与颅内压升高程度不符。

(5)临床状况差,而头颅 CT 未见明显结构异常,或颅内病变不能解释临床症状。

(6)伤后晚期出现弥漫性脑萎缩。

（7）尸检发现弥漫性轴索损伤的证据。

以上依据中，1～5项可以表现出来，而第5项中的部分病例及第6项注意复查CT、MRI才能发现，第7项目前在我国很难做到。

DAI与脑震荡、原发性脑干损伤的关系的重新认识。目前已有不少学者认为，DAI包括了脑震荡和原发性脑干损伤，前者损伤较轻微，后者损伤较严重。

DAI与脑震荡都以意识障碍为典型临床表现。利用光镜和电镜在人类脑震荡和动物模型上均证实存在轴索损伤的病理变化。利用免疫细胞化学方法检测死于其他原因的5例脑震荡病例的脑组织，发现了多灶性轴索损伤的证据，所以认为，脑震荡实际上是一种轻型弥漫性脑损伤。

九、治疗

（一）一般治疗

DAI目前无特殊的治疗方法。主要采取防止或减少延迟性轴索断裂，促进神经功能恢复的针对性治疗。

1.亚低温

能够阻断弥漫性轴索损伤后的一系列继发性病理过程，如稳定轴膜、抑制钙离子内流及谷氨酸和氧自由基生成、保护微管和神经微丝，从而减少轴索肿胀、断裂。早期施行亚低温治疗还可降低脑组织代谢率、减少氧耗、阻断脑组织缺氧-水肿-颅内高压的恶性循环，具有显著的脑保护作用；目前已广泛应用于伤后6～24h的弥漫性轴索损伤患者的治疗，与神经保护药物联合应用可产生协同效果。

2.钙通道阻滞药与镁制剂

钙离子超载是导致轴索断裂的关键因素，应用钙通道阻滞药可显著减轻钙离子超载及脑水肿、降低轴索损伤程度，还可预防脑血管痉挛、减轻脑组织的迟发性缺血，从而保护脑功能。目前，多主张早期应用尼莫地平，尽可能地促进神经功能恢复，改善预后。镁离子是钙离子的天然拮抗药物，弥漫性轴索损伤后血清镁离子水平明显下降，早期给予镁制剂可抑制钙离子内流、谷氨酸释放和氧自由基损伤等继发性病理过程，利于保护轴索、促进神经功能恢复，并有减轻伤后应激反应和焦虑情绪的作用。

3.神经营养药物

神经生长因子和营养因子与神经的再生、分化密切相关，弥漫性轴索损伤后应用外源性神经生长因子和营养因子可明显促进轴索再生、神经细胞修复及神经通路重建。其中以对于神经节苷脂GM1的研究最富成效，早期使用神经节苷脂GM1能促进患者苏醒、改善神经功能，降低病死率和病残率。神经保护药物和神经营养药物联合应用对促进细胞存活、改善神经细胞可塑性具有明显的协同作用，此为未来发展的主要方向。

4.高压氧

可提高血氧含量和张力，改善脑组织缺血、缺氧情况，对促进弥漫性轴索损伤患者意识状态恢复和改善神经功能有确切疗效。早期施行可改善急性期病理变化，阻断脑组织缺氧-水肿恶性循环，利于神经细胞结构的修复；晚期施行则可促进神经细胞有氧代谢恢复，抑制脱髓鞘反应，促进轴索再生并改善脑干供血，激活上行网状系统，从而促进患者苏醒和神经功能恢复。

（二）新进展及新方向

1.亲免素配体

近年来,以环孢素(CsA)和他克莫司(FK506)为代表的亲免素配体治疗弥漫性轴索损伤的潜力愈来愈引起重视。实验研究业已证明,两者可减轻神经微丝致密化和轴浆运输障碍,从而减少轴索的肿胀、断裂。环孢素与线粒体通透性转换孔上的受体结合,抑制该通道开放,可维持线粒体完整性,减少细胞色素C的释放和caspases激活,尚可维持离子泵的功能,阻断钙离子内流,抑制微管水解和神经微丝病变,从而保护轴索;他克莫司具有抑制神经钙蛋白活性、减少钙离子依赖性酶类激活的作用,可减轻钙离子介导的病理过程。新近研究表明,环孢素可改善弥漫性轴索损伤神经功能的转归,而他克莫司可预防亚低温后快速复温产生的并发症。今后将通过两者的联合应用,探讨更为合理的治疗方案。

2.免疫疗法

弥漫性轴索损伤后,髓鞘抑制物Nogo-A和髓鞘相关糖蛋白对轴索再生产生抑制作用,阻滞其作用便可促进轴索生长。有研究显示,针对Nogo-A氨基端特定氨基酸的单克隆抗体IN-1可阻断Nogo-A和髓鞘底物的作用,而达到促进轴索再生之目的。该研究成果有望成为治疗弥漫性轴索损伤的新措施,尤其是Nogo-A抑制药更具临床应用潜力。另外,以适量的髓鞘抗原为主动或被动免疫,可激发保护性自身免疫性T细胞反应,消除轴索生长抑制物.促进轴索再生和神经功能恢复。这便催生了免疫接种疗法,如应用cDNA疫苗便可达到中和髓鞘抑制物的目的,但在临床应用前尚需探讨其抗原的选择、剂量、转送途径、时机、佐剂及增强剂等问题。

3.细胞移植

中枢神经系统损伤后仅产生微弱的再生反应,神经干细胞或祖细胞移植可增强神经再生能力。Seledtsov等应用胚胎神经细胞和造m干细胞移植人蛛网膜下腔的方法对38例重型颅脑创伤急性期昏迷患者进行治疗,其中包括23例弥漫性轴索损伤者,结果显示可促进患者苏醒及神经功能恢复;治疗组与对照组死亡率分别为5%和45%,结局良好者各占87%和39%,且无严重并发症。脑损伤后急性期实施细胞移植可预防或减轻继发性病理过程,其机制可能与移植细胞直接参与新生神经连接的形成并释放多种神经营养介质刺激各脑区的协调作用有关。另外,神经膜细胞移植可刺激轴索生长,,而供体少突胶质细胞具有合成髓鞘的能力,供体星形细胞抑制胶质瘢痕形成,由此推测,多种细胞成分移植可能比单一成分更为有效。细胞移植治疗将会为弥漫性轴索损伤的治疗带来巨大突破,但仍需要克服诸多技术和伦理方面的难题。

4.基因治疗

利用转基因技术使神经生长因子和营养因子的表达达到治疗水平是新的研究方向。弥漫性轴索损伤后血-脑屏障开放,为基因转染提供了时机。近年来试图通过脂质体或反转录病毒将这两种因子的基因转染到脑组织中使之持续表达,且发现阳离子微脂粒介导神经生长因子基因的转移可提高转染效率,具有潜在的治疗前景。动物实验结果亦显示,诱导热休克蛋白、抗炎细胞因子、内源性抗氧化酶及大麻素等神经保护物质高表达对弥漫性轴索损伤有治疗作用,有望在未来应用于临床治疗。

十、并发症

1.保持呼吸道通畅,预防肺部并发症

确保有效供氧和预防肺部感染对 DAI 患者的预后至关重要。呼吸道的梗阻可直接或间接地加重脑水肿,从而进一步引起颅内压升高,加重继发性脑损害。保持呼吸道通畅的措施:患者侧卧位,防止呕吐物的误吸,头部抬高30°,同时防止颈部扭转或过伸。及时清理呼吸道的分泌物,改善肺泡通气和换气功能。每次吸痰前给予 5min 预充氧并叩击背部;吸痰后听诊肺部,评价吸痰效果,并给予高流量氧气吸入 5min,然后给予低流量氧气吸入。常规给予雾化吸入,湿化气道。如痰液黏稠不易吸出或已发生感染,应积极配合医生给予气管切开。

2.早期留置胃管预防消化道应激性出血

消化道出血是 DAI 常见并发症,DAI 患者消化道应激性黏膜病变发生率高达 90%以上,多数属于亚临床期,如不注意实施保护措施,一旦发生出血,病死率可达 50%。

3.加强泌尿系统护理,监测肾功能,预防肾衰竭

DAI 并发肾衰竭的病因是多方面的,较多见甘露醇对肾脏的毒性反应所致的血尿、肾功能异常等。

4.加强各种生化检测,预防电解质紊乱

水、电解质平衡紊乱是 DAI 常见并发症。主要有高血糖与高钠/低钠血症。DAI 急性期的高血糖是影响患者预后的因素.应严格执行胰岛素的用法用量。

5.合理有效给予营养支持

营养的供应对于 DAI 患者非常重要,合理的营养支持,可提高抵抗力,减少各种并发症,促进患者康复。营养支持的原则是:早期给予。一般于伤后 48～72h 即给予营养支持。营养支持途径包括胃肠内营养及胃肠外营养。伤后早期,即亚低温治疗期以胃肠外营养为主,胃肠外静脉给予脂肪乳、复方氨基酸等;胃肠内营养可通过鼻饲管持续给予小剂量混合奶,以保护胃黏膜并提供一定的热量,5～7d 或以后逐渐增加鼻饲量及品种,如菜汁、果汁、肉汤等,配合静脉高营养,基本能满足患者的生理需要。

十一、预后

DAI 的致残率和死亡率均较高.Cordobes 报道的 78 例患者中,病死 49%、植物状态 15%、重残 14%、中残 17%、良好 5%。多数学者认为,导致 DAI 患者预后较差的因素有:①老年患者。②入院时 GGS 评分低者。③入院时瞳孔改变者。④脑深部出血者。⑤伴有急性弥漫性脑肿胀者;⑥伴有其他类型脑损伤者。

第四节　丘脑下部损伤

丘脑下部损伤系指颅脑损伤过程中,由于颅底骨折或头颅受暴力打击,直接伤及丘脑下部而出现的特殊的临床综合征。丘脑下部是自主神经系统重要的皮质下中枢,与机体内脏活动、内分泌、物质代谢、体温调节及维持意识和睡眠有重要关系。因此丘脑下部损伤后临床表现往往重笃。单纯丘脑下部损伤较少,大多与严重脑挫裂伤和(或)脑干损伤伴发。

一、解剖学

丘脑下部深藏于颅底蝶鞍上方,因此暴力作用方向直接或间接经过丘脑下部者,皆可能导致局部损伤。此外,小脑幕切迹下疝时亦可累及此区域。

丘脑下部是自主神经系统的高级中枢,管理交感神经和副交感神经的活动。它通过丘脑下部-垂体束及垂体门静脉系统以调节垂体功能,维持机体内外环境的相对稳定。视上核和室旁核是丘脑下部的重要核团,均可产生升压素,但以前者为主。从这两个核团发出的纤维共同组成丘脑下部-垂体束,到达垂体后叶(神经垂体),将胞体分泌的激素(抗利尿激素和血管升压素)送达垂体后叶。

二、分子生物学

下丘脑功能损害与血钠紊乱相关已成共识,但是下丘脑损害引起血钠紊乱的特点及机制尚未明了。生理条件下机体通过复杂的神经内分泌调节实现水钠平衡,其中下丘脑的作用重大。下丘脑区病变合并高钠血症的原因是病变侵及位于下丘脑前部的渴觉中枢和(或)渗透压感受器而导致的渴觉减退性高钠血症,其机制是渴觉中枢和(或)渗透压感受器损伤,导致血浆渗透压的升高不能引起渴感饮水和(或)释放,表现为高血钠伴渴感减退或缺失。低钠血症在下丘脑功能损害中也很常见,目前认为脑性盐耗综合征是中枢神经系统疾病合并低钠血症的一种常见的病理机制。研究发现,脑性盐耗综合征中 ANP、BNP 等利尿钠因子的分泌紊乱。

三、病因病理

丘脑下部损伤造成的尿崩症多因丘脑下部视上核和室旁核损伤或垂体柄内视上-垂体束受累致使抗利尿激素分泌不足而引起。丘脑下部损伤影响该两个核团时,可出现尿崩症。若颅底骨折越过蝶鞍或其附近时,常致丘脑下部损伤。当重度冲击伤或对冲伤性损伤致使脑底部沿纵轴猛烈前后滑动时.也可造成丘脑下部的损伤,而且往往累及垂体柄和垂体,其损伤病理多为灶性出血、水肿、缺血、软化及神经细胞坏死,偶可见垂体柄断裂和垂体内出血。尿崩症的临床症状以多尿为特征,24h 尿量可达 3~20L,甚至更多,对于清醒患者,出现烦渴,常头痛、疲乏、焦虑、失眠、反应迟钝等。颅脑外伤后出现尿崩即可考虑丘脑下部损伤,因为它是代表丘脑下部损伤的主要征象之一。有时对三脑室附近的灶性出血,常因容积效应影响不易在 CT 图像上显示,故对于丘脑下部仍以 MRI 为佳,即使只有细小的散在斑点状出血也能够显示,于急性期在 T_2 加权像上为低信号,在 T_1 加权像上则为等信号。亚急性和慢性期 T_1 加权像上出血灶为清晰的高信号,更利于识别。单纯丘脑下部损伤较少见,往往与严重脑挫裂伤、脑干损伤或颅内高压同时发生,临床表现复杂,极少有单纯的典型病例。

四、临床分期

下丘脑损伤分为原发性和继发性,前者由于下丘脑直接受到创伤所致,后者则常继发于颅内血肿、脑水肿、颅内压增高、脑疝。

五、临床表现

一般认为丘脑下部前区有副交感中枢,后区有交感中枢,两者在大脑皮质的控制下互相调节,故当丘脑下部受损时,较易引起自主神经功能紊乱。

1.意识及睡眠障碍

丘脑下部后外侧区与中脑被盖部均属上行性网状激动系统,系维持觉醒的激动机构,是管理觉醒和睡眠的重要所在,一旦受损,患者即可出现嗜睡症状,虽可唤醒,但旋又入睡,严重时可表现为昏睡不醒。

2.体温调节障碍

丘脑下部具有体温调节功能,当丘脑下部前部损害时,机体散热功能障碍,可出现中枢性高热。体温常常骤然升起,高达41℃甚至42℃,但皮肤干燥少汗,皮肤温度分布不均,四肢低于躯干,且无炎症及中毒表现,解热药亦无效;其后部损伤出现产热和保温作用失灵而引起体温过低,如合并结节部损伤,可出现机体代谢障碍,体温将更进一步降低,如丘脑下部广泛损伤,则体温随环境温度而相应升降。

3.内分泌代谢功能紊乱

(1)丘脑下部视上核、室旁核受损或垂体柄视上核-垂体束受累:致抗利尿激素合成释放障碍,引起中枢性尿崩,每天尿量达4000~10000mL或以上,尿比重低于1.005。

(2)下丘脑-垂体-靶腺轴的功能失调:可出现糖、脂肪代谢的失调.尤其是糖代谢的紊乱,表现为高血糖,常与水代谢紊乱并存。患者血液渗透压增高,而尿中无酮体出现,患者严重失水,血液浓缩、休克,可出现高渗高糖非酮性昏迷,死亡率极高。

4.循环及呼吸紊乱

丘脑下部损伤后心血管功能可有各种不同变化,血压有高有低、脉搏可快可慢,但总的来说以低血压、脉速较多见,且波动性大,如果低血压合并有低温则预后不良。呼吸节律的紊乱与丘脑下后部分呼吸管理中枢受损有关,常表现为呼吸减慢甚至停止。视前区损伤时可发生急性中枢性肺水肿。

5.消化系统障碍

由丘脑下部前区至延髓迷走神经背核有一神经束,管理上消化道自主神经,其任何一处受损均可引起上消化道病变。故严重脑外伤累及丘脑下部时,易致胃、十二指肠黏膜糜烂、坏死、溃疡及出血。成因可能是上消化道血管收缩、缺血;或因迷走神经过度兴奋;或与胃泌素分泌亢进、胃酸过高有关。除此之外,这类病人还常发生顽固性呃逆、呕吐及腹胀等症状。

6.局部神经体征

主要是鞍区附近的脑神经受累体征,包括视神经、视束、滑车神经等。

六、辅助检查

1.头颅X线平片检查

疑有颅骨骨折者应摄正、侧位片。枕部着力伤加摄额枕位(汤氏位)片,凹陷性骨折摄切线位片。疑有视神经损伤摄视神经孔位片,眼眶部骨折摄柯氏位片。

2.腰穿

了解蛛网膜下腔出血程度及颅内压情况。重型伤颅内高压明显或已出现脑疝征象者禁忌腰穿。

3.CT扫描

是辅助诊断颅脑损伤的重要依据,能显示颅骨骨折、脑挫裂伤、颅内血肿、蛛网膜下腔出血、脑室出血、气颅、脑水肿或脑肿胀、脑池和脑室受压移位变形、中线结构移位等。病情变化时应行 CT 复查。

4.MRI

急性颅脑损伤患者通常不做 MRI 检查。但对病情稳定的弥漫性轴索损伤、大脑半球底部、脑干、局灶性挫裂伤灶和小出血灶、等密度亚急性颅内血肿等.MRI 常优于 CT 扫描。

七、诊断及鉴别诊断

(1)脑挫裂伤患者伴有明显的丘脑下部功能紊乱,有时持续高热达 41℃。

(2)部分病例有尿崩症.24h 尿量可达数千至 10000mL 以上,比重在 1.010 以下。或伴有消化道出血,有时伴有末梢循环障碍。

(3)间脑发作,亦称后脑下部发作或间脑癫痫,为一种阵发出现的面颈部潮红、出汗、心悸、流泪、流涎、颤抖及胃肠不适感,每次发作历时数分钟至 1～2h,但无抽搐,偶有尿意。

八、治疗

脑下部损伤的治疗与原发性脑干损伤基本相同,只因丘脑下部损伤所引起的神经-内分泌紊乱和机体代谢障碍较多,在治疗上更为困难和复杂,必须在严密的观察、颅内压监护、血液生化检测和水电解质平衡的前提下,稳妥细心地治疗和护理。

九、并发症

1.体温调节障碍

丘脑下部损伤所致的中枢性高热常骤然升起,高达 41℃甚至 42℃,但皮肤干燥少汗。

2.水盐代谢紊乱

因下丘脑视上核和视旁核损伤或垂体柄视上一视旁束受累使抗利尿激素分泌不足而引起尿崩症。

3.消化道障碍

严重脑外伤累及丘脑下部时易致胃、十二指肠黏膜"应激性溃疡"样改变,表现为糜烂、坏死、溃疡及出血。

4.高渗性非酮症糖尿病昏迷

常与水代谢紊乱同时存在,表现为持续血糖升高,而尿中无酮体出现,患者严重失水,血液浓缩、休克、死亡率极高。

5.循环及呼吸系统紊乱

下丘脑损伤后可导致循环系统以及呼吸系统改变,具体表现以低血压、脉速、呼吸减慢较多见,合并视前区损伤时可发生急性中枢性肺水肿。

十、预后

注意并发症的治疗,如消化系统出血等,尤其应注意防治高渗高糖非酮性昏迷,如处理不及时,则预后多不佳,病死率极高。

第四章 开放性颅脑创伤

第一节 颅脑火器伤

一、流行病学

火器性颅脑损伤(missile cranlocerebral inju-ries)是指因火药、炸药等发射或爆炸产生的投射物,如枪弹弹丸、各种碎片等所致的颅脑损伤。火器性颅脑损伤为一严重的创伤,战时常集中发生,在西方国家平时枪伤相当多见。平时见到的气枪伤,严格讲不属于火器伤,但因射出的铅弹射速较快进入颅内也可以造成伤道,故也放在火器伤的范围内。颅脑火器伤在各部位的火器伤中死亡率占第1位。

随着现代作战武器发展,所用的枪弹口径小、质量轻、速度快,而杀伤作用更强。现代杀伤榴弹也向高爆性、破片质量小、速度快、密度大发展。高密度高速小质量碎片常造成多个创口并存和复杂的伤道,因而现代火器所造成的颅脑损伤更为复杂严重,给火器伤的救治带来极大困难。

致伤火器常为枪弹、弹片或其他爆炸飞射物。通常按照飞射物的速度不同,又分为高速和低速两种,高速者多系枪弹伤,后者常为弹片伤。火器致伤的轻重与飞射物的速度、大小、形态及性质密切相关.速度是其中最有影响力的因素,当射速超过 2000ft/s 的飞射物造成的颅脑火器伤常当场致死。进程射击时弹丸的动能很大,穿入颅内可将冲击波传递至弹道四壁,对周围脑组织产生强大压缩力,从而形成瞬时空腔.此空腔的直径可达原发伤道的数倍至数十倍。同时此瞬间颅内压可高达 399kPa(3000mmHg),随后在数毫秒之内空腔又产生负压性回缩。由于正负压梯度骤然变化,造成的脑组织损伤大大超过飞射物本身的危害。此外,被击碎的颅骨折片也被嵌入脑组织内,成为继发性投射物,更加重了脑损害。低速飞射物虽然对脑组织损伤相对较轻,但若直接击中脑部重要结构,或因弹头在颅腔内壁反弹,造成复杂性弹道时,也可因伤势过重、出血或感染而致死。

二、分类及病理

(一)颅脑火器伤的基本分类

1.非穿通伤

常有局部软组织或伴颅骨损伤,但硬脑膜尚完整,创伤局部与对冲部位可能有脑挫裂伤,或形成血肿。此类多为轻、中型伤,少数可为重型。常见的有两类。

(1)浅切线伤:单纯头皮创伤或沟槽状损伤所致头皮和颅骨开放伤,硬脑膜完整无损,局部脑组织可因飞射物动能的冲击而致脑挫裂伤甚至颅内继发性血肿。

(2)反跳伤:低速投射物击中头部所致头皮和颅骨开放伤,弹头或弹片自颅骨上反弹跳出,并未穿入颅内,硬脑膜多无损伤,局部颅骨可有折裂或下陷。

2.穿通伤

指头皮、颅骨和硬脑膜均被穿破的开放性颅脑创伤。颅内多有碎骨片或枪弹存留,伤区脑组织有不同程度的破坏,并发弹道血肿的机会多,属重型伤,通常将穿通伤又分为非贯通伤、贯通伤、沟槽伤。

(1)非贯通伤:伤道只有入口而无出口,为动能略小的飞射物所致,头皮伤口恰似致伤物的大小和形态,颅骨呈孔洞形骨折,在颅内入口附近常有碎骨片与异物,脑内形成深浅不一的伤道,损伤的程度与飞射物的形态、大小及速度有关。金属异物多位于伤道的远端,局部脑挫裂伤较严重。伤道穿过的部位有无重要脑组织结构直接影响伤员预后。如金属异物撞击颅腔内面骨壁上发生反弹,可造成复杂的折射性伤道,进而造成多处脑损伤。

(2)贯通伤:亦称贯穿伤。多为高速枪伤所致,是颅脑火器伤中最为严重的一种,有入口和出口,入口小,出口大。可分别在两侧半球,或是同侧贯穿多个脑叶,甚至纵贯幕上下,常伴有脑室损伤或静脉窦损伤。伤道内常有碎骨片残留,金属异物多已穿出颅外,伤道周围脑挫裂伤严重,出口端较入口端严重。若伤及生命中枢,伤员多在短时间内死亡。

(3)沟槽伤:亦称深切线伤,射入口与射出口相近,头皮、颅骨、硬脑膜和脑组织均呈沟槽状损伤,常有碎骨片刺入脑内,局部较易引起脑内血肿,但多数无金属异物存留。

(二)颅脑火器伤特殊类型

1.静脉窦损伤

火器性颅脑贯通伤伤道累及静脉窦,造成严重后果,出血凶猛,失血流向颅外可至失血性休克,流向颅内时可发生颅内血肿,以致脑疝。最常受累静脉窦为上矢状窦,占70%,其次为横窦,约20%,此外窦汇、直窦、乙状窦等也可能受累。

2.脑室穿通伤

贯通伤或非贯通伤创道穿过脑室或与脑室相通,见于伤道较深的情况,或因飞射物反弹形成多个创道,金属异物穿过或停留于脑室内。多见于一侧脑室损伤,也可累及单侧及多处脑室,多于伤后早期死亡。脑室穿通伤的危险在于脑室内积血和继发性感染。

3.颌面损伤

飞射物经颌面部射入颅内引起的颅脑穿通伤,包括经眶、经额窦、经筛窦、经鼻腔、经耳颞等处进入颅内的穿通伤,可直接导致感染、颅底血管损伤及脑脊液漏。患者早期如存活,但后期常死于颅内继发性感染,预后差。

4.颅后窝伤

火器飞射物穿透颅后窝病例较少。颅后窝容量较小,而且脑干重要生命中枢在此分布,此处发生穿通伤后常迅速毙命。飞射物可由枕部、颈部、耳颞部甚至经额部穿入,脑干及颅底血管损伤后引起中枢衰竭,椎动脉受损多见。

5.颅脑散弹伤

为霰弹枪或猎枪、子母弹枪发射的散粒弹丸所引起的特殊类型的颅脑火器伤,特点为多数散射的弹丸,数粒或数十粒同时射入颅内。散弹飞行速度稍低于枪弹,常常为盲管伤,多数金属异物存留于颅内。散粒弹丸在颅内分布范围取决于发射距离,距离越近越集中,伤情也越重。弹丸体积较小,冲击力相对较弱,所以瞬时空腔效应较小或没有。射入口较集中时,皮肤及颅骨破损严重多呈蜂窝状,而随着射距的增加,弹丸也相应分散,间距加宽,伤情相对减轻。弹丸由于较小而分散,给手术带来困难。

(三)颅脑火器伤病理

1.颅脑火器伤的弹道特点

现代火器枪弹特点为质量轻,射速快,动能大,致伤作用强。而弹丸质量轻,会使其击中组织后减速快,能量释放迅速,造成损伤较为严重。贯通伤时常常造成较大出口,形成出口大于入口的特点。近距离射击时,弹丸击中头部的入口常大于出口。爆炸形成的小型碎片导致的非贯通伤很多,贯通伤少见,而小型金属弹丸伤基本均为非贯通伤。入口的形状可不尽相同,与碎片的形状相关,多角形、方形或不规则形碎片所致的损伤入口较大,常为不规则形,有撕裂样改变。金属珠弹入口一般为圆形边缘整齐的圆孔,有时容易与血痂相混淆而掩盖伤情。当飞射物击中颅骨时,形成骨碎片也可继续作用于伤道,使伤道腔扩大,并形成许多继发性伤道。

2.颅脑火器伤的伤道分区

(1)原发伤道区:为投射物直接造成的伤道,伤道内充满破碎损毁的组织,还可见碎骨片、头发、皮肤碎屑、沙土等随致伤物进入伤道的异物,以及血块、血液等。碎骨片常散布于伤道近端。脑膜及脑组织出血可形成血肿,血肿可在硬脑膜外、下或伤道内。如伤道较长则伤道血肿可分布在伤道近端、中段和远端。而盲管伤的伤道远端如已达到对侧皮质,要注意对侧皮质处的硬膜下血肿。

(2)脑挫裂伤区:位于原发伤道的周围。脑组织由于空腔效应形成表面参差不齐、较为广泛的脑挫裂伤区。其病理表现为血管断裂或破裂,形成点片状出血,神经细胞结构不清,神经胶质细胞肿胀,血管周围间隙加大,组织水肿。其损伤程度和范围取决于致伤物传递给周围组织的能量大小。在伤道周围,还可见大脑凸面、脑底面、丘脑下部、小脑、脑干等处有蛛网膜下腔出血。

(3)震荡区:脑组织挫裂伤区外的区域为震荡区。在该区域内,组织结构完整,神经元及神经纤维可因震荡而发生暂时的功能抑制,不伴有其他继发性损害,日后常能恢复功能。震荡区的大小不一,范围与传递给组织的能量有关。碎片致伤的情况下,震荡区大多集中于入口附近,在非贯通伤末端或穿通伤出口处可完全没有震荡区。

3.伤后不同时期的病理改变

可分为急性期、早期和晚期三个阶段。

(1)急性期病理改变(受伤至伤后 3d):火器伤对颅脑产生机械性破坏作用和随后的脑组织出血、水肿及坏死等改变。飞射物体积较大,形态不规则所造成的射入口较大,颅内碎骨片也较多。飞射物如体积较小,形态光滑则造成的射入口较小而整齐,颅内碎骨片相对较少,也可无碎骨片入颅。如果弹头发生变形或具有爆炸性,则入口常小而出口较大,伤道远端的脑组织、颅骨及头皮伤情多较为严重。

(2)早期病理改变(3d 至 3 个月):火器伤如未经及时合理处置,随时间推移,在 4~5d 或以后创道内坏死的组织及血凝块开始液化,创道周围失去活力的挫伤组织也开始逐渐坏死液化,并与正常脑组织分离。如没有继发性感染,则创道将被增生胶质所包裹,形成条梭形管腔,而血凝块、坏死组织及脑脊液成分混合物存于此管腔内。此后这些成分逐步进入吸收及修复阶段,约3个月,晚期并发症较多。感染的发生率可高达20%～30%,如发生感染则预后不良,因化脓性脑实质炎、脑室炎、脑膜炎及伴发脑水肿而导致颅内压增高,形成脑疝。严重病例伴有多发性脑脓肿,而创伤道内进入的异物成为感染的因素。

(3)晚期病理改变(伤后3个月以上):在颅脑火器伤伤后3个月以上发生远期病理改变,伤道已被纤维细胞和胶质细胞修复,伤道口硬膜破口处常有大小不一的结缔组织团块形成,裂口被封闭,而结缔组织呈楔形向伤道内延续,到不同的深度,此时的脑膜和脑组织瘢痕易引发癫痫。因异物可能存留在颅内,脑肿胀可在多年后发生,表现为明显的颅内压升高及占位效应。晚期阶段可出现的并发症包括脑积水、脑穿通畸形、外伤性颅内动脉瘤及功能区受损等。

三、临床表现

火器性颅脑开放伤的临床表现依据具体受伤机制而不尽相同,高速度飞射物造成的损伤明显高于低速度者。

1.生命体征紊乱

重型颅脑伤员,伤后多数立即出现呼吸、脉搏、血压的变化。伤及脑干部位重要生命中枢者,可早期发生呼吸紧迫、缓慢或间歇性呼吸,脉搏转为徐缓或细远,脉律不整与血压下降等中枢性衰竭征象。呼吸深而慢,脉搏慢而有力,血压升高的进行性变化是颅内压增高、脑受压和脑疝的危象,常指示颅内血肿。开放伤引起外出血,大量脑脊液流失,可引起休克和衰竭。出现休克时应注意查明有无胸、腹创伤及大的骨折等严重合并伤。

2.意识障碍

几乎都出现意识障碍,少数低速弹片伤或远距枪弹伤可无原发性意识障碍。意识障碍的发生及程度与飞射物的性质、动能、击中部位等关系密切。伤后意识水平是判断火器性颅脑损伤轻重的最重要指标,是手术指征和预后评估的主要依据。但颅脑穿通伤有时局部有较重的脑损伤,可不出现昏迷。应强调连续观察神志变化过程,如伤员在伤后出现中间清醒期或好转期,或受伤当时无昏迷随后转入昏迷,或意识障碍呈进行性加重,都反映伤员存在急性脑受压征象。休克和药物可以掩盖伤者的意识情况,须注意鉴别。

3.颅内压增高

火器性颅脑开放伤伴有颅内压增高时,多可见糜烂碎裂脑组织、血凝块和脑脊液等自创口溢出,又因伤口偏小随即被上述成分堵塞。如飞射物造成的伤口较大,脑组织将从伤口膨出。引起颅内压增高的因素在早期主要为颅内血肿和脑水肿,在晚期则多为颅内继发性感染、脑脓肿或脑脊液循环受阻。脑穿通伤伴发颅内血肿最多,其中尤以出口端伤道内血肿和(或)硬膜下血肿为多见。

4.神经功能缺损症状

即原发性脑损伤表现。飞射物损伤不同位置的脑实质所引起的神经功能缺损,以失语、瘫痪及视野缺损多见,偶有感觉障碍、癫痫发作及脑神经麻痹症状。蛛网膜下腔出血可引起脑膜刺激征。下丘脑损伤可引起中枢性高热。但由于伤员处于意识障碍状态,故上述表现常被掩盖。

5.颅内感染症状

颅内感染严格讲不成为火器性颅脑开放伤的急性期表现,但穿通伤的初期处理不彻底或过迟,易引起颅内感染。主要表现为高热、颈强直、脑膜刺激征。

四、检查

对颅脑火器伤患者进行有目的有重点的查体非常有必要,尽可能考虑周全,尤其是被霰弹枪、爆炸所致的火器伤时,注意防漏诊。

1.伤口检查

这在颅脑火器伤是一项特别重要的检查。出入口的部位、数目、形态、出血、污染情况均属重要,出入口的连线有助于判断穿通伤是否横过重要结构。多数伤员的伤口暴露,但有时射入口非常隐蔽,必须剪去长发认真检查方可显露。穿通伤者要仔细识别入口及出口,通常入口较小,出口明显大。有时射出口位置较为特殊,隐藏在鼻、口腔乃至颈部软组织内,容易误诊为非贯通伤。如发现糜烂脑组织外溢或有脑脊液流出,表明硬脑膜已开放穿透。如发现脑脊液不断外流,表明脑室已经穿通。当伤员躁动、咳嗽及用力时,有血块挤出于伤口,则暗示伤员颅内出现血肿。滞存于伤道内的毛发、骨片等异物在检查时不要盲目触碰,尤其是在靠近静脉窦附近伤口,进行探查则为禁忌。需在手术室完善术前准备后,方可进行探查伤道情况。晚期阶段的伤员,如已有脑组织感染,突出于创口,局部常有脓性分泌物、坏死脑组织和血块溶解的残渣,不宜直接探查伤口,应通过影像学检查了解伤口周围及颅内情况,避免炎症或脓肿扩散。

2.神经系统检查

要求是简捷、侧重、突出重点。包括:①意识状态、有无颅内压增高症状、神经系统是否出现功能缺损。②有无脑疝迹象。③清醒伤员迅速检查语言、视力、视野、感觉、运动及脑神经损伤情况,意识障碍者需侧重眼部体征,肢体活动情况.准确记录 GCS 评分,定时观察、分析、比较。

单侧瞳孔散大固定多为本侧半球广泛损伤或眼眶直接受损;双侧腱反射亢进、病理反射阳性、颈项强直往往表示广泛蛛网膜下腔出血;脑神经的损伤则提示颅底有相应损伤。

3.辅助检查

(1)颅骨 X 线平片:对颅脑火器伤应争取在清除表面砂质等污染后常规拍摄正侧位颅片。不仅可以明确是非贯通伤还是贯通伤,颅内是否留有异物,并了解确切位置,对指导清创手术有重要作用。

(2)颅脑 CT 扫描:CT 扫描对颅骨碎片、弹片、创道、颅内积气、颅内血肿、弥漫性脑水肿和脑室扩大等情况的诊断.既准确又迅速,对于伤员处理有非常重要的作用。

(3)磁共振检查(MRI):对于晚期脑损伤情况、颅内感染、脑脓肿等有特殊意义,但有金属异物存留时不宜采用。

(4)脑血管造影:对于诊断伤后血管性并发症如外伤性动脉瘤、脑血管栓塞及动静脉瘘有决定性诊断意义。

五、颅脑火器伤的处理

(一)颅脑火器伤处理原则

合理的现场急救和迅速安全后送是救治颅脑火器伤的基本保证,进行有效清创,修复术及相应的非手术综合治疗是提高颅脑火器伤救治水平的必要环节。

1.急救

(1)先将伤员转移到安全地带,防治再次受伤。

(2)保持呼吸道通畅:简单的方法是把下颌向前推拉,侧卧,吸除呼吸道分泌物和呕吐物,也可插管过度换气。

(3)包扎止血:立即采用无菌敷料包扎创口,减少出血和污染;头皮活动出血可采取局部压迫止血;伤口内部出血不可盲目填塞或加压包扎,应适当抬高头部,利用止血纱布、明胶或敷料贴附出血处轻压片刻再进行包扎,防止在搬运过程中再次出血;对昏迷者宜采取侧俯卧位,避免血液或分泌物误吸入气道。

(4)抢救休克:对于发生休克的火器伤伤员应仔细分析休克原因,如为失血性休克,要特别注意有无其他部位合并伤,并立即展开输血措施。如为严重脑挫裂伤、脑干损伤或丘脑下部损伤所致中枢性休克,则预后极差,应就地急救,当伤情稳定或好转后方能考虑转运。

2.后送

后送在战时火器伤尤为重要,这与平时的枪弹伤不同,短时大量伤员出现,故必须采取合理部署,迅速分类,填写伤票,记录伤情,酌情逐级后送。后送原则需根据伤情及战况而定,当战争情况限制时,可根据条件给予必要处理,稳定病情。常采用的 Heaton 伤情分级法进行分级:Ⅰ级,清醒,没到中度神经功能障碍,如轻瘫或偏盲;Ⅱ级,昏睡,严重神经功能障碍,如偏瘫;Ⅲ级,濒死或深昏迷、双侧瞳孔散大、眼球固定、呼吸困难、呼吸浅慢不规则。Ⅰ级和Ⅱ级伤员应及时后送,救治希望较大。对于Ⅲ级伤员不宜急于后送,应就地积极抢救。待伤情稳定后再后送。

3.颅脑火器伤分期处置

由于伤员在伤后不同时期来院治疗,故需按照伤后不同分期,分别处理。

(1)早期处理(伤后 72h 以内):早期彻底清创应于 24h 以内完成,但由于近代有效抗生素的发展,对于转送较迟,垂危或其他合并伤需要紧急处理时,脑部的清创可以推迟至 72h。一般认为伤后 3～8h 最易形成创道血肿,故最好在此期或更早期清创。对合并胸腹、四肢其他危及生命的损伤时,应根据主次关系依次进行手术,必要时可采取两组手术同时进行来争取时间。如患者全身情况较差,生命体征不稳定时,应先积极行支持治疗,待患者情况稳定后再实施彻底清创。

(2)延期处理(伤后 3～6d):伤后创口未经处理或处理不彻底,此时常有感染情况,创面有脓性分泌物,或创口已经闭合或缝合,局部炎症反应,水肿,隆起,应切开伤口使引流通畅。局部分泌物及时行细菌培养及药敏试验。及时进行 CT 平扫了解颅内伤道、异物及血肿情况,指导下一步处理。如创口感染不明显,无急性炎性表现,也可实施清创术,清除糜烂组织及异物,争取修复硬脑膜,全层缝合头皮或部分缝合,也可二期缝合。

(3)晚期处理(伤后 7d 以上):伤口多有明显感染,此时不宜彻底进行手术,只需扩大伤口增加引流,排出局部或伤道内浅部的炎性坏死组织、血凝块、脓液。同时加强全身抗菌治疗及支持疗法,待炎症局限,伤口进入慢性炎症阶段,再进一步处理。如创口较小,感染较为表浅,也可在具有强力抗生素应用条件下实施清创,也可达到一期愈合。

(二)清创术

1.清创术的总原则

(1)清创术应尽早进行,对合并有颅内血肿、脑受压、致命性外出血、脑室伤和大量脑脊液漏的危重伤员,应进行紧急清创救治。

(2)穿通性颅脑开放伤伤员应快速、越级后送至专科处理单元实施清创处置。

(3)关于清创术的要求:对头皮颅骨创口实施彻底清创,对脑组织伤道只清除伤道内已碎裂坏死的脑组织,不切除伤道周围挫伤失活组织,清除伤道内的积血和血块。

(4)关于伤道内异物,应彻底清除伤道内的毛发、皮肤软组织碎屑、泥沙、衣物碎片等异物。碎骨片应在清除伤道内异物时尽量摘除,而伤道周围脑组织内或深部的细小的碎骨片不要强求摘除。伤道内金属弹丸等异物在不增加脑损伤的情况下尽量取出。细小的金属异物不必强行取出。

(5)早期清创术后应争取缝合或修补硬脑膜及头皮各层组织。

(6)麻醉、术前准备、一般清创原则基本上与平时开放性颅脑损伤的处理相同,在战时,为了减轻术后观察和护理任务,宜多采用局麻或只有短暂的全身麻醉。

2.颅脑火器伤清创术的准备和步骤

(1)术前准备:①评估创道入口和出口,临时包扎。②注射破伤风类毒素。③静脉注射抗生素。④配血备用。

(2)操作方法及程序:

①体位:头位摆放时应同时显露创道入口和出口,以备必要时延长头皮切口。

②全头剃发。

③消毒铺巾。

④切口:颅脑火器伤清创术一般都经原开放伤口按需要扩大骨窗,进行创道内的清创操作,偶尔为暴露进入脑深部的异物或远离创口部的血肿,可采用骨瓣开颅。切线伤常为较长的沟槽状开放伤,切口可沿长轴自两端向左右呈S形延长。非贯通伤及贯通伤常以创口为中心做三叉形切口。

⑤颅骨切除:显露正常骨质,暴露缺损硬脑膜。

⑥硬脑膜剪开:骨窗缘悬吊硬脑膜,硬脑膜十字剪开,暴露弹道周围正常脑组织。

⑦清创:在不增加动脉血管损伤情况下取出骨质和子弹碎片,清除硬脑膜下或脑内血肿,去除失活脑组织。冲洗弹道,直至呈现正常脑组织。

⑧应用双极电凝止血。

⑨头颅,缝合头皮。

⑩弹道腔留置引流管。

⑪严密缝合硬脑膜,硬脑膜缺损用骨膜、筋膜或人工硬脑膜修补。

⑫骨瓣复位固定,骨窗缺损可在伤口愈合3个月或6个月后择期修补。

⑬头皮Ⅰ期缝合或Ⅱ期植皮。

3.不同类型颅脑火器伤清创术的操作要点

(1)穿通伤清创术:

①原则:高速枪弹穿透颅腔,通过入口至出口连线,反映出弹道路径,以评估颅内损伤情况。损伤严重,出口端重于入口端。手术死亡率和伤残率均较高。早期清创极为重要,具体手术方案视伤情和弹道路径而定。出入口相距较远的穿通伤分别对出口及入口清创,先行出口清创。如有一端脑受压明显,则优先清创。出入口相距较近者实施同时清创,CT 显示两口之间广泛硬膜下血肿者,将两口之间皮肤进行弧形或冠状切开,显露弹道两端。个别出现两侧半球的开口均有明显脑受压者,可同时展开分组实施清创以迅速缓解颅内压而抢救生命。

②操作要点:由浅入深,严格冲洗清洁。清创头皮做好修复缺损设计,颅骨清创必须显露硬脑膜破损区。陷入嵌插静脉窦的骨折片切不可随意拔出,应在做好输血、止血及吸引准备后进行操作。注意严密修补硬脑膜,可使用骨膜、筋膜、帽状腱膜或人工补片,防止术后脑脊液漏发生。脑内伤道清创时要按照弹道方向由浅入深冲洗、吸引,彻底清除琐碎组织、血块、碎骨片及异物,不宜过宽清除伤道壁。合并脑室穿通伤时,要吸出脑室内积血、异物及碎裂组织,用庆大盐水冲洗,直到清亮脑脊液流出,注意保护脑室壁及脉络丛。脑室深部进行清创时不可强调大力吸引,有条件单位应用神经内镜进行清创。常规放置脑室引流管,方便术后引流及给药。术后强化抗感染治疗,监测脑脊液化验指标。

(2)非贯通伤清创术:

①原则:只有入口,无出口。弹丸等金属异物存留颅内,需利用辅助检查手段了解伤道方向及反弹情况。CT 扫描意义重大。

②操作要点:扩大颅骨破口,显露至少 5cm×5cm 骨窗。仍为由浅及深,边冲洗便吸引,见活跃出血点进行电凝止血。吸出挫裂组织及血块异物。对于脑深部特别是功能区骨片及异物不必强求全部去除,避免加重组织损伤。残留于脑内的异物如无明显症状以后也不必行摘除术。如清创术后脑压并无随之降低则说明清创不彻底,或者又有新发血肿存在或有反弹伤道。实施去骨瓣减压,严密缝合硬脑膜。

(3)切线伤清创术:

①原则:飞射物以切线方式穿过头皮或颅骨,常引起头皮裂伤、颅骨沟槽伤或凹陷性粉碎性骨折,弹丸不存于颅脑。高速度飞射物的冲击波效应.可导致硬脑膜及脑组织损伤,警惕即便硬脑膜完整也可能存在脑实质挫裂伤或继发出血。

②操作要点:实施头皮清创术,避免修剪过度。颅骨清创时警惕附件是否存在静脉窦。硬脑膜尽量保护,必要时果断剪开硬脑膜实施探查,避免贻误硬膜下血肿和脑皮质损伤。

(4)静脉窦损伤清创术:

①原则:静脉窦损伤的手术处理目的在于控制出血,防止气栓及恢复窦腔。

②操作要点:术中首先注意充分显露手术野,暴露破裂静脉窦的两端,不要急于探查静脉窦损伤区。适当抬高床头,做好输血及止血的准备。缓慢去除损伤静脉窦壁上的骨片或血块,立即使用吸引器处理出血,查看破口情况,酌情取材修补。对于短小裂伤采取吸收性明胶海绵黏附轻压止血,8 字缝合固定。对于线性裂伤采取细丝线间断对位缝合法。对于窦壁缺损伤,无法直接缝合,应采用翻转附近硬脑膜外层掩盖缝合,配以骨膜、筋膜等修补破孔,整复窦壁。对于静脉窦横断伤,处理非常困难,对非主要静脉窦可直接结扎,而对于非常重要静脉窦则需进行吻合或修复,重建窦腔血流。采取大隐静脉、硬脑膜、大脑镰、小脑幕或人工材料实施静脉

窦成形术。术中注意防止气栓,避免急性脑膨出。术后进行预防性抗凝治疗。

(5)合并颅面损伤的清创术:

①原则:经眼眶、鼻旁窦或经耳颞部火器伤,容易伤及颅底,常使硬脑膜严重破损,发生脑脊液机会较多,导致颅内感染机会很大。应在相关专科如五官、颌面或眼科医师的协作下尽早完成彻底清创术;必须严密修复颅底硬脑膜,妥善止血;对断裂的脑神经,除视、嗅神经之外,在情况允许的情况下应进行吻合。

②操作要点:采取气管插管全麻,防止鼻腔或咽部血液、脑脊液及分泌物等吸入气道。颅内清创完毕后于双侧颈静脉加压,观察有无脑脊液漏,确定硬脑膜是否严密修复。耳颞部火器伤常因颅中窝及颞叶底部损伤而导致早期颞叶沟回疝,注意警惕。已经敞开的中耳腔、乳突气房可用颞肌填塞或骨蜡封闭。硬脑膜严密修复,皮下放置引流管24～48h。

4.不予缝合修补硬脑膜而需行减压术的情况

(1)清创不彻底。

(2)脑挫裂伤严重,清创后脑组织仍肿胀或膨出。

(3)已化脓之创伤,清创后仍需伤道引流。

(d)止血不彻底。

5.术后处理

脑穿通伤清创术后,需定时观察生命体征、意识、瞳孔的变化,观察有无颅内继发出血、脑脊液漏等。加强抗脑水肿、抗感染、抗休克治疗。保持呼吸道通畅,吸氧。躁动、癫痫高热时,酌用镇静药、冬眠药和采用物理方法降温,昏迷瘫痪伤员,定时翻身,预防肺炎、褥疮和泌尿系统感染。

六、颅脑火器伤的预后

穿透伤的病死率在第一次世界大战初期为49.3％～60.7％,后期约为30％,第二次世界大战时降至15％。近年的病死率仍在10％以上。主要死亡原因为:①脑部重要区域损伤。②并发颅内血肿。③合并伤与休克。④颅内感染等。近20年来,我国创伤弹道学研究发展很快,对各种投射物的致伤效应、致伤机制、损伤特点、颅脑火器伤的直接损伤、邻近损伤、远隔部位损伤(远达效应)及其对全身影响的认识逐渐深入。采用创伤弹道学理论来指导火器伤的治疗,取得了良好的效果。颅脑火器伤的病死率目前已降至9.4％～9.6％。

第二节　颅脑爆炸伤

本节叙述的颅脑爆炸伤,是各种爆炸物生成的冲击波作用于头部产生的一系列病理生理变化,造成颅脑创伤,严格讲应称为爆炸冲击波形颅脑损伤。爆炸产生的飞射物击中头部造成的火器伤不在本节重点叙述,详见前文。

一、流行病学

由于世界各地不断发生的恐怖事件及反恐战争,越来越多的士兵和平民遭受炸弹爆炸带来的颅脑损伤,而相当一部分伤员是冲击波引起。而这种损伤与单纯闭合性颅脑损伤及火器性颅脑开放伤有所区别。历史上统计的近代战争中头部战创伤约占 20%,而在伊拉克战争和阿富汗战争中,爆炸物的冲击波造成的颅脑损伤占阵亡的 60%。一些刊物及媒体报道,美军在军事行动中爆炸冲击波创伤性脑损伤的发生率为 40%~60%。爆炸物的威力使人员飞出,头部受撞击而损伤不归为冲击波损伤。军事科技的进步对作战头盔不断改进,大大减少了颅脑冲击波损伤的程度。

二、病理特点

爆炸冲击波创伤性脑损伤具有开放性和闭合性颅脑创伤的特点。原发性损伤来自于爆炸产生的物理力量引起的头颅及脑组织两者的共同损害。导致损害的确切的作用力仍不是很清楚,但短暂的压力波可能是重要的但不是唯一的原因。

爆炸冲击波性颅脑创伤的损害包括四级:①初级损伤来源于爆炸所致的物理性伤害。②次级损伤来自于爆炸抛出的物体(包括武器碎片和周围物体散落的碎片)。③三级损害源于爆炸冲击波将伤者抛出后撞击于墙壁或地面引起的颅脑损伤。④四级损害源于以上 3 种伤害之外的因素,如烧伤或吸入有毒烟雾。

严重的爆炸冲击波创伤性脑损伤的典型特点是广泛的脑水肿和充血,并且发展迅速,往往在伤后 1h 内发生。蛛网膜下腔出血的出现表明损伤严重且预示着更严重的脑出血和水肿及延迟性脑血管痉挛。这种血管痉挛通常会引起迟发性的神经损害。

三、损伤机制

(1)爆炸冲击波引起其经过的物体媒介中离子运动。当经过头颅时,头部将会遭受其冲击效应而变形。

(2)爆炸生成的光、热、声能及电子脉冲效应会作用于脑部,造成一定损伤。

(3)爆炸同时产生的有毒性烟雾可被伤者吸入而发生脑组织缺氧或中毒。

四、临床表现

(1)遵循 GCS 评分对伤员进行分类,具体如下。

1)轻度爆炸冲击波创伤性脑损伤(GCS 评分 13—15 分):表现为头痛、意识模糊、记忆缺失,以及注意力难于集中、情绪异常、睡眠紊乱及焦虑。这些症状常在伤后几小时或几天内好转。伤后恐惧症非常普遍而顽固,可持续数天至数周。

2)中度爆炸冲击波创伤性脑损伤(GCS 评分 9—12 分):通常有较长时间的意识丧失和(或)神经功能的缺失。需要立即后送进行神经外科手术治疗。此类伤员可进展为重度损伤或发展成创伤后综合征。

3)重度爆炸冲击波创伤性脑损伤(GCS 评分 1—8 分):此类患者可表现为明显的意识障碍及神经功能缺损。在神经影像学检查中有严重的脑损伤改变,脑 CT 平扫可见颅骨骨折、脑挫裂伤、颅内血肿及弥漫性脑损害(弥漫性脑水肿或弥漫性轴索损伤)。

(2)爆炸冲击波性颅脑创伤引发的颅脑震荡伤。轻者意识模糊时间较短,重者明显的意识丧失。

(3)爆炸冲击波性颅脑创伤后的应激综合征(应激障碍)。伤者经历爆炸伤后虽经积极治疗,仍表现出注意力难以集中、睡眠紊乱、易怒、高度警觉、易惊吓或者被害妄想等精神心理症状。

五、处置及治疗

1.战地救护和后送处理

首先要使伤员立即脱离爆炸范围保护其免受进一步损害。保证气道通畅,维持呼吸平稳,建立有效循环。GCS 评分低于 13 分者尽快后送至高级医疗中心。注意此类伤员常有多发伤,如胸腹、四肢及烧伤等,要进行全面评估。

2.病房救治

包括:①CT 检查了解颅内情况。②心电监护生命体征。③吸氧、控制颅内压,以及保证足够的脑灌注压。④对于颅内高压而有明显压迫表现,尽早实施神经外科手术。⑤爆炸伤引起的蛛网膜下腔出血需注意抗血管痉挛治疗;⑥颅内压监护措施;亚低温脑保护治疗等。

爆炸冲击波损伤合并弹片飞射造成的开放性颅脑外伤十分常见,治疗原则需遵循前文所述。

爆炸冲击波创伤性脑损伤可以导致严重的脑血管病变,包括静脉窦损伤、颅内动脉损伤及假性动脉瘤。依赖血管造影诊断,并需血管内(介入)治疗或开颅手术治疗。

爆炸冲击波创伤性脑损伤伤员常伴有颌面损伤或烧伤,需联合五官、眼科、耳鼻咽喉、烧伤等多学科人员共同会诊处理。

第三节　外伤性脑脊液漏

外伤性脑脊液漏(traumatic cerebrospinal flu-id leakage),是由于颅脑创伤导致的颅底硬膜撕裂,脑脊液经筛板、额窦壁、岩骨、鼓室盖部骨折处、骨膜、耳咽管等裂隙流出为主要表现的临床综合征。颅底骨折后脑脊液漏发生率为 15%～20%。严重者可引起颅前窝与鼻腔或鼻旁窦瘘管。脑脊液如经耳咽管流入鼻腔,称为脑脊液鼻漏(cerebrospinalfluid thinorrhea).如岩骨鼓室盖骨折时脑脊液经破裂的鼓膜流出外耳道,称为脑脊液耳漏(cerebro-spinal fluid otorrhea)。眶顶的穿通伤或眶顶粉碎骨折刺破硬脑膜伴有眶内及眼睑裂伤时可发生脑脊液眼漏(CSF eyes leakage)脑脊液眼漏(cerebro-spinal fluid leakage eye)。脑脊液伤口漏(皮漏)几乎均为开放性颅脑创伤初期处理不当所致,多见于火器性脑穿透伤,因为硬脑膜修复欠妥或因创口感染愈合不良而引起。颅底损伤是最常见发生脑脊液漏的原因,其中以前颅底损伤最多。

一、临床表现

脑脊液漏多于伤后立即发生.也可伤后数月才出现,个别情况下漏液早期可自行愈合,数月至数年后又复出现,某些患者于特定体位方出现漏液。急性期流出的脑脊液常带血色,久则变黄色,慢性期则转为清亮水样。急性病患者伤后常有血性液体自鼻腔溢出、眼眶皮下淤血(俗称"熊猫眼")、眼结合膜下出血,可伴有嗅觉丧失或减退,偶尔亦有伤及视神经或动眼神经者。

延迟性脑脊液漏则往往于颅前窝骨折后长短不一的期间,由于突然咳嗽、用力引起颅内压骤然增高时,使脑膜破孔开裂,漏出液体为清亮的脑脊液。一般在患者起坐、垂头时漏液增加.平卧时停止,因为仰卧位时液体流向鼻后孔而下咽,或积于蝶窦及其他鼻旁窦腔内,故这类患者清晨起床时溢液较多。脑脊液鼻漏在小儿发生较少原因为儿童期鼻旁窦发育尚未完全。

脑脊液耳漏常为颅中窝骨折累及鼓室所致,因岩骨位于颅中窝、颅后窝交界处,无论岩骨的颅中窝部分或颅后窝部分骨折,只要伤及中耳腔,则皆可有血性脑脊液进入鼓室。若耳鼓膜有破裂时溢液经外耳道流出,鼓膜完整时脑脊液可经耳咽管流向咽部,甚至由鼻后孔反流到鼻腔再自鼻孔溢出,酷似颅前窝骨折所致的鼻漏。

岩骨骨折后常有面神经及听神经损伤,以及展神经或三叉神经损伤。此外,耳后乳突区迟发性皮下瘀斑(Battle 征)亦为颞岩部骨折常见的体征。

严重颅底损伤或存在脑室穿通伤时,脑脊液漏常有大量脑脊液流失,不仅全身情况低下,而且往往导致严重脑膜炎及脑炎。发生率为 2%~50%,在脑脊液漏者中发生率和病死率高,多数常见于外伤后 5~10d 自行愈合的 80%~85% 鼻漏患者和几乎所有耳漏患者。最常见的病原微生物是肺炎球菌,其次是链球菌和流感嗜血杆菌。

由于脑脊液流失可引起低颅内压综合征,意识清楚的患者常主诉头痛、头晕等症状。

二、诊断

1.病史与症状体征

外伤史、上述临床表现及颅底骨折证据即可诊断。如漏液为血性,可将漏出液体滴入纱布上观察血块周围是否有浸润现象。如血块周围有无色或淡黄色液体向周围扩散,即为合并脑脊液漏。

2.辅助检查

(1)颅脑 CT 平扫或颅底薄层扫描:是最常用的检查,可见颅底骨折证据,多数可见额骨、额窦、眶顶、筛板、蝶骨、岩骨骨折线。多排螺旋 CT 三维成像可显示出漏口的立体位置,CT 检查对骨性缺损显示较为明显,但有一定的漏检率。颅脑磁共振成像(MRI)可发现更细小的缺损,特别是软组织缺损或裂口,当存在脑膜膨出时就更明显了,有助于寻找漏口位置。均为手术修补提供重要影像学证据。

(2)CT 脑池造影,如 CT 或 MRI 仍不确定.CT 的脑池造影术可以考虑进行。而许多学者认为,荧光剂经腰大池穿刺后 CT 造影应逐步取代 CT 脑池造影。术前进行腰穿荧光剂注入对于定位漏口非常有效,但荧光剂注入法有报道说个别患者出现了癫痫发作及室性异位心律的并发症。当上述常规的检查仍无法寻找出漏口存在时,一些学者使用放射性核素脑脊液显影技术用于协助找出脑脊液漏的存在,但是由于检查成本颇高且阳性率一般,故不能普及这项检查技术,而是作为一项研究用于个别患者。

三、治疗

1.非手术治疗

取头高 30°卧向患侧,使脑组织沉落在漏孔处,以利贴附,鼻漏与耳漏都不可填塞或冲洗鼻腔与耳道,应清洁鼻腔或耳道时嘱伤员不要用力咳嗽、擤鼻涕,保持排便通畅,以防逆行感染.或造成颅内积气,不利于破口粘连与愈合。预防性应用抗生素疗效仍存争议。报道显示,有脑脊液漏的患者感染率达 8.7%。国外学者一项前瞻性随机双盲研究显示 26 例脑脊液漏患者预防性使用抗生素,结果均没有发生脑膜炎,而用安慰剂者仅有 1 例发生脑膜炎。由此可见,预防性应用抗生素对脑脊液漏患者并不是常规治疗。

50%～80%脑脊液漏患者1～3周自行停止。包括以下非手术治疗指征:①脑脊液漏在1周内自行停止。②颅前窝损伤并无明显骨折。③或仅是小型的线状骨折。④无嗅觉缺失。

2.手术治疗

(1)手术时机及指征:依赖于伤者的一般情况及受伤类型。危及生命的出血需要立即手术处理。对于合并面部软组织损伤的病例,手术干预也需要尽早进行。遵循如下指征:①脑脊液漏经4周以上不能自愈者。②曾并发脑膜炎者。③颅底骨折线较宽者。④迟发性脑脊液漏或复发者。⑤并发鼻旁窦炎及张力性气颅或碎骨片及异物嵌入脑内者。

(2)手术方法:

①直视下修补术:可以探查瘘口及血管结构。对于延迟性、合并大面积颅前窝骨折或弹道伤、通过鞍结节或岩谷的脑脊液漏,很难自行愈合,应尽早手术,手术方式决定于漏的位置。术前应用激素、甘露醇及抗惊厥药,并可行腰大池引流脑脊液使脑回缩减少术中脑的牵拉而利于手术操作。对于颅前窝的手术,以硬脑膜分界可分为颅内硬脑膜外法和颅内硬脑膜内法。术前如已经确定漏口位于颅前窝一侧的,可行单侧切口暴露;如未确定漏口的位置,则需行冠状皮瓣和双侧骨瓣,骨瓣下缘应足够低以便充分显露颅底。如果需要进入额窦,应剥离骨瓣和窦腔内的黏膜,用吸收性明胶海绵、脂肪或肌肉填塞。而触及窦腔的手术器械应视为污染,需要更换。使用周围筋膜覆盖窦腔,并缝合固定于硬脑膜上。

如果不能明确发现漏口,此时需要大的游离颅骨周围骨膜覆盖整个前颅底,包括双侧筛板和蝶骨骨缘。可使用自体筋膜、腱膜,以及纤维蛋白胶和人工硬脑膜补片。术后继续引流脑脊液可减少漏的复发。

对于岩骨骨折引起的漏,探查颅中窝及颅后窝对确定漏的位置十分重要,但须注意避免过度牵拉膝状神经节而损伤面神经。来源于颅中窝后部的漏,通过硬膜外入路修补较为方便。生物蛋白胶对于硬膜修补和漏口封闭非常有效,尤其是当漏来源于颅骨破坏程度较大的颅中窝时。

②神经内镜:经鼻内镜下修补瘘口也是目前较为先进的修补办法。国外学者有报道称内镜修补脑脊液漏的成功率已达90%。经鼻内镜手术不损伤脑组织,无嗅觉丧失等并发症,尤其适合蝶窦骨折引起的脑脊液漏。切除蝶窦找到漏口的位置。用腹部脂肪填塞漏口,用蛋白胶封闭。用吸收性明胶海绵和止血纱布填塞蝶窦隐窝。再用气囊或膨胀海绵填塞鼻腔,加强修补效果,术后配合腰大池引流可加速漏口愈合。而此手术的并发症仅0.03%,最常见的为术后脑膜炎,还有个别的颅内积气、脑积水、颅内脓肿、静脉栓塞、形成黏液囊肿等并发症的病例报道。国外学者报道中有75%的病例在围术期2～14d常规使用抗生素治疗。

③其他:外伤后1周内脑室引流同时监测颅内压力有助于漏口自行修复和及时动态地了解颅内情况,推荐应用。当怀疑脑脊液漏合并外伤性血管损伤时,尽早安排脑血管造影。可使用Onyx胶进行血管内治疗,可以止住一些其他方法难以控制的出血,使伤者生命体征尽早稳定,能提高救治成功率。

每天要注意严密观察患者伤后(或术后)情况:①球结膜。②眼眶肿胀情况。③是否有鼻腔渗液及外耳道渗液。④乳突颜色变化等。上述的情况,特别是患者细微的变化容易被忽略。

第五章　脑神经损伤

脑神经颅内段主要位于颅内深部,经颅底多个骨孔进出颅腔。脑神经损伤在颅脑外伤中较为常见,可表现为部分性或完全性损伤,可以是单个神经损伤,也可以多根神经同时受累。脑神经损伤在伤后早期,特别是患者存在意识障碍或合并眼及颌面部外伤时,容易漏诊。

第一节　概述

一、周围神经损伤程度分级

除嗅神经和视神经外,其余脑神经都是具有确定颅内通路的周围神经。周围神经的损伤程度分级同样适用。常见的有以下 2 种分级。

1.Saddon 分类

按损伤程度共分 3 类。

(1)神经失用:即短暂不完全的可逆性神经功能丧失。可在数小时或数周内恢复。病理学上显示为神经生物膜离子通透性紊乱或节段性脱髓鞘。

(2)轴索断裂:轴索和髓鞘完全断裂,但膜性结缔组织结构尚完好,临床上表现为受损轴索以远的神经功能全部丧失,但有自发再生的可能。

(3)神经断裂:指解剖学上的完全离断,或神经及其结缔组织成分的断裂范围达到无法自发再生的程度。

2.Sunderland 分级

可分为 5 级:Ⅰ级相当于 Saddon 分类的神经失用。在损伤部位有可逆性局灶传导阻滞。Ⅱ级相当于轴突和髓鞘断裂,但尚保留被膜和周围结缔组织的完整性。Ⅲ级除轴索和髓鞘断裂外,神经束内在结构也受到损害。Ⅳ级除神经外膜外,所有神经及其支持组织均断裂,神经固有的束状外观消失。Ⅴ级神经的连续性完全丧失,损伤远侧神经功能完全消失。

二、损伤原因

(1)颅底骨折导致脑神经或其供血动脉直接损伤,这是最常见的原因。

(2)脑组织在颅内发生位移导致脑神经或其供血血管受到牵拉、压迫。

(3)脑干损伤累及脑神经核团或脑神经近端。

(4)脑神经本身的震荡使神经纤维传导功能障碍。

(5)火器、锐器等所致开放性损伤导致脑神经直接损伤。

(6)颅内高压,尤其是脑疝压迫或牵拉脑神经。

(7)脑血管痉挛导致脑神经缺血缺氧性损害。

(8)脑神经在颅底骨管处因出血或神经组织本身肿胀而受压。

(9)晚期蛛网膜粘连、牵拉造成脑神经损伤。

(10)外伤性颈内动脉海绵窦漏导致动眼神经、滑车神经、展神经及三叉神经损伤。

三、辅助检查

1.X 线片

了解颅底有无骨折。

2.CT

最为常用,特别是高分辨薄层 CT 扫描,结合冠状位和矢状位重建,对于了解眼眶、视神经管、鼻窦、颞骨、枕骨等区域骨折具有重要优势。还可了解有无颅内血肿、积气、脑挫裂伤等其他损害。

3.MRI

软组织分辨率高,特别是了解视神经、脑干等处损伤具有优势。

4.脑血管造影

怀疑有颈内动脉海绵窦漏应行脑血管造影。

5.神经电生理学检测

包括肌电图和神经传导速度、神经电图、视觉诱发电位、脑干听觉诱发电位等。

四、治疗

脑神经损伤早期,判断损伤的性质和程度较为困难,因不论是神经传导障碍、神经轴索断裂还是神经完全断裂早期均可表现为完全神经功能障碍。大多数情况下为神经失用或神经轴索断裂,治疗以非手术治疗为主,某些神经在特定情况下适合手术治疗。不同脑神经损伤的治疗策略在下面分述,总体来说包括下面几点。

1.原则

脑神经损伤本身不威胁生命,故在治疗时要有整体观念,以抢救生命为主,兼顾脑神经损伤的治疗。

2.非手术治疗

包括糖皮质激素、血管扩张药物、神经营养药物、高压氧及针灸、理疗等治疗。

3.手术治疗

主要包括减压手术、神经重建手术等,其中以视神经减压术、面神经减压或重建术报道较多。

第二节　　各种脑神经损伤及其治疗

一、嗅神经损伤

1.损伤原因

多由于前颅底筛板骨折或因额底部脑组织挫伤、移位造成嗅神经撕裂。

2.临床表现

(1)嗅觉丧失或减退。

(2)可伴有鼻旁窦骨折或脑脊液漏。

(3)部分嗅觉丧失者在恢复过程中可有异常嗅觉。

3.治疗

目前尚无特殊有效的治疗方法。在不完全性嗅觉丧失患者中,嗅觉往往可以得到完全恢复。恢复高峰出现在伤后10周,其原因可能与血肿、水肿的吸收消退有关。在双侧嗅觉完全丧失的患者中,恢复相对困难,如在2个月后仍未有任何恢复迹象的话,则可能将永久性丧失嗅觉。

二、视神经损伤

1.损伤原因

视神经与周围神经性质不同,是中枢神经系统的延伸,包绕在脑膜所构成的鞘中。视神经可分为眶内段、视神经管内段和颅内段。颅脑外伤所致视神经损伤常见于额部或额颞外伤,特别是眶外侧缘的直接暴力,往往伴有颅前窝或颅中窝骨折。受伤机制如下。

(1)视神经管骨折,可导致视神经挫伤、断裂、牵拉、骨折片刺伤;视神经鞘膜内血肿可压迫视神经;视神经水肿因骨管和鞘膜的限制而至视神经受压和缺血。

(2)眼球后极与视神经间发生扭转导致视神经前段撕裂。

(3)视神经管颅内开口处上缘的镰状韧带对视神经的挤压伤。

(4)外伤所致眼底血管痉挛、血栓形成导致视神经缺血性损伤。

(5)视神经本身的震荡使视神经纤维传导功能障碍。

(6)晚期蛛网膜粘连、视神经管骨质增生、结缔组织增生及血肿机化等原因损伤视神经。

(7)颅高压造成继发性视神经损害。

2.临床表现及诊断

对于清醒患者,由于临床表现明显,易于诊断,但对于昏迷者或有明显眼部血肿挫伤时,容易漏诊。

(1)有外伤史,特别是额或额颞部直接外伤。

(2)伤后视力下降,甚至失明,可在伤后立即出现,也可数小时至数日后视力进行性下降。

(3)瞳孔扩大:伤侧直接光反应消失而间接光反应存在,健侧瞳孔直接光反应正常,间接光反应消失。眼底早期正常,伤后5~7d可发生视神经萎缩。

(4)辅助检查。

①CT:行眼眶部轴位及冠状位高分辨薄层CT扫描,可以显示眼眶内积气、血肿和视神经的挫伤或水肿。骨窗像可显示有无视神经管骨折、变形、狭窄和骨片压迫,有无颅前窝底及蝶骨大、小翼和眶壁骨折。

②MRI:一般采用薄层扫描,可显示视神经全程,特别是CT不易显示的视神经管内段。视神经挫伤、水肿时可见视神经增粗,含水量增加。视神经鞘膜下出血及明显断裂时亦可显示。

③视觉诱发电位:是由头皮记录的枕叶皮质对视觉刺激产生的电活动。临床上常用黑白

棋盘格翻转刺激诱发电位,是一个由 NPN 组成的 3 相复合波,分别按各自的平均潜伏期命名为 N75、Pl00、N145,其中 P100 潜伏期最稳定且波幅高,是最可信的成分。判断异常的标准是潜伏期延长、波幅降低或消失。

3.治疗

视神经损伤预后不良,尚无确切有效的办法。视神经完全断裂者,无法恢复。不完全性视神经损伤,随着水肿的消退、压迫的解除和血供的改善,部分患者有恢复的可能。

(1)药物治疗:包括脱水药、激素、血管扩张药、神经营养类药物、改善微循环类药物等。

(2)手术治疗:通过视神经减压术,清除碎骨片和积血的直接压迫和局部刺激,有利于缓解视神经水肿。改善局部的血液循环,防止继发性视神经损伤。

①手术指征

a.伤后曾有视力(即使有短暂视力)或查体时尚有残存视力(即使仅有手动或光感),表明神经未完全受损者。

b.伤后早期视力进行性下降伴视神经管骨折变形、狭窄、骨折刺入或周围血肿压迫者。

c.伤后无视力障碍或仅有轻度视力障碍,在数周至数月缓慢恶化的继发性视神经损害。

②手术时机:一旦手术指征明确.视神经减压的手术时机越早越好,但对于超过多长时间不再适合手术则争议较大。

③手术要点:Uemura(1978)提出了视神经减压术的 3 个要点。

a.视神经管周的骨壁要去除周径的 50%。

b.减压的纵深要达到骨管的全长。

c.切开神经鞘膜及总腱环,但也有学者认为不必切开神经鞘膜,因为不必要的减压会引起水肿、出血,将进一步加重神经的压迫。

④手术方法

a.经颅视神经管减压术。

b.经筛窦视神经管减压术:经鼻外筛窦切口,眶内进路视神经管眼压术;鼻内经筛窦-蝶窦视神经管减压术;经上颌窦开放筛窦视神经管减压术;鼻内镜下视神经管减压术。

三、第Ⅲ、Ⅳ、Ⅵ对脑神经损伤

1.损伤原因

(1)眼眶及颅底骨折,可造成脑神经的直接损伤,也可因骨折、血肿压迫等原因造成继发性损伤。

(2)脑干损伤、弥漫性轴索损伤的可造成第Ⅲ、Ⅳ、Ⅵ对脑神经及其核团损伤。

(3)脑疝、脑干移位牵拉、颈动脉海绵窦瘘或海绵窦血栓形成等导致的继发性第Ⅲ、Ⅳ、Ⅵ对脑神经损伤。

①眶上裂综合征:累及动眼神经、滑车神经、展神经和三叉神经第 1 支,出现眼球运动障碍、上睑下垂、瞳孔散大、角膜反射减弱和前额部皮肤感觉减退等症状。有时眼静脉回流亦受阻,导致突眼。

②海绵窦综合征:多见于海绵窦血栓形成、颈动脉海绵窦瘘等情况。临床症状与眶上裂综合征类似,但由于眼静脉回流受阻,常出现明显的眼球突出和结合膜水肿。

2.临床表现及诊断

动眼神经中的躯体运动纤维支配上睑提肌、上直肌、下直肌、内直肌和下斜肌,内脏运动纤维支配瞳孔括约肌及睫状肌。滑车神经在颅内的行程最长支,配上斜肌。展神经分布于外直肌。

动眼神经损伤的临床表现为瞳孔散大,该侧直接和间接光反应减弱或消失,眼睑下垂,眼球向内、向上、向下运动受限,眼球固定于外下方,在清醒患者可有复视。

滑车神经支配的上斜肌使眼球向下向外转动,当一侧滑车神经麻痹时,患者下视困难并有复视,特别是下楼梯时以上症状更为明显。若双眼向前直视时,患侧眼球位置可稍偏上。患者为纠正复视,常采取头倾向健侧的姿势,貌似斜颈。

展神经是头部创伤患者第一容易受累的神经。展神经麻痹引起内斜视,眼球外展受限,并有复视,特别是双眼向患侧注视时复视更为明显。

3.治疗

早期可给予针对神经损伤的药物治疗,如激素、血管扩张药物及神经营养药物等,如为部分损伤,有恢复潜力,恢复常需数月。如完全断裂,则没有有效方法。如伤后6～12个月仍无恢复迹象,则麻痹可能为持久性,此时治疗主要是眼科针对斜视的矫正治疗,如三棱镜治疗和斜视矫正手术。

四、三叉神经损伤

1.损伤原因

三叉神经损伤以周围支损伤多见。眉弓部的头皮裂伤和眶上缘骨折可以损伤眶上神经。颌面部特别是上颌骨骨折可损伤眶下神经。颅脑外伤造成三叉神经根、半月节等颅内段损伤不多见,常合并邻近神经损伤,如滑车、面神经、前庭蜗神经损伤。岩尖和颅中窝底骨折可导致三叉神经在Meckel囊、圆孔、卵圆孔、海绵窦等处损伤。

2.临床表现及诊断

三叉神经损伤的临床表现为受累神经支配区麻木、感觉减退或消失,角膜反射因角膜感觉丧失而消失。运动支受累一侧咀嚼肌瘫痪和萎缩,张口时下颌偏向患侧。在某些患者中可表现为感觉过敏或疼痛。三叉感觉根、三叉神经节及其三个分支的损伤表现为周围型感觉障碍,即支配区的一切感觉障碍,包括痛觉、温觉和触觉。不同于中枢性病变如三叉神经脊束核某段受损所致的面部分离性感觉障碍,即"洋葱皮样"节段性分布的痛温觉障碍,但触觉仍存在。三叉神经损伤后期,有时可因部分神经纤维再生发生粘连或受压出现继发性疼痛,疼痛可以为持续性,也可以为阵发性。

3.治疗

三叉神经再生能力强,损伤后多能恢复。眶上缘、眶下缘处挫裂伤应仔细清创,防止感染,减少瘢痕形成,促进神经功能恢复。三叉神经第一支损伤导致眼部感觉减退,角膜反射减弱,容易发生角膜炎或角膜溃疡,严重者可致失明,特别是在合并面神经损伤时更应警惕,早期使用眼药,必要时可行保护性眼睑缝合术,在昏迷患者中尤为重要。对于继发性三叉神经痛者,可考虑局部封闭、射频毁损、三叉神经感觉根切断等除痛治疗。

五、面神经损伤

1.应用解剖

从大脑皮质中枢到颅外支配表情肌的分支,面神经的神经传导通路可分为 9 段。

(1)运动神经核上段:起自额叶中央前回下端的面神经皮质中枢,下达脑桥下部的面神经运动核。

(2)运动神经核段:面神经根在脑桥中离开面神经核后,绕过展神经核至脑桥下缘穿出。

(3)脑桥小脑三角段:面神经离开脑桥后,跨过脑桥小脑三角.会同听神经抵达内耳门。

(4)内听道段:面神经由内耳门进入内听道,偕同听神经到达内听道底。

(5)迷路段:面神经由内听道底的前上方进入面神经管,向外于前庭和耳蜗之间到达膝状神经节。此段最短,长 2.25～3cm。

(6)鼓室段:又名水平段,自膝状神经节起向后并微向下,经鼓室内壁的骨管,达前庭窗上方,到达鼓室后壁锥隆起平面。此处骨管最薄,易遭病变侵蚀或手术损伤。

(7)锥段:白外半规管下方到锥隆起平面.传统上常将锥段划入鼓室段。

(8)乳突段:又称垂直段。自鼓室后壁锥隆起高度向下达茎乳孔。此段位置较深,在成人距乳突表面大多超过 2cm。

颞骨内面神经全长约 30mn;其中自膝状神经节到锥隆起长约 11mm,自锥隆起到茎乳孔长约 16mm。

(9)颞骨外段:面神经的终末支在茎突的外侧向外、前走行进入腮腺。主干在腮腺内分为上支和下支。两者弧形绕过腮腺岬部后又分为 5 支;各分支间的纤维互相吻合,最后分布于面部表情肌。

面神经白上而下的分支包括:①岩浅大神经,自膝状神经节的前方分出,分布到泪腺和鼻腔腺体。②镫骨肌神经,自锥隆起后方分出,支配镫骨肌。③鼓索神经,从镫骨肌神经以下到茎乳孔之间的面神经任一部分分出。其感觉纤维司舌前 2/3 的味觉;其副交感纤维达下颌下神经节.节后纤维司颌下腺和舌下腺的分泌。④面神经出茎乳孔后,即发出耳后神经、二腹肌支、颈突舌骨肌支等小分支。⑤面部分支,腮腺内首先分为上、下两大支,然后再分为颞支、颧支、颊支、下颌缘支、颈支,形成复杂的分支及吻合网。

2.损伤原因

面神经是头部创伤中容易受伤的脑神经第二位。

(1)颌面部外伤累及面神经颅外段。

(2)头部加速或减速运动时,因脑和颅骨相对运动引起面神经,特别是脑桥小脑三角段神经的牵拉、压挤和撕裂伤。

(3)颞骨骨折:面神经在颞骨面神经管中的长度约 30mm,颞骨骨折是创伤后面神经麻痹最主要的原因。按 1959 年 Mchangh 提出的分类方法,颞骨骨折可分为三种类型:纵行、横行和混合型骨折。纵行骨折骨折线起自颞骨鳞部,通过外耳道后上壁、中耳顶部,沿颈动脉管,至颅中窝底的棘孔或破裂孔附近。横行骨折其骨折线常起自颅后窝的枕骨大孔,横过岩锥到颅中窝。有的经过舌下神经孔及岩部的管孔(如颈静脉孔),个别可经过内耳道和迷路到破裂孔或棘孔附近。不同类型的骨折临床症状也不相同。纵行骨折时面瘫的发生率为 20%,多为面神经受压、水肿、血肿压迫面神经所致,预后较好;横行骨折中发生率为50%,多损伤面神经颅内段至内听道段,预后差,较难恢复。

3.临床表现及诊断

(1)症状

①口角歪斜和闭眼障碍。

②溢泪、鳄鱼泪和无泪。

a.溢泪:面神经损害在膝状神经节以下,泌泪功能正常,而由于面瘫使鼻泪管的被动运动受阻,眼泪不能通过鼻泪管流向鼻腔,故患者有不自主流泪现象。

b.鳄鱼泪:进食的同时伴有流泪现象,原因是原来分布于涎腺的神经再生后错位交叉生长,长入泪腺,多见于膝状神经节和膝状神经节上端的损伤。

c.无泪:当膝状神经节或以上部位病变时,岩浅大神经受累,患侧无泪,角膜干燥。

③味觉过敏:当鼓索神经受累,患侧舌部味觉异常或消失,患者常述口中有甜味或辛味。

④听觉过敏:当镫骨肌受累,患者对突然出现的强声难以忍受,称为听觉过敏。

(2)体征:

①静态表现:患侧额纹消失,鼻唇沟浅或消失,眼裂大,长期面瘫者由于面肌萎缩松弛,患侧眉毛低于健侧。

②患侧眉毛不能上抬。

③眼睑不能闭合,做闭眼运动的同时,患侧眼球不自主向外上方运动,使角膜下巩膜外露,即"眼球露白",此现象称为"贝尔现象"。

④做笑或露齿的动作时,口角明显向健侧移动。做鼓腮运动时,双唇难以闭紧,患侧漏气。做张口运动时,下颌偏向健侧(面神经下颌缘支受累)。

⑤联动:当患侧面部部分表情肌主动运动时,另一部分表情肌会出现被动运动,称为联动。如患侧做闭眼运动时,同侧口角会被动运动。联动的原因是在面神经纤维再生时,由于神经小管的破坏,神经纤维错向生长,不能准确到达应该支配的靶肌,而支配其他面部表情肌。当原靶肌运动时,出现非靶肌的被动运动。

(3)面神经损害部位的判断:以下只是一般规律,因临床病变常很复杂,其所见并不一定完全遵守下述规律。

①泪液分泌试验(Schirmer test):用宽0.5cm,长5cm滤纸两条.将其一侧距离顶端5mm处折叠。吸干眼结膜的下穹隆内的泪液,将折叠好的滤纸置入5min后,对比双侧滤纸的泪液浸湿的长度。正常人两侧差别不超过30%,如果相差一倍可为异常,提示膝状神经节以上面神经受损。

②镫骨肌声反射:反射消失表明损害部位在面神经分出镫骨肌处或更高水平(如面神经水平段、膝状神经节等部位)。

③味觉试验:味觉试验消失表示面神经损伤在鼓索支的水平或更上。

④CT和MRI检查:颞骨薄扫CT能显示颞骨骨折线,有助于了解面神经骨管损伤的部位.其定位准确率可达90%以上;MRI可以直接显示水肿变形的面神经。

(4)面神经损害程度的判断:

①神经电兴奋试验:取决于正常或失用纤维和变形纤维所占的比例。受损的神经纤维发生病变常需 1～3d,故本试验应在病变开始的 3d 后至 3 周进行。试验时将电极放在神经分支上,逐渐加大刺激强度.直至观察到最小肌肉收缩为止。3 周 10mA 刺激无反应为失神经支配;两侧差大于 3.5mA 提示面神经不可逆变形。两侧差别大于 2mA 为神经变性,双侧差别小于 3.5mA,提示面神经功能可以恢复。

②肌电图:通过插入肌肉内的电极,检测单个运动单位的电活动。肌电图记录不到任何电活动,表示面神经完全性麻痹。纤颤电位是面神经变性后出现的失神经电位,是判断完全性面瘫的一个重要客观标志。但该电位一般出现在肌肉失去神经支配的 2～3 周或以后.因此不适合做早期预后判断。如面瘫时仍可测到接近正常的运动单元电位,说明损害不重,反之则自然恢复可能性小。

③面神经电图:表面电极所记录的面肌复合动作电位的幅度与轴索冲动数和同步性直接有关。在茎乳孔外的面神经主干体表进行点刺激,口轮匝肌处记录。由于面神经纤维的变性程度同面肌纤维的失神经程度成正比,故面神经电图的振幅相当于面神经兴奋程度。

面神经变性的程度是以健侧面神经电图的振幅与患侧面神经的振幅的比例表示,变性百分比＝(健侧振幅-患侧振幅)/健侧振幅。一般情况下,面神经变性百分比小于 90％,提示神经的病变是可逆的,而变性百分比大于 90％～95％,提示神经变性的不可逆性。面神经变性百分比在 90％～95％以上,自然恢复或非手术治疗恢复的可能性不到 15％.因此需要进行面神经减压或者面神经移植。

在做面神经电图检测时.两侧的刺激量应该相同,最大刺激不能超过 18mA。超过 18mA 的面神经刺激常常直接兴奋面肌,形成假阳性。面神经电图应在面瘫后 1 周至 1 个月内进行,面瘫 1 周内由于病变未达到最大程度,面神经电图的振幅降低较少。在面瘫 1 个月后。即使面神经功能已经逐渐恢复,患侧面神经电图常常不能同步恢复,这是由于再生的面神经纤维兴奋性的同步性差,在同一瞬间记录到的不同步的神经纤维的正负相相互抵消,复合电位无反应。

(5)面瘫程度评价的分级:临床上常用 House-Brachmann 分级。

4.治疗

对于是否手术及手术时间选择方面还存在争议。迟发性面神经麻痹大多数可以恢复。不完全性面瘫或临床完全面瘫而面神经电图和面神经兴奋试验提示可逆性病变者以非手术治疗为主,常用药物有糖皮质激素类药物、血管扩张药、神经营养药物、脱水药、B 族维生素和 ATP等,也可以采用高压氧治疗和物理治疗的措施,同时因眼睑不能闭合,要注意保护角膜。对于按 House-Brach-mann 分级,程度为Ⅴ级或Ⅵ级的任何不可逆面瘫,病程 3 周内,面神经电图检查提示面神经变性≥90％,神经电兴奋试验示健侧和患侧相差≥3.5mA,病程 3 周以上,结合 EMG 检查见纤颤电位,表明神经无恢复倾向,应进行手术治疗。

(1)面神经减压术:在国内多为耳科医生实施。目的是开放面神经管和切开神经外膜,解除其压力,改善血液循环,促进面神经功能恢复,应根据面神经损伤的部位决定手术进路。当听力和前庭功能存在时,经耳道和鼓室进路可达鼓室段面神经;从耳后切口,经乳突暴露鼓室段和乳突段面神经;颅中窝进路可暴露内耳道段和迷路段;迷路后进路可到达颅后窝的面神经;经乳突和颅中窝联合进路,可行面神经全程减压,保留听力和平衡功能;对听力和前庭功能完全消失的患者,可经迷路进路暴露面神经全程。

(2)面神经吻合术:包括端对端吻合术和改道吻合术。端对端吻合术适用于神经离断但无分离或分离不多,可行无张力吻合者。神经两断端相距3~4mm或以上,吻合时张力较大者,需采用颞骨内和颞骨外改道吻合术。

(3)面神经移植术:适用于神经缺损较大,无法吻合的病例。移植神经常用耳大神经和腓肠神经。

(4)舌下神经或副神经-面神经吻合术:副神经的效果不如舌下神经,且副神经切断后的胸锁乳突肌和斜方肌瘫痪及萎缩,影响举手和抬肩运动,常作为第二选择。

(5)两侧面神经交叉吻合术:利用对侧的面神经冲动改善患侧的口角运动。

(6)面瘫晚期康复手术:面神经康复手术主要有两大类,即动力重建手术和静态康复手术。动力重建手术包括神经重建手术(如上述舌下神经或副神经-面神经吻合术)和带蒂肌瓣转移手术。静态康复手术包括提眉术、上睑金负荷体置入术、下睑楔形切除术、外眦成形术、口角悬吊术等。

六、前庭蜗神经损伤

1.损伤原因

头颅闭合性损伤可导致迷路震荡、内耳出血、内耳毛细胞和螺旋神经节细胞受损。若创伤发生于头部加速或减速运动时,因脑和颅骨相对运动引起脑挫伤或前庭蜗神经的牵拉、压挤和撕裂伤。临床上表现多为重度高频神经性聋或混合性聋,伴高调耳鸣及眩晕、平衡紊乱。症状多能在数个月后缓解,但难以完全恢复。

颞骨横行骨折时,与颞骨岩部垂直走行的骨折线常跨越骨迷路或内耳道使其内的诸结构受伤害,发生重度感音神经性聋及眩晕、眼震、面瘫和脑脊液耳漏等。

2.临床表现及诊断

前庭蜗神经损伤后表现为伤侧耳聋和平衡功能障碍;由于前庭刺激可出现眩晕和眼球震颤,有因前庭与网状结构和自主神经的联系,可伴有恶心、呕吐等症状。在蜗神经损伤中,另一常见症状为耳鸣,耳鸣的程度和持续时间各异,多数为持续性的高调耳鸣,大部分有望在伤后3~4周逐渐恢复,少数可表现为永久性耳鸣。

纯音电测听、耳蜗电图、脑干听觉诱发电位、眼震电图等电生理检查有助于前庭蜗神经损伤的定性和定位诊断。颞骨薄层CT扫描可了解颞骨骨折情况。

3.治疗

前庭蜗神经损伤无有效治疗方式,早期以药物治疗为主,如激素、血管扩张药物、神经营养药物、抗眩晕药物等。有残存听力者,可选配助听器。可通过心理治疗以及加强平衡训练来补偿前庭功能。若眩晕症状频繁发作,根据受累耳的听力情况,可考虑手术治疗,如破坏迷路或选择性切断前庭神经等。

七、后组(Ⅸ、Ⅹ、Ⅺ、Ⅻ)脑神经损伤

1.损伤原因

舌咽神经、迷走神经和副神经一同穿颈静脉孔出颅,舌下神经经舌下神经管出颅。后组脑

神经位于颅后窝.外伤性后组脑神经损伤在临床上较为少见。可见于颅后窝骨折、颅外颈部弹片伤等。骨折线多累及颈静脉孔和舌下神经神经管。

2.临床表现及诊断

后组脑神经均起自延髓,其损伤多合并脑干损伤,多数患者因合并严重脑外伤昏迷,查体不合作,容易漏诊。舌咽、迷走、副神经一起经颈静脉孔出颅腔,故颅底骨折所致后组脑神经损伤多为合并伤。

舌咽神经受损表现为同侧舌后 1/3 味觉消失,舌根及咽峡区痛觉消失(单纯舌咽神经损伤因还有其他感觉所以咽反射和吞咽反射障碍多不出现,但临床上多同时合并其他后组脑神经损伤),同侧咽肌无力,吞咽困难,饮水呛咳。

迷走神经损伤后由于咽部感觉障碍和肌肉瘫痪,可因声带麻痹出现声嘶,软腭运动障碍而吞咽困难,腭垂偏向一侧。迷走神经主干损伤可出现内脏活动障碍。

副神经脊髓根损伤时,由于胸锁乳突肌瘫痪使头不能向患侧侧屈,也不能使面部转向对侧。由于斜方肌瘫痪,患侧肩胛骨下垂。

因为舌咽、迷走、副神经同时经颈静脉孔出颅,颈静脉孔处损伤常累计上述 3 对脑神经,出现"颈静脉孔综合征"

舌下神经完全损伤时,患侧半舌肌瘫痪,伸舌时,舌尖偏向患侧;舌肌瘫痪时间过长时,可造成舌肌瘫痪。

3.治疗

后组脑神经颅外段如为锐器切断,可行神经吻合。但对大多数外伤所致后组脑神经,准确判断损伤的程度、部位并找到可供吻合的两端应是十分困难,故临床上多以糖皮质激素、血管扩张药物、神经营养药物等非手术治疗为主。同时注意误吸和排痰,必要时行气管切开。患者因呛咳进食困难时,可放置鼻胃管维持营养及水、电解质和酸碱平衡,也可早期行胃造口术。

第六章　颅内肿瘤

第一节　颅内肿瘤的流行病学

颅内肿瘤是神经外科最常见的疾病。多数为起源于颅内各组织的原发性肿瘤。继发性颅内肿瘤则来源于身体其他部位恶性肿瘤的转移或邻近肿瘤的侵入。其发生率各国报道不一,美国原发性脑肿瘤的总体发生率为(11~12)/10万,每年新诊断原发性脑肿瘤和脑转移瘤患者超过19万。我国颅内肿瘤的发生率为每年(7~9)/10万,其中恶性肿瘤占颅内肿瘤的40%~50%,以来源于神经上皮组织的肿瘤为主,占全身恶性肿瘤的1.5%~2.0%,居全身恶性肿瘤的第11位。脑转移瘤发病率稍低,为(2.1~11.1)110万。根据近年来的跟踪调查结果显示,我国颅内肿瘤的死亡率为3.13/10万,占全部恶性肿瘤死亡的2.3%,其中男性为3.50/10万,女性为2.74/10万,而且脑肿瘤的死亡率随年龄的增长而升高。城市与农村居民脑肿瘤死亡率分别为3.78/10万和2.80/10万。中国东、中及西部地区的死亡率分别为3.60/10万、3.14/10万、2.49/10万。其中位生存期在15个月左右。总之,我国颅内肿瘤的发生率和死亡率呈上升趋势,男性居民脑肿瘤死亡率高于女性,不同地区间的死亡率也存在较大差异。

颅内肿瘤的年龄分布:儿童颅内肿瘤发病的种类与成人有所不同。成人中脑肿瘤的发病率仅次于胃、肺、子宫、乳腺及食管等肿瘤,约占全身肿瘤的2%。儿童期脑肿瘤在全身各部位肿瘤中所占比例较成人高,约占7%,占12岁以下儿童死亡率的12%,居首位。颅内肿瘤可发生于任何年龄,但大部分肿瘤好发于30~50岁,不同病理类型的颅内肿瘤在其发病年龄上有其明显特点,0~4岁儿童的年发病率为3.1/10万,15~24岁的人群其发病率下降到1.8/10万,但随后发病率上升,65岁以上人群的发病率为18/10万。

颅内肿瘤的地域分布:由于不同地区的气候条件、自然环境及生活饮食习惯等因素的不同,不同地域之间颅内肿瘤的构成比也存在差异。《1996—2006年十年流行病学调查》发现,大庆地区的原发性脑肿瘤中,最常见的是鞍区肿瘤,而不是最常见的神经上皮性肿瘤(如胶质瘤)。

胶质瘤为最常见的原发性颅内肿瘤,约占所有颅内肿瘤的44.6%,其中又以星形细胞瘤最多见,恶性星形细胞瘤约占66%;其次是髓母细胞瘤和少突胶质细胞瘤。在儿童和青少年中,髓母细胞瘤、室管膜瘤及脉络丛乳头状瘤的发生率要明显高于成人。在年龄分布上,男性略多于女性,以星形细胞瘤,胶质母细胞瘤和室管膜瘤较为明显。在发生部位上,成人多见于额顶颞叶,而儿童则以小脑半球和脑干较为多见。

脑膜瘤发病率约为2/10万,占全部颅内肿瘤的20%左右,仅次于胶质瘤占第二位。发病人群以成人为多见,女性多于男性。大脑半球凸面脑膜瘤最为多见。

垂体腺瘤是发生在腺垂体的良性肿瘤,约占颅内肿瘤的 10%,为临床上仅次于胶质瘤和脑膜瘤的第三大类肿瘤,女性多于男性。作为一种内分泌肿瘤,其具体分类较为复杂,但其中最常见的是女性垂体泌乳素瘤。

颅内转移瘤占颅内肿瘤的 3%～10%,以成年人尤其是中老年人多见.其中又以肺癌颅内转移最为多见,其次是子宫,卵巢,黑色素瘤等。

其他,如神经鞘瘤、颅咽管瘤、淋巴瘤等其临床发生率相对较低,将在各章节分别描述。

第二节　颅内肿瘤的病因学

颅内肿瘤的发生及发展是一个十分复杂的问题,至今尚无定论。癌变的多阶段学说认为,各种环境的致癌因素与遗传的致癌因子以协同或序贯的方式引起遗传物质 DNA 的损伤与错误性修复,导致癌基因的激活及抑癌基因的失活,先使细胞发生转化,呈多克隆增生,然后经过漫长的多阶段演变,其中一个克隆相对无限制的扩增,再通过附加突变,选择性地形成具有不同特点的亚克隆,进而获得浸润及转移能力,形成恶性肿瘤。现在普遍认为,绝大多数肿瘤是由内在因素与外在因素相互作用引起的。"外在因素"主要指环境因素,可概括为环境中的物理、化学、生物因素。"内在因素"指个体因素,主要指遗传所决定的个体对肿瘤的易感性。现明确的颅内肿瘤病因仅有电离辐射,其他均为可能因素。

一、环境因素

(一)物理因素

1.电离辐射

大剂量的电离辐射暴露是明确的颅内肿瘤病因。研究表明,大剂量放疗(2500cGy)可增加颅内原发良、恶性肿瘤的发病率,如脑膜瘤、胶质瘤等。对于诊断剂量的电离辐射暴露,有部分研究报道头颈部 X 线、牙科 X 线检查可增加颅内肿瘤的发病风险,但还存在争议,仍需研究证实。

2.电磁场

仍存在争议。1987 年 Werthei-mer 和 Leeper 报道了在高压电场下生活的儿童颅内肿瘤的发病风险增加,随后又有高压电场工作工人颅内肿瘤发病率增加的报道。但后续大量的研究结果未能证实这一结论。所以,至今仍不能确定电磁场在颅脑肿瘤发病过程中的作用。

3.手机(无线电波)

早在十几年前人们就开始担心手机产生的无线电波是否会增加颅内肿瘤的发病风险。实验表明无线电波的能量不足以损伤 DNA 或造成任何表观遗传的改变。动物实验也未发现无线电波可增加恶性肿瘤的发病风险。故手机的使用仅为一个可疑的颅内肿瘤病因。

4.外伤

少数研究报道,头部外伤可使脑膜瘤的发病风险增加,这可能是由于外伤处细胞的过度增殖所致,但后续大量的研究表明外伤与颅内肿瘤间无明显的关联,所以外伤只是颅内肿瘤的一个可能因素。

(二)化学因素

1.亚硝基化合物

亚硝基酰胺是一种直接致癌物,可引起 DNA 畸变,是一种强力的神经系统致癌物。乙基亚硝基脲(ENU)也是一种亚硝基酰胺,在大鼠、小鼠、猴等多种动物中被证实有致神经系统肿瘤的作用。在我们日常生活中,亚硝基化合物广泛存在,如腌制食品中含有较高的亚硝基化合物,但仅有少量的证据表明食用腌制食品会增加颅内肿瘤的发病风险。

2.外源性激素

由于女性脑膜瘤的发病率明显高于男性,故雌激素可能与脑膜瘤的发病有一定关联。近来研究发现,外源性雌激素的摄入(如激素替代疗法,口服避孕药等)可增加女性脑膜瘤的发病风险,其机制未明。

3.饮酒

有报道表明,母亲怀孕时饮酒可增加儿童中枢神经系统肿瘤的发病率,但目前普遍认为饮酒与成人颅内肿瘤的发病无明显联系。

4.吸烟

被动吸烟被认为可增加儿童及妇女中枢神经系统肿瘤的发病风险。但近来的一项研究显示,吸烟的起始年龄、吸烟强度、吸烟年限,均与成人胶质瘤的发病率无明显关联。故吸烟是否是颅内肿瘤的发病因之一仍需进一步证实。

(三)生物因素

1.细菌及寄生虫

有报道认为结核杆菌与胶质瘤及脑膜瘤有关。弓形虫的脑组织寄生可能与星形细胞瘤发病有关,但这些结果均未得到大样本研究的证实。

2.病毒

已有多种致瘤病毒在中枢神经系统肿瘤中被发现,如乳头状多瘤空泡病毒、JC 病毒、猿猴病毒 40(SV40)等。致瘤病毒,如 ROUS 肉瘤病毒、SV40、JC 乳头状瘤病毒、鼠及鸟肉瘤病毒均可在动物模型中诱导出中枢神经系统肿瘤。这些病毒可能使原癌基因重排或扩增而导致中枢神经系统肿瘤。

二、个体因素

1.家族聚集性

尽管部分颅内肿瘤的发病存在家族聚集倾向,但无法区分是家族人群共同生活的环境还是家族的遗传因素所致。研究发现,有家族聚集性的颅内肿瘤常发生在无遗传疾病的家族,这提示相对于遗传因素,环境因素可能起着更重要的作用。

2.遗传综合征

许多遗传综合征被证实会增加颅内肿瘤的发病风险.这些综合征包括 I 型神经纤维瘤病和 II 型神经纤维瘤病、Von Hippel-Lin-dau(VHL)病、Li-Fraumeni 综合征、结节性硬化、Gorlin 综合征等。然而,这些遗传综合征十分少见,仅在人群中占有很小一部分。

第三节　颅内肿瘤的病理分类

一、分类历史

Bailey 和 Cushing 根据 Cohnheim 关于胚胎残留细胞形成肿瘤的假说,结合自己的临床实践和病理学研究,最早提出了中枢神经系统肿瘤的分类,包括神经外科初期胶质瘤类的分类。这一学说的基础是神经系统胚胎发育过程中某些细胞发育停滞,出生后由这些发育停滞的胚胎残留细胞发生肿瘤,这与现代的肿瘤发生理论十分矛盾。现代观点认为.肿瘤的发生是由于正常细胞的染色体受到遗传及外界因素的影响,发生二次基因突变而形成的。但 BaiLey 和 Cushing 的分类法首先创立了神经系统肿瘤特别是胶质瘤的分类,能反映肿瘤的组织来源及其恶性程度,推动了早期神经外科发展。而后 Hortega 根据 Bailey 等学说,提出了自己的分类方法,但并未脱离胚胎残留学说的观念,还提出了"副胶质瘤"的概念。1949 年 Kernohan 等根据肿瘤细胞分化程度,以间变学说为基础,提出胶质瘤的Ⅰ～Ⅳ级分类方法:瘤细胞占 25%的肿瘤组织为Ⅰ级;25%～50%为Ⅱ级;50%～75%为Ⅲ级;75%以上为Ⅳ级。许多临床医师对此分类法很感兴趣,病理工作者却对此持不同观点,认为这种分类法往往不能全面地反映肿瘤组织的生长特点。以后 Russell 和 Rubinsteine 根据上述两种分类法,提出了神经外胚层肿瘤分类法。国际抗癌协会于 1965 年提出了全部神经系统肿瘤的分类,但未被人们所采用。1977 年世界卫生组织委托有关专家经过 15 年的研究,提出了新的比较全面系统的中枢神经系统肿瘤分类。

我国对中枢神经系统肿瘤分类法也缺乏一致的意见,多数学者受到 Bailey-Cushing、Kernohan 等的学术思想影响。国内较早对神经系统肿瘤进行系统统计的是赵以成教授,基本为 Bailey 和 Cushing 的分类法。王忠诚主编的《神经外科学》采用了北京市神经外科研究所自己的方法。张福林 1978 年发表的分类方法基本上是 Kernohan 的Ⅰ～Ⅳ级分类法。继世界卫生组织(WHO)的神经系统肿瘤分类公布以后,我国黄文清、吴在东等也发表了类似的分类方法。他们根据肿瘤发生的解剖部位、组织来源、形态学特点和生物学特性,将神经系统肿瘤分成 140 则细目,既照顾到临床不同专业(如眼科和鼻科),又照顾到形态学特点,同时辅助以分级对照,最后落实在良性、交界、恶性 3 个级别上。

二、WHO 中枢神经系统肿瘤分类

WHO 分别于 1979 年、1993 年和 2000 年出版了神经系统肿瘤分类。第 1 版、第 2 版称为《中枢神经系统肿瘤的组织学分型》,第 3 版为《WHO 肿瘤分类:神经系统肿瘤的病理学与遗传学》,2007 年的第 4 版改称为《WHO 中枢神经系统肿瘤分类》,增加了许多 2005、2006 年乃至 2007 年新文献中介绍的内容。例如,原发性和继发性胶质母细胞瘤的遗传学研究进展,不典型脉络丛乳头状瘤的研究、血管中心性胶质瘤的研究进展等。第 4 版对各个肿瘤的发病率、患者的年龄和性别分布、部位、临床表现、影像学特点、大体和组织病理形态、免疫表型、细胞增殖状况、遗传学和分子改变、预后因素等进行了细致的修订和更新,提供了大量新的信息。新增病种和亚型是第 4 版分类的一个显著特点,如毛黏液样星形细胞瘤、不典型脉络丛乳头状瘤、血管中心性胶质瘤、乳头状胶质神经元肿瘤、脑室外神经细胞瘤、神经垂体细胞瘤、腺垂体梭形细胞嗜酸性粒细胞瘤等。现将最新版《2007WHO 中枢神经系统肿瘤分类（第 4 版）》的组织学分类分列如下。

1.神经上皮组织肿瘤

(1)星形细胞肿瘤:①毛细胞型星型细胞瘤,黏液型毛细胞型星形细胞瘤。②室管膜下巨细胞星形细胞瘤。③多形性黄色星型细胞瘤;弥漫性星形细胞瘤(纤维型星形细胞瘤;肥胖细胞型星形细胞瘤;原浆型星形细胞瘤)。④间变性星形细胞瘤。⑤胶质母细胞瘤(巨细胞胶质母细胞瘤;胶质肉瘤);⑥大脑胶质瘤病。

(2)少突胶质细胞肿瘤(少突胶质瘤;间变性少突胶质瘤)。

(3)少支星形细胞肿瘤(少支星形细胞瘤;间变性少支星形细胞瘤)。

(4)室管膜瘤:①室管膜下瘤(黏液乳头型室管膜瘤)。②室管膜瘤(细胞型、乳头型、透明细胞型、脑室膜细胞型)。③间变性室管膜瘤。

(5)脉络丛肿瘤(脉络丛乳头状瘤;非典型性脉络丛乳头状瘤;脉络丛乳头状癌)。

(6)其他神经上皮肿瘤(星形母细胞瘤;第三脑室脊索样胶质瘤;血管中心性胶质瘤)。

(7)神经元和混合神经元-神经胶质肿瘤(小脑发育不良性神经节细胞瘤;婴儿多纤维性星形细胞瘤/节细胞胶质瘤;胚胎发育不良性神经上皮肿瘤;节细胞瘤;神经节胶质瘤;间变性节细胞胶质瘤;中央性神经细胞瘤;脑室外神经细胞瘤;小脑脂肪神经细胞瘤;乳头状胶质神经元肿瘤;第四脑室菊形团胶质神经元肿瘤;副神经节瘤)。

(8)松果体区肿瘤:(松果体细胞瘤;中等分化的松果体实质瘤;松果体母细胞瘤;松果体区乳头状瘤)。

(9)胚胎性肿瘤:①髓母细胞瘤(多纤维性-结节性髓母细胞瘤、广泛结节性髓母细胞瘤、间变性髓母细胞瘤、大细胞髓母细胞瘤)。②中枢神经系统原始神经外胚层瘤(中枢神经系统神经母细胞瘤、中枢神经系统节细胞神经母细胞瘤、髓上皮瘤、室管膜母细胞瘤)。③非典型畸胎样-横纹肌样瘤。

2.脑和脊神经肿瘤

①神经鞘瘤(神经膜细胞瘤),如细胞型、丛状型、黑色素型。②神经纤维瘤:丛状型。③神经束膜瘤,如非特指恶性神经束膜瘤。④恶性周围神经鞘瘤,上皮样型;伴有间质分化的;黑色素型;伴有腺样分化的。

3.脑(脊)膜肿瘤

①脑(脊)膜上皮细胞肿瘤。②脑(脊)膜瘤,如上皮型、纤维型(成纤维细胞型)、移行型(混合型)、砂粒型、血管瘤型、微囊型、分泌型、淋巴浆细胞丰富型、化生型、脊索样型、透明细胞型、非典型性、乳头型、横纹肌样型、间变性(恶性)。③脑膜间质肿瘤,如脂肪瘤、血管脂肪瘤、蛰伏脂瘤,脂肪肉瘤、孤立性纤维瘤、纤维肉瘤、恶性纤维组织细胞瘤、平滑肌瘤、平滑肌肉瘤、横纹肌瘤、横纹肌肉瘤、软骨瘤、软骨肉瘤、骨瘤、骨肉瘤、骨软骨瘤、血管瘤、上皮样血管内皮瘤、血管外皮瘤、间变性血管外皮瘤、血管肉瘤、卡波西肉瘤、E-wing 肉瘤-PNET;④原发性黑色素细胞病变,如弥漫性黑色素细胞增生症、黑色素细胞瘤、恶性黑色素瘤、脑膜黑色素瘤病。⑤与脑膜有关的其他肿瘤;⑥血管网状细胞瘤。

4.淋巴瘤和造血系统肿瘤

①恶性淋巴瘤。②浆细胞瘤。③粒细胞肉瘤。

5.生殖细胞肿瘤

①生殖细胞瘤。②胚胎性癌。③卵黄囊瘤。④绒毛膜癌。⑤畸胎瘤(成熟型、未成熟型、畸胎瘤恶变);⑥混合性生殖细胞肿瘤。

6.鞍区肿瘤

①颅咽管瘤(釉质瘤型、乳头型)。②颗粒细胞瘤。③垂体细胞瘤。④垂体嗜酸性纺锤形细胞瘤。

7.其他

转移性肿瘤。

第四节 颅内肿瘤的基础科学概述

一、颅内肿瘤与免疫

由于脑组织对抗原不能产生经典的免疫反应,中枢神经系统既往一直被认为是一个免疫豁免器官。由于血-脑屏障和血-脑脊液屏障的存在,脑实质、脑间质液和脑脊液与血液隔离,内皮细胞之间的紧密连接限制了可溶性分子如病原体和免疫细胞从血液中进入中枢神经系统。尽管这些障碍的存在,脑实质内和脑脊液中仍可检测到免疫细胞,其中辅助性 T 细胞最为多见,说明中枢神经系统其实存在免疫监视机制。目前很多研究发现,在病理条件下,血-脑屏障和血-脑脊液屏障的完整性受到破坏,炎症细胞可能进入中枢神经系统,由此启动中枢神经系统的免疫反应。除此之外,中枢神经系统不同成分及细胞类型也表达招募免疫细胞的特殊配体.成为中枢神经系统免疫应答的前提条件。

众所周知,肿瘤可以通过免疫逃避或者免疫抑制等多种机制逃避或者减弱免疫反应,胶质瘤特别是胶质母细胞瘤(GBM)也不例外,GBM 可以表达多种抑制免疫的分子,如 VEGF、IL-10、IL-6、TGF-β 等细胞因子、蛋白、酶类等。这些脑肿瘤中上调的抗炎分子在一定程度上可抑制免疫功能。此外,由于遗传学和表观遗传学的修饰,肿瘤细胞表达的抗原与正常细胞表达的抗原迥然不同,这些抗原在肿瘤逃避免疫监视过程并维持自身恶性增殖表型中具有重要作用,因此也成为目前抗肿瘤中的重要分子靶点,如 Survivin、EGFR、WT1 等。在肿瘤免疫中,另一个重要发现是肿瘤细胞微环境中上调的抗炎因子可以下调一种重要的免疫调节细胞-NK 细胞的活化受体 NKG2D 的表达水平,从而抑制其功能。已有研究发现 GBM 患者及胶质瘤动物模型的外周血中 NK 细胞数量减少,这种下调的 NK 细胞功能已被认为是胶质瘤免疫逃逸的机制之一。

迄今为止已有多种免疫治疗应用于 GBM 的临床前期研究并证实具有一定效果,其中部分疗法已经转化为临床试验。在Ⅰ～Ⅱ期临床试验中发现复发及新诊断的 GBM 患者接受免疫治疗可以获益。最近设计并注册的这些试验将评估免疫治疗方法如单克隆抗体(抗 EGFR、抗 VEGFA 等)、免疫细胞因子(干扰素)、TLR 激动药、T 细胞或 NK 细胞过继治疗和肿瘤疫苗(多肽或 DC 为基础的疫苗)对提高标准治疗效果的作用。

二、颅内肿瘤与生长因子

生长因子是一类可以与细胞膜受体发生特异性结合,从而调节细胞生长与其他细胞功能等多效应的多肽类物质,可以通过自分泌和(或)旁分泌方式调节各种细胞的增殖和分化,对人体的免疫、肿瘤发生、炎症与感染、血管形成、细胞分化、细胞凋亡等方面具有重要的调控作用。

ECFR 是一单链跨膜糖蛋白,在组织生长发育和损伤修复中具有重要作用,并与肿瘤细胞的生长、恶性增殖和分化密切相关。EGFR 在恶性脑肿瘤特别是 GBM 中呈过度表达,提示与胶质瘤的恶性生物学特性关系密切。针对 EGFR 及其信号通路的靶向治疗可抑制肿瘤的生长,包括靶向 EGFR 的单克隆抗体(尼妥珠单抗)、酪氨酸激酶抑制药、生长因子拮抗药和受体抑制药等,其中部分治疗方案已进入临床试验。

VEGF 是已证实的直接作用与血管内皮细胞的生长因子,与肿瘤发生、肿瘤血管生成、瘤周水肿等生物学行为有密切相关。在 GBM 中 VEGF 的表达明显升高,与血管内皮细胞的通透性、肿瘤血管生成、血-脑屏障及胶质瘤的恶性表型密切相关,也与脑膜瘤的肿瘤血管生成和瘤周水肿相关。通过靶向抑制 VEGF 的基因表达、靶向 VEGF 单抗等方法阻止 VEGF 与其受体结合可减少肿瘤血管生成,从而抑制肿瘤生长,已成为目前胶质瘤靶向治疗的研究重点之一。

IGF 是胚胎发育期中枢神经系统重要的生长调控因子,包括 IGF-1 和 IG F-2 两种。IGF-1 通过与细胞表面受体 IGF-1R 结合发挥生物学效应,激活胞内 P13K-AKT-mTOR 和 MAPK/Ras-Raf-Erk 等信号通路,从而促进细胞增殖、抑制凋亡和促进血管生成。研究发现,IGF-1 与胶质瘤恶性程度呈正相关,且拮抗 IGF-1 可抑制胶质瘤细胞的生长。在垂体瘤中,IGF-1 是肢端肥大症诊断的重要指标,也是评判其治疗效果的重要指标之一。IGF-1 被证实可以调节生长激素的分泌及其 mRNA 的表达,因此在肢端肥大症的发病机制中具有重要作用。

三、颅内肿瘤与血管生成

脑肿瘤血管生成是指从瘤周或瘤内血管形成新生毛细血管的过程,包括血管内皮细胞激活,细胞外基质和血管内皮基底膜降解,内皮细胞迁移和增殖,管腔结构形成,新的基底膜形成及最终新的血管生成等多个步骤。在胶质瘤中,缺氧诱导肿瘤细胞 VEGF 表达增高,从而造成血管通透性增加进而导致胶质瘤微血管生成。血管内皮细胞表达的 Ang-2 可与 VEGF 协同促进新生血管产生,某些缺氧相关转录因子可以直接与 VEGF 基因启动子结合从而启动基因表达。在脑膜瘤中,血管生成也被认为与脑膜瘤增殖活性、复发及生存时间关联。

针对新生血管生成的不同环节抑制肿瘤血管生成,可以遏制肿瘤生长和进展。目前临床常用的 VEGF 抑制药——贝伐单抗是重组人源性抗 VEGF 单克隆抗体,通过中和 VEGF 以阻断其与内皮细胞上的 VEGF 受体(Flt-l 和 KDR)结合而发挥抗血管生成作用。临床研究结果表明贝伐单抗单药治疗可明显延长复发高级别脑胶质瘤患者 6 个月的无进展生存期 PFS,但中位生存期改善不明显;而对于新诊断的高级别脑胶质瘤患者,其 PFS 也可显著获益,但总体生存时间需更多大型前瞻性Ⅲ期临床研究的证实。

四、颅内肿瘤的基因组学与蛋白组学研究

(一)颅内肿瘤的基因组学研究

基因组学(genomics)是研究生物体全基因组 DNA 的序列和属性的学科,包括在 DNA

（基因型）、mRNA（转录物组）和蛋白质（蛋白质组）水平上研究细胞或组织的所有基因。也有人将其定义为是研究基因组的结构、功能及表达产物的学科。由于脑胶质瘤尤其是胶质母细胞瘤是颅内最常见的原发性恶性肿瘤，因而对其基因组学和蛋白组学的研究也最为重视，主要集中在以下几个方面。

1.寻找颅内肿瘤特征性差异表达基因

肿瘤的发生是一个多因素、多阶段的复杂过程。正常基因的突变或缺失、癌基因的异常扩增和表达、抑癌基因的失活及多基因协同作用导致的信号转导通路及信号调控网络异常，最终决定肿瘤表型。使用基因组学技术结合生物信息学方法可对肿瘤的基因表达谱进行比较和分析，寻找未知基因的功能信息或已知基因的未知功能。上海长征医院神经外科利用基因芯片技术对 18 例胶质瘤样本进行基因表达谱分析，发现脑胶质瘤相关基因 438 条，其中 55 条为未在 GenBank 登录的新基因。对其中 12 条进行克隆、生物信息分析和功能研究，发现与细胞信号转导、代谢、细胞骨架和运动、细胞周期、细胞凋亡等基因功能和胶质瘤侵袭性密切相关。

美国加州大学洛杉矶分校的研究者利用全基因组芯片研究发现，脑膜瘤绝大多数存在 22 号染色体长臂缺失，而在复发或间变型脑膜瘤中，6 号染色体长臂和 14 号染色体长臂缺失更为常见。根据基因表达谱及拷贝数的不同，可将脑膜瘤分为五个亚组，分别对应不同的生物特性和治疗预后，为后续的个体化治疗提供了迄今为止最完整的全基因组研究资料。

一项由德国学者发起，多国研究者参与的研究发现，成人髓母细胞瘤的基因组学特点与儿童并不相同，根据基因组学研究，成人髓母细胞瘤可进一步细分为三个亚组，分别对应 sonic hedgehog 通路、Robust 和 Wnt-wingless 通路激活，并提示不同的预后。

法国学者利用基因组学技术建立了泌乳素型垂体瘤的基因模型，可用来有效预测肿瘤的侵袭性及复发倾向性，为临床早期预测并治疗侵袭性垂体腺瘤提供了分子基础。

2.寻找颅内肿瘤分子分型标记物

目前临床上颅内肿瘤的病理诊断和分级主要依据显微镜下细胞形态学表现，但这种病理诊断常不能解释相同病理级别而临床归转和预后截然不同的现象。基于肿瘤不同基因表达谱分析的肿瘤分类法可建立新的颅内肿瘤分子分型标准，成为对光镜下组织学诊断的重要补充，有助于精确诊断和个体化治疗。目前可将 GBM 进一步细分为神经元前型、神经元型、经典型和间质型四种亚型。2016 年新的《WHO 中枢神经系统病理诊断指南》也将首次把分子病理的内容纳入诊断依据。

北京神经外科研究所江涛教授等通过对大样本 GBM 的全基因组测序发现，中国人群的胶质瘤根据分子标记可分为三型，分别与 TCGA 分型中的神经元前型、神经元型和间质型对应，却未发现经典型的分子标记，为胶质瘤的个体化治疗进一步细化奠定了基础。

3.寻找颅内肿瘤预后判断标记物

基因表达与调控决定肿瘤细胞的生物学特性，基因型与临床疾病行为之间存在着必然的内在联系。通过基因芯片技术可对大量基因进行筛选、聚类、功能分析，结合生存期分析可在分子水平更客观、更准确地判断疾病的发展与转归。研究发现，存在 1p/19q 杂合性缺失的少突胶质细胞瘤患者，预后更为良好；存在 MGMT 启动子甲基化的恶性胶质细胞瘤患者，则对替莫唑胺辅助治疗的疗效较好。

(二)颅内肿瘤的蛋白组学研究

蛋白组学是对基因组学研究的重要延续和补充,目前人类蛋白组学组织(HUPO)主持的人类蛋白组计划也已启动,目标在于鉴定每条基因编码的蛋白序列,中枢神经系统疾病,特别是神经肿瘤已成为当前医学研究中最为活跃的领域,其目的也在于寻找肿瘤特异性标记物,明确病理信号途径和筛选治疗靶标。近年来已有较多采用不同蛋白组学方法对颅内肿瘤细胞系、患者血清、脑脊液和颅内肿瘤组织进行差异蛋白的筛选,找出了不少与颅内肿瘤发生发展、恶性进展、化疗相关以及预后相关的差异蛋白,并对部分差异蛋白的功能进行了研究,为在蛋白水平深入破解颅内肿瘤的发病机制和可能提供的干预措施奠定了一定的基础。

(三)目前存在的问题和展望

颅内肿瘤基因组学和蛋白组学尚处于初步阶段,目前大多数获得的数据结果还不能完全应用于临床。随着实验技术的不断进步,结合计算机生物学的应用,采用不同类型的微阵列技术,对癌细胞中来自基因组水平的基因表达谱、DNA 拷贝数、DNA、蛋白质相互作用和转录后调控作用等不同层次的数据资料进行整合,可为今后肿瘤患者个体化分子诊断和治疗提供坚实的基础。但尚需进一步研究明确其在肿瘤分子分型、个体治疗反应及预后判断中的作用与意义。此外,基于生物信息学的 meta 分析亦有助于遴选出在颅内肿瘤生物学行为中扮演重要角色的功能蛋白。

五、颅内肿瘤的分子标记物与靶向治疗

这方面的研究也多集中于胶质瘤尤其是胶质母细胞瘤,以下为临床上研究较多且具有一定应用前景的研究结果。

(一)颅内肿瘤的分子标记物

1.MGMT 启动子甲基化

O-6-甲基鸟嘌呤-DNA-甲基转移酶(MGMT)是一种 DNA 损伤修复酶,可使烷化剂造成的细胞 DNA 错配损伤得以修复,从而降低烷化剂疗效。MGMT 启动子甲基化可使其表达量降低,在 GBM 发生率为 20%~45%,在间变性星形细胞瘤中发生率为 40%~50%,MGMT 启动子甲基化提示替莫唑胺同步放化疗效果较好,比 MGMT 启动子非甲基化的患者预后生存期有延长。

2.IDH 突变

异柠檬酸脱氢酶(isocitrate de-hydrogenase,IDH)是三羧酸循环中的一种关键性限速酶,其家族有三种异构酶(IDH1,IDH2 和 IDH3)。IDHI 和 IDH2 的突变在原发性 GBM 中发生率很低(5.0%),但是在继发性 CBM(84.6%)和 WHO Ⅱ级、Ⅲ级胶质瘤中发生率很高(星形细胞瘤 83.3%、少突胶质细胞瘤 80.4%、少突星形细胞瘤 100%、间变性星形细胞瘤 69.2%、间变性少突胶质细胞瘤 86.1%)。该突变发生在胶质瘤形成的早期,与较长的无进展生存期有关,是提示较好预后的标记物。

3.染色体 1p/19q 缺失

染色体 1p/19q 联合性缺失(codelerion)是指 1 号染色体短臂和 19 号染色体长臂同时缺失,最早发现于少突胶质细胞瘤样本中。1p/19q 联合性缺失在少突胶质细胞瘤中的发生率为 80%~90%,在间变性少突胶质细胞瘤中发生率为 50%~70%,在弥漫性星形细胞瘤中发生

率为 15%,而在胶质母细胞瘤中发生率仅为 5.0%。对于有 1p/19q 联合缺失的少突或间变性少突胶质细胞瘤患者,推荐化疗或联合放、化疗,可改善预后生存期。1p/19q 联合缺失本身也提示有较好预后。

4.Ki-67

Ki-67 是一种增殖细胞相关的核抗原,其功能与有丝分裂密切相关,在细胞增殖中是不可缺少的。Ki-67 作为标记细胞增殖状态的抗原,其染色阳性说明癌细胞增殖活跃。Ki-67 蛋白存在于所有的有活性的细胞周期中(G1、S、G2、M),而不存在于静止期(G_0),已成为判定增殖细胞数比例的指标。然而至今为止,并没有确定的阈值可作为评定肿瘤级别的指标。Ki-67 表达水平均能较客观地反映脑肿瘤的增殖速度和恶性程度,Ki-67 阳性标记指数越高,则恶性程度(分级)越高。预后越差。该标记物已在胶质瘤、脑膜瘤和其他神经肿瘤的术后病理诊断中得到普遍应用。

(二)靶向治疗

靶向治疗是近年来在肿瘤治疗领域的研究热点,针对肿瘤发生发展通路中的一个或多个关键分子和通路,施以特异性较强的治疗。在乳腺癌、肺癌等实体肿瘤中均取得了较好的效果。

颅内肿瘤的靶向治疗研究主要集中在恶性胶质瘤特别是 GBM。GBM 的核心通路共有三条(分别是 RTK-PI3K-Akt 通路、TP53 通路和 RB 通路),其中有数十个起关键作用的调控因子。针对这些关键分子,研究者设计了单克隆抗体或抑制药等药物,目前部分已进入临床研究阶段。但截至目前,仅有针对血管内皮生长因子(VEGF)的单克隆抗体 Bevacizumab 获得 FDA 的批准,用于复发恶性胶质瘤的辅助治疗,然而最新的研究提示 Bevacizumab 应用于新诊断的 GBM 患者并无生存期获益。因此,寻求分子靶向药物与传统治疗方法结合或研发更具疗效的新药或寻找新的分子治疗靶点将成为未来研究的方向。

六、瘤周水肿

1.定义

是指中枢神经系统肿瘤所伴发的肿瘤周围神经组织内(主要是白质内)水含量增加。

多数研究者认为,瘤周水肿(PTBE)属于血管源性水肿,Klatzo 将其定义为毛细血管通透性增加引起的脑水肿,由液体通过不完整的血-脑屏障进入脑实质细胞外间隙所致。水肿液在动物模型中证明类似于血浆成分,提示水肿液来源于血管内液体,电镜研究证实水肿液来源于肿瘤,而不是来源于脑实质。

2.发生机制

PTBE 的发生机制至今尚未完全阐明,主要由下列因素造成:①肿瘤细胞新生血管结构异常,导致血浆渗透到肿瘤细胞外间隙引起水肿。②肿瘤因子(如 VEGF 和扩散因子等)引起的局部炎症反应使瘤周组织中微血管通透性增加,血-脑屏障破坏,导致细胞外间隙液增加而形成脑水肿。③肿瘤压迫周围静脉,导致静脉回流受阻,产生瘤周水肿。

3.PTBE 的危害性

已证明 PTBE 可引起神经元兴奋性下降,并破坏突触传递。Yamada 的实验表明,瘤周水肿区的脑组织局部血流量及葡萄糖的利用率均有下降,可引起脑缺血,加重细胞毒性脑水肿。

临床上 PTBE 可导致或加重神经缺失症状.增加颅内压甚至导致发生脑疝。Ohnishi 等认为,脑水肿渗出的蛋白为肿瘤生长提供了基质和空间,促进了肿瘤细胞的扩散,导致了肿瘤细胞的高度侵蚀性;胶质瘤、脑转移瘤等颅内恶性肿瘤瘤周水肿区内肿瘤细胞残留可能是手术后复发的原因之一。

4.临床表现

PTBE的临床表现并无特异性,它可进一步加重肿瘤原有的占位效应,形成和(或)加重颅内高压,出现头痛、呕吐、眼底视盘水肿、意识障碍或在原有基础上的加重,可出现生命体征改变,严重者可诱发脑疝;累及功能区可出现相应的运动、感觉、语言、脑神经等神经缺失症状和癫痫;也可引起脑脊液循环通路的阻塞导致梗阻性脑积水,严重者可形成脑疝。

5.影像学诊断

头颅 CT 为最常用的影像学诊断方法,表现为病灶周围低密度水肿环。MRI 能够提供更详细的病变信息,T_1WI 图像呈现低或等信号,T_2WI 呈高信号的区域,临床常采用 MRIFlair 成像技术对瘤周水肿进行精确判断。其他 MRI 衍生技术,如 DSC-MRI、DT-MRI 等也可以定量分析瘤周水肿变化情况。

6.瘤周水肿的治疗

肿瘤是导致瘤周水肿的根本原因,因此切除肿瘤是瘤周水肿治疗的根本方法。当颅内肿瘤及瘤周水肿导致患者颅内压增高并危及患者生命时,手术治疗(肿瘤切除、内外减压、脑脊液引流)仍是临床治疗的主要手段。

就瘤周水肿的药物治疗而言,目前推荐的一线药物是糖皮质激素,临床常用的为甲泼尼龙和地塞米松。其机制主要有:抑制炎性反应.主要通过抑制花生四烯酸通路的磷脂酶 A2、稳定溶酶体膜、改善瘤周微循环(重建血-脑屏障以减少渗出)、减少肿瘤组织毛细血管的渗漏、减少脑脊液的产生,减少血管密度,对抗肿瘤的血管生成效应(下调 VEGF 或收缩血管)等。

甘露醇是通过全身脱水达到降低颅内压的目的,从而缓解颅高压症状。对于有明显颅内高压的肿瘤患者,术前仍主张联合应用甘露醇和糖皮质激素。

第五节 颅内肿瘤的临床表现

颅内肿瘤导致临床症状的主要原因有:①肿瘤累及功能区出现相应的神经功能缺失症状或癫痫。②肿瘤增大和瘤周水肿的占位效应,导致颅内高压症状和(或)精神症状。③肿瘤压迫周围回流静脉导致水肿加重,或压迫脑脊液循环通路导致脑积水,出现或加重颅内高压。

临床症状分为大体表现和局灶表现,两者可单独出现也可同时出现。

一、大体表现

大体表现多为颅内占位效应或特殊部位受累所致,包括精神症状、头痛、癫痫大发作、恶心、呕吐。大的占位可能导致精神迟滞,小的占位如颞叶的占位同样也会导致精神症状,部分失语综合征也可伴发精神症状。

二、局灶表现

局灶表现取决于肿瘤的累及部位,下表是颅内肿瘤的局灶症状、体征与肿瘤发生可能部位的关系（表 6-1）。

表 6-1　颅内肿瘤的局灶症状、体征和可能的肿瘤发生部位

颅内肿瘤的局灶症状、体征	肿瘤发生的部位
癫痫	
局灶性癫痫	额叶、顶叶、枕叶
杰克逊癫痫	顶叶皮质
部分（精神运动性）发作	颞叶
视觉与眼球运动障碍	
视物模糊	眼球、视神经
视野缺损：偏盲、象限盲	外侧膝状体视束、视放射（颞叶、顶叶、枕叶）
双颞侧偏盲	视交叉
复视	第Ⅲ、Ⅳ、Ⅵ对脑神经
眼球震颤	额-桥-小脑束、小脑
言语困难、失语（感觉性、运动性）	
构音障碍	延髓、后组脑神经、小脑
言语困难	优势半球额叶语言中枢颞顶叶
听力障碍	
听力丧失	第Ⅷ对脑神经
运动障碍	
肢体无力	对侧小脑半球皮质脊髓束、大脑脚、脑干
共济失调（笨拙、辨距不良）	颅后窝、小脑半球常见
感觉障碍	
感觉减退	脊髓丘脑束
本体觉障碍	脊髓后束、丘脑、丘脑顶叶联络纤维
麻木	丘脑、脊髓
皮质辨别觉障碍	顶叶皮质
步态障碍	
无力或者感觉障碍	皮质脊髓束和感觉通路
步态障碍（行走不能）	双额叶
括约肌功能	
小便障碍、尿失禁	额叶旁中央小叶

三、副癌综合征

副癌综合征也称肿瘤对神经系统及其他系统造成的远隔效应，并非由肿瘤直接侵犯所致。

可引起中枢和外周神经系统、肌肉、神经肌肉接头等的受累,包括小脑退行性变、亚急性感觉性神经元病、边缘叶脑炎、脑脊髓炎、斜视性眼球阵挛、肌阵挛、Lambert-Eaton肌无力(肌无力综合征)、多发性肌炎、皮肌炎、进行性多灶性脑白质炎。

副癌综合征临床少见,由于这些综合征也可能单独发生,因而常出现误诊。其机制尚不清楚,肿瘤导致的自身免疫反应可能是原因之一。神经系统有症状时原发肿瘤往往比较小,导致副癌综合征的肿瘤有小细胞肺癌、乳腺癌、卵巢肿瘤、淋巴瘤等。这类副癌综合征的总体发生率很低,如果肿瘤患者伴发恶病质,则发生非特异性的感觉、运动和周围神经病的副癌综合征概率就会升高。

第六节　颅内肿瘤的影像学特征

一、头颅平片

在有CT和MRI的单位,头颅X线平片的诊断意义和重要性逐渐下降,常被忽视,但头颅X线平片对颅内肿瘤的定位和定性诊断仍具有一定的价值。

颅内肿瘤常见的头颅平片异常包括:①局部钙化及颅内压增高引起的鞍背吸收。②脑外肿瘤,如脑膜瘤常可见颅骨内板甚至外板的过度增生,颅骨密度增高;听神经瘤常见内听道扩大,眶内累及眶尖的肿瘤可出现一侧眶上裂扩大。③三叉神经纤维瘤可引起卵圆孔扩大。④垂体瘤和颅咽管瘤则可引起蝶鞍扩大。

二、放射性核素检查

在CT和MRI十分普及的情况下,放射性核素(radio nuclide,RN)检查不是颅内肿瘤的常规检查项目。结果显示,大部分(约70%)肿瘤,尤其是颅内原发恶性肿瘤、转移瘤和恶性脑膜瘤,其摄取放射性核素的量明显增加。在诊断颅内肿瘤方面放射性核素检查优于头颅X线平片。

三、CT和MRI

脑肿瘤的CT和MRI征象可分为三类:一般征象、间接征象和直接征象。

1.一般征象

包括肿瘤的大小、部位和数目。CT和MRI常需在注射造影剂肿瘤出现增强之后才能大致区别肿瘤和瘤周水肿,因为某些肿瘤特别是胶质瘤可以呈现为不均匀增强现象,不增强的影像学信号可以与水肿相仿;此外,含有肿瘤细胞浸润的瘤周水肿也无增强效应。

2.间接征象

包括中线结构向对侧移位、正常结构受推移和压迫而变形(如脑室、脑沟、脑池变形或闭塞,脑移位或变形)、正常钙化结构移位(如钙化松果体和脉络丛移位)、瘤周水肿(一般为血管源性水肿)、脑积水和脑疝。

水肿在CT上表现为低密度区,MRI为T_1WI和长TR成像(PDWI和T_2WI成像)分别显示为低信号和高信号区。CT所显示的水肿范围常小于MRI所示,而水肿的显示以长TR

成像者最佳。脑皮质受脑外肿瘤推压时,表现为脑灰质和脑白质交界面向内移位,据此可判断病灶位于脑外。脑皮质向内移位,其下方脑白质也随之内移和变形,即所谓的"白质塌陷征",此外,还可以参考脑回、软脑膜血管、蛛网膜下腔、硬脑膜和颅骨位置和形态的变化,进一步对肿瘤做出更精确的定位诊断。

3.直接征象

即肿瘤本身所引起的影像学特征。

脑肿瘤在 CT 平扫上常显示为低密度。几乎所有的肿瘤周围都存在水肿带,低级别肿瘤的水肿较轻,以至于 CT 片上无法显示;如肿瘤为等密度,且缺乏占位效应时很容易漏诊。快速生长的恶性肿瘤,尤其是转移瘤,其水肿程度较严重。

多数肿瘤,特别是恶性胶质瘤在 CT 上常呈稍低密度,而另有一些少见的良恶性肿瘤常呈稍高密度,而含脂肪的肿瘤则为明显的低密度。结合肿瘤中发生的钙化、出血、囊变和坏死等,进行综合分析常有可能做出较正确的诊断。肿瘤钙化可呈现高密度区,有些原发性肿瘤较常发生钙化,如颅咽管瘤、少突胶质细胞瘤、脑膜瘤等,有助于肿瘤的定性诊断;转移性肿瘤一般不发生钙化。较新鲜的肿瘤出血常表现为病灶内高密度区,随时间推移可呈现为等密度,继而出现低密度区。CT 往往难以鉴别肿瘤的坏死和囊变,它们均表现为肿瘤内的低密度区。含有脂肪或类脂质的肿瘤.CT 值可为负值。生长缓慢的肿瘤,如星形细胞瘤和少突神经胶质细胞瘤,由于血-脑屏障未完全破坏,肿瘤可以无增强效应。

MRI 影像可区分脑灰质和脑白质,根据肿瘤信号与正常脑灰质信号比较,分别描述为等信号、低信号和高信号病灶。一般肿瘤在 T_1WI 时为低信号,在 PDWI 和 T_2WI 时为高信号。肿瘤内含有脂类或类脂成分时,根据脂质的分子结构可呈不同信号,含游离脂肪酸较多者,T_1WI、T_2WI 均呈高信号,含结合脂肪酸较多者,T_1WI 可呈低信号或等信号,T_2WI 信号也会改变。肿瘤血管的流空效应在 T_1WI、T_2WI 均呈低信号。

四、脑血管造影诊断

在 CT 和 MRI 广泛应用后,脑血管造影在诊断和处理脑肿瘤中的作用逐渐下降。目前肿瘤患者的脑血管造影主要是了解肿瘤血供或做术前栓塞,为手术或活检提供必要的信息。

脑肿瘤的脑血管造影表现有以下三方面:①瘤周动脉和静脉的移位和变形。②中线血管(大脑前动脉和大脑内静脉)的移位有时是巨大肿瘤引起脑疝的证据。③肿瘤的异常血供(肿瘤染色丰富)和静脉的早期充盈。

缓慢生长的胶质瘤血管分布少,而恶性胶质瘤尤其是 GBM,其血管分布极为丰富,肿瘤染色明显且有粗大的回流静脉,且静脉早期即可充盈.表明血液循环经肿瘤后加速。立体定向肿瘤活检前行脑血管造影是明智的选择,如果肿瘤血供丰富.选择开颅活检会更安全些。几乎所有恶性肿瘤在血管造影中都提示肿瘤血管丰富。脑膜瘤也可以出现均一持续的肿瘤染色,血液循环极快或出现早期静脉充盈,这类肿瘤鉴别诊断时要考虑血管外皮瘤的可能性。

第七节　颅内肿瘤的诊断与鉴别诊断

颅内肿瘤的术前诊断有赖于对翔实的病史、客观的体征、影像学资料和实验室资料进行的综合分析,并提出初步诊断和需要鉴别诊断的疾病。颅内肿瘤的诊断包括定位诊断和定性诊断两部分。根据病史和影像学定位诊断一般困难不大,定性诊断需要进行详细的鉴别诊断,同时明确肿瘤的部位、大小、性质、累及范围以及血供等,以便对治疗方案的确定提供确切的依据。

颅内肿瘤有时需与以下疾病相鉴别。

一、颅内炎症

1.慢性脑膜炎

常见的有结核性脑膜炎和新型隐球菌性脑膜炎等,一般均有全身症状和脑膜刺激征。视盘水肿早期少见,脑脊液检查有白细胞增多及糖含量减少,如脑脊液中发现致病菌则可确诊。影像学检查有助于鉴别。

2.化脓性脑炎

常急性或亚急性发病,引起化脓性脑炎的感染病灶多由慢性中耳乳突炎、鼻窦炎、面部感染或盆腔感染所致,也可由颅脑外伤后继发感染及身体其他部位感染引起。早期多有全身感染症状,如发热、白细胞增高、脑膜刺激征、C反应蛋白增高等。少数患者局部感染灶和全身症状不明显。急性脑炎期的影像学表现类似低级别胶质瘤,脓肿形成期可类似高级别星形细胞瘤。但急性脑炎期的病灶常出现片状或脑回样强化,病变常不仅局限于白质;脓肿形成期的环状强化一般较规则,壁薄且均匀,囊壁无结节。MRS有助于鉴别诊断。

二、慢性硬脑膜下血肿

多为老年患者。有颅脑外伤史,但有时外伤轻微不能回忆。临床表现有精神障碍者易被误认为老年性痴呆,也可表现为颅压增高及运动感觉障碍。CT和MRI扫描可确诊。

三、脑囊虫病

患者有便绦虫或有皮下结节存在。常有癫痫、精神症状和颅内压增高等表现。血、脑脊液囊虫补体结合试验和酶联免疫吸附试验(ELISA)有助于本病的诊断。CT或MRI有助于诊断。

四、癫痫

原发性癫痫起病一般在20岁以前,无局灶性神经体征。颅内肿瘤以癫痫发病者其年龄一般较大,常为局限性发作,神经系统可能发现某些局灶体征呈进行性加重,并逐渐出现颅内压增高症状。对成年后发生癫痫者应做影像学检查。

五、脑血管病

少数颅内肿瘤患者由于瘤内出血或坏死,使症状发展迅速,需与脑血管意外相鉴别。脑血管意外一般年岁较大,既往有高血压、动脉硬化史。多为突然起病,很快出现意识障碍、偏瘫等症状与体征。出血性脑血管病及少数缺血性脑血管病都能引起颅内压增高,甚至脑疝,但眼底视盘水肿较少见。脑血管造影或CT、MRI检查帮助鉴别。

脑梗死一般多为高龄患者,亚急性起病,短期内进行性加重,约1/3急性起病,以大脑半球病变居多,表现为病灶对侧偏瘫、偏身感觉障碍,或合并偏盲、失语等。影像学多呈基底达皮质的三角形,与血管分布一致,梗死面积较大者有占位效应。起病隐匿者需与低级别胶质瘤鉴别。脑梗死发病2~3周或以后CT和MRI增强扫描常出现梗死边缘脑回状或环状强化。

六、多发硬化

为脱髓鞘疾病的常见类型,以轴索的弥漫性脱髓鞘及神经胶质增生为特征,好发于脑室周围、视神经、脑干、小脑白质、小脑脚及脊髓。具有下述特点可与胶质瘤相鉴别:①多见于中青年,女性居多。②病程中缓解与复发交替。③白质内可同时存在两个以上病灶,显示新旧不一,CT 扫描近半数可见局限性低密度灶,MRI 检查新病灶 T_1WI 为等或略低信号,老病灶 T_1WI 为均匀低信号,T_2WI 为高信号,活动病灶可有增强。类固醇激素治疗可使强化密度减低者提示为活动性病灶。大多无占位效应。脑脊液琼脂糖凝胶电泳中可见 IgG 寡克隆带及髓鞘碱蛋白抗体放射免疫检测阳性。假瘤型炎性脱髓鞘病可以是多发性硬化的一种特殊类型,与胶质瘤不易鉴别,可试用甲泼尼龙试验性治疗或者进行组织活检,不应急于手术。

七、精神病

需与其有精神症状的颅内肿瘤相鉴别。后者除精神症状以外,还有颅内压增高和(或)神经系统局限性体征。详细的神经系统检查及必要的影像学检查有助于鉴别诊断。

八、视神经炎

起病急,明显视力减退伴眼球后疼痛,多波及双眼。颅内高压所致的视盘水肿早期常无视力减退,晚期可出现继发性视神经萎缩伴视力下降。球后视神经炎所致的原发性视神经萎缩需与蝶鞍区肿瘤压迫视神经、视交叉所致的继发性视神经萎缩相鉴别。临床体征与影像学有助于诊断r。

第八节　开颅手术基本原则

一、切口设计

颅内肿瘤手术的切口须根据肿瘤的部位、大小和累及范围进行设计,手术切口一般取决于手术入路,应符合以下原则:①到达病变的距离最近。②能获得肿瘤各部分最好的显露。③能避开重要功能区和重要神经结构。④皮瓣能获得充分血供。

二、体位摆放

患者的术中体位是手术显露病变的重要组成部分,体位摆放的原则应有利于:①病变的显露。②患者头部的静脉回流(头位应略高于心房水平)。③术者操作。④手术辅助设施的应用,如神经导航、神经内镜等。

体位摆放时注意头颈不能过度扭转,以免损伤颈椎小关节和引起静脉回流甚至通气障碍;受压部位须得到妥善保护,骨性突起部位应垫海绵或软垫;身体部位避免接触金属,以免皮肤电灼损伤;坐位时双下肢应绑以弹力绷带,并进行空气栓塞的监测。

三、手术过程中的注意事项

1.皮肤切开和止血

以手指或砂条压迫切口两侧切开头皮,皮下动脉性出血应电凝止血,再用头皮夹止血。帽状腱膜下分离翻开皮瓣,皮瓣后需垫纱布卷以避免皮瓣锐角反折而引起缺血。用生理盐水纱布覆盖皮瓣。

2.骨瓣形成

用电动或气动颅钻在颅骨上钻孔.避免用力过猛将颅钻陷入颅腔内,静脉窦附近钻孔时须防止损伤静脉窦。两骨孔之间导入线锯导板时应紧贴颅骨内面前行.若有阻碍时可从另一孔导入;采用铣刀锯开颅骨时须预先分离硬膜与颅骨之间的粘连以防撕破硬膜。骨瓣翻起后骨缘以骨蜡止血,额窦开放时需剥离黏膜并用骨蜡封闭。蛛网膜颗粒出血可用吸收性明胶海绵和脑棉轻轻压迫止血。骨窗边缘硬脑膜悬吊以免术后塌陷出血。

3.切开和关闭硬脑膜

翻开骨瓣后应观察硬脑膜的色泽、张力及有无肿瘤侵犯。有明显颅内高压时切开硬脑膜前应采用脱水或脑室穿刺等措施降低颅压。硬脑膜切口一般距骨缘 0.5～1cm,基底位于静脉窦方向。剪开硬膜时需注意保护皮质及血管。手术结束后须严密缝合硬脑膜,避免术后出现皮下积液或脑脊液漏。瘤腔较大时完成硬脑膜缝合前硬脑膜下注水。为防止术后硬膜外血肿的发生.可于骨瓣上钻孔进行硬脑膜悬吊。

4.伤口缝合

消毒切口周围皮肤。皮瓣下放置引流管,切口外另做戳孔引出。丝线间断缝合帽状腱膜和皮肤。于术后 24～48h 拔除引流,再次消毒切口,外以敷料包扎。

第九节 颅底肿瘤外科的基本原则

由于颅底肿瘤的周围解剖结构十分复杂,常与重要的神经、血管相邻,并可能累及脑干,因而在大体神经外科时代其高死亡率和病残率而被认为是手术的禁区。随着显微外科技术的应用、麻醉和术后 ICU 系统的发展和建立、术中电生理监测的使用、颅底解剖和手术入路的研究和改良、神经导航和术中 MRI 等新技术的应用,颅底肿瘤得到了极大的发展,手术疗效不断提高,并逐步形成神经外科特殊的分支领域。近年来多学科协作完成复杂的颅底肿瘤手术也已逐步形成共识。

除了与其他部位肿瘤的手术一样须始终贯彻微创理念外,颅底肿瘤的手术尚须注意以下几个方面的原则。

一、多学科协作手术模式

颅底肿瘤常常会累及眼眶、颞下窝、岩骨、斜坡、颌面部等神经外科医生不太熟悉的部位,因此,以往常出现肿瘤不能全切除甚至放弃治疗的情况,也有因术后组织重建上的困难而影响手术的完整性。因此对于上述这类颅底手术有必要进行多学科的协作和联合进行手术。这种多学科联合协作的模式已极大地促进了颅底肿瘤手术的发展并取得了显著成绩。

二、选择恰当的手术入路

颅底肿瘤各种手术入路已相当成熟,并在颅底显微解剖研究的基础上不断得到改良和改进。颅底肿瘤手术入路的选择在手术治疗中占有十分重要的地位。一个良好的手术入路须具备以下条件:到达病变的距离最近、脑组织的牵拉最小、有利于病变的显露、沿途重要的神经血管结构最少、能避开重要功能区。同时应是术者最熟悉的入路。

三、术中电生理监测和新技术的应用

术中脑干诱发电位的监测和脑神经的监测可明显提高颅底肿瘤手术的安全性,目前已被广泛应用。

四、术中良好的显露

术中肿瘤的良好显露是手术成功最为重要的前提,这包含着众多的相关因素,如:合适的体位、恰当的手术入路、磨除颅底的某些颅骨、释放脑池脑脊液、沿脑回脑沟的自然间隙进入、手术器械的使用等,目的是为了能将肿瘤在不损伤神经血管的前提下获得充分显露并切除。

五、重视颅底重建

这是颅底肿瘤手术经常遇到的问题,包括颅底硬脑膜和骨质的重建,硬脑膜的重建尤其重要。颅底硬脑膜缺损时直接缝合常较困难,可采用骨膜、筋膜进行修补。颅底骨缺损面积较大者(至今大于 3cm)须进行重建。值得注意的是在手术前就应确定是否需要用带蒂的骨膜进行颅底重建,以便在开颅时保留带蒂骨膜的完整性。

六、权衡肿瘤全切除的利弊

相当一部分颅底肿瘤依靠当前的外科技术很难达到肿瘤的全切除,因此手术过程中医生一直会面临肿瘤是否应该全切除的选择,也就是什么情况下肿瘤可全切除,什么情况下须终止手术。这个标准很难量化,以下一些原则可以作为终止手术的参考:肿瘤与重要神经组织(如脑干)之间因具有侵袭性而失去蛛网膜间隙者(分离时常可见肿瘤表面有胶样化脑组织)、牵拉或处理肿瘤时出现生命体征的严重不稳定、手术无法使残余肿瘤进入术者的视野。颅底肿瘤外科医生应永远记住我们治疗的不是肿瘤而是患者,保证术后的生活质量是手术成功最重要的指标。

七、重视显微外科技术的训练

颅底肿瘤的手术治疗自始至终都应贯彻微创理念,显微外科技术是微创理念实现最重要的前提。因此颅底肿瘤外科医生必须在实验室对颅底解剖和显微外科技术进行严格训练.包括磨钻技术和血管吻合技术。

第七章 星形细胞瘤

星形细胞瘤顾名思义肿瘤形状呈"星状",根据肿瘤的分化程度和侵袭性分为 4 个不同的级别,包括分化良好的(良性)星形细胞瘤(WHO I 级)、弥漫性星形细胞瘤(cliffuse astrocytoma,WHO II 级)、间变性星形细胞瘤(anaplastic astrocytoma,WHO III 级)和恶性程度最高的胶质母细胞瘤(glroblastoma,WHO IV 级)。星形细胞瘤多数位于大脑半球,当然只要有星形细胞成分的部位都可以发生,如脑干、视神经、小脑及脊髓。低度恶性的星形细胞瘤有进行性发展为高度恶性胶质瘤的趋势,如胶质母细胞瘤可来源于低级别胶质瘤,称为继发性胶质母细胞瘤(secondary glioblastoma),也可为原发,称为原发胶质母细胞瘤(primary glio-blasioma)。本章将选择临床常见或具有代表性的胶质瘤类型进行叙述,胶质母细胞瘤将在另章单独叙述。

第一节 临床特征及诊断

一、大脑半球星形细胞瘤

1.弥漫性星形细胞瘤

弥漫性星形细胞瘤具有分化程度较高、生长缓慢、弥漫性浸润周围正常脑结构的特点,有恶性进展的倾向,为 WHO II 级肿瘤。弥漫性星形细胞瘤约占成人脑胶质瘤的 36%,主要见于青壮年,男性略占优势,可发生在中枢神经系统的任何部位,以大脑半球多见,多累及额、颞叶。

大脑半球星形细胞瘤发病缓慢,病程较长,所出现的临床症状体征,是由肿瘤对神经元和神经纤维的直接浸润和破坏、肿瘤压迫邻近结构、瘤周微环境的失衡及颅内高压引起。癫痫为本病常见症状,并常为首发症状,称为肿瘤相关性癫痫(tumor-related epilepsy),可以是部分性发作,也可以是复杂性发作,有部分患者被误认为原发性癫痫而治疗多年,直到发现颅内压增高症状才发现肿瘤。患者神经缺陷的症状和体征主要取决于肿瘤的部位,根据肿瘤累及的不同部位可以表现出不同的症状和体征。精神症状常见于额叶患者,尤其是广泛浸润、沿胼胝体向对侧额叶扩展者多表现为神经精神症状,以情感异常和痴呆为主。颅内压增高的症状主要包括头痛、呕吐、视盘水肿,视力视野改变,复视,头颅扩大(儿童患者)和生命体征的改变等,多出现较晚。

CT 扫描的典型表现为均一的等或低密度病灶,边界不清;15%～20% 的病例中出现钙化,个别肿瘤中有囊变,偶有瘤内出血;瘤周水肿无或轻微;肿瘤没有或仅轻度对比增强。MRI 成像表现为 T_1WI 为等或低信号,T_2WI 及 FLAIR 成像为均匀高信号,范围超过 T_1WI 上的低信号区;病变集中在白质区,受累半球可表现为轻度肿胀;出血和对比增强较少见。

组织病理上表现为瘤组织内有大量增生的胶质纤维,罕见有丝分裂,轻度核异形。此类肿瘤需要与胶质增生进行鉴别。星形细胞瘤呈弥漫性生长,瘤组织内微小囊性变,有核偏移。

2.间变性星形细胞瘤

间变性星形细胞瘤为WHOⅢ级,是一种过渡型肿瘤,有发展为多形性胶质母细胞瘤的可能。一般源自低级别的星形细胞瘤,但是也有在初次活检时即为此诊断。间变性星形细胞瘤好发于60岁以前,男性发病率高于女性。好发部位与弥漫性星形细胞瘤相同,好发于大脑半球,易累及额、颞叶。

CT扫描表现为边界不清的混杂密度病灶伴瘤周水肿及占位效应,钙化少见,可有瘤内出血,约20%的病例会出现囊变,多数病例可有不均匀对比增强,有时表现为不规则强化环。MRI成像在T_1WI为等至低的混杂信号,可见出血灶;T_2WI为中心高信号,周围等信号,并伴有指状高信号的水肿带;肿瘤有中度占位效应。对比增强后可出现部分或环状不规则强化。

组织病理上表现为星形细胞密集、分化不一、明显核异形、多见核形状不规则、核分裂象较为多见。瘤组织内血管增多、血管内皮细胞增生。

由低级别星形细胞瘤进展而来的间变性星形细胞瘤,典型的症状为肿瘤切除后再度出现神经功能缺陷、癫痫和颅内压增高。但有时可以没有先前弥漫性星形细胞瘤的阶段,而是在病史存在6～24个月或以后,直接诊断为间变性星形细胞瘤。这样的患者头痛、精神症状、局灶性神经功能障碍更常见,而癫痫在快速生长的病变比前者发生率要低。

二、小脑星形细胞瘤

70%～80%的小脑星形细胞瘤发生于儿童,多为WHOⅠ～Ⅱ级,生长缓慢,病程相对较长,高度恶性者少见。肿瘤常为囊性,囊液含有较多的蛋白成分,50%以上囊壁上有1个或多个典型结节。

起源于小脑半球者,早期表现为一侧的小脑受累症状,随着肿瘤增大,可累及中线、四脑室,阻塞脑脊液通路,引起脑积水,表现为颅高压症。起源于小脑蚓部者,直接侵犯四脑室甚至脑干,临床上早期出现共济失调和脑神经麻痹等。由于儿童查体困难和表述能力有限,早期临床表现易被忽略,就诊时伴有梗阻性脑积水和明显的颅高压多见。

临床上可将小脑星形细胞瘤分为实性瘤体型、瘤在囊内型及囊在瘤体内型。在CT或MRI上,实性瘤体型主要表现肿瘤无明确的边界,无或有小的囊变,瘤体不均匀增强,瘤体周围可有轻度水肿;瘤体囊内型表现在一个巨大的囊腔边缘有较大的实体肿瘤结节,囊壁光滑,一般不增强,瘤体周围无水肿,实性结节强化较明显;囊在瘤体内型表现肿瘤有一个巨大囊变,囊壁较厚,有明确的增强,瘤体周围无明确水肿。在MRI上囊腔的信号依囊液蛋白含量而定。出血及钙化不多见,钙化的发生率<20%。

三、脑干星形细胞瘤

脑干胶质瘤95%以上是星形细胞来源。脑干胶质瘤是发生在脑桥、中脑和延髓的胶质瘤的统称。发病年龄有两个高峰,第一个高峰在5～10岁,第二个高峰在40～50岁,因此可分为儿童型和成人型。儿童相对较多见,占儿童所有中枢神经系统肿瘤的10%～20%,占儿童颅后窝肿瘤的30%。

根据影像学表现,脑干胶质瘤大致分为4型:①弥漫内生型,大多位于脑桥,是最典型的脑干胶质瘤,约占80%,也是预后最差的类型。②局灶型,占脑干肿瘤的5%～10%,肿瘤局限,境界清,无浸润及水肿。③背侧外生型,占脑干胶质瘤的10%-20%,肿瘤起源于四脑室底的室管膜下胶质组织,主体位于四脑室内,很少侵犯脑干,症状发生晚。④颈延髓交界型,占脑十肿瘤的 5%～10%,类似延髓内或脊髓内起源的胶质瘤。肿瘤中心可位于延髓或颈髓内。

弥漫型大多是高级别星形细胞瘤,进展迅速.可有囊变、出血或坏死。局灶型和腹侧外生型组织学级别较低,多为纤维型或毛细胞型星形细胞瘤,进展相对缓慢。颈延髓型多为低级别星形细胞瘤,生长缓慢,高增殖及浸润性行为少见。

弥漫型 MRI 影像上,表现为以脑桥为中心弥漫浸润和膨胀,多数呈等、长 T_1、长 T_2 信号,增强情形不一致,可有较明显的瘤周水肿,MRI 影像能精确地描述肿瘤的位置和浸润、扩展的程度,是否伴有梗阻性脑积水等。局灶型和背侧外生型 MRI 呈长 T_1、长 T_2 异常信号,可有均匀、一致强化,边界相对清楚,区分于正常组织。

肿瘤的位置和生长方式决定了不同的临床表现,局灶型和背侧外生型相对进展缓慢,起病隐匿。脑干占位病变除中枢神经系统疾病常见症状,如高颅压症状、认知及行为改变外,还有其他三类表现:神经核团及脑神经体征,如吞咽障碍、面瘫及眼睑下垂等;长束征,如偏瘫、偏生感觉障碍等;共济失调体征。多数患者有颅内压力增高及枕颈部不适表现。

第二节　治疗和预后

一、基本治疗原则与预后

目前全球不同国家和地区已制订并实施了多种版本的中枢神经系统肿瘤的治疗指南,美国国立综合癌症网络(NationalComprehensive CancerNetwork,NCCN)集合多家世界顶级癌症研究中心制订了《NCCN 肿瘤学临床实践指南》成为全球肿瘤临床实践中应用最为广泛的临床指南。2012 年中国脑胶质瘤协作组(Chinese Glioma Cooper-ative Group,CGCG)成立,制订了《中国中枢神经系统恶性胶质瘤诊断和治疗共识》。

手术切除联合放射治疗、化学治疗及分子靶向治疗是目前公认的基本治疗原则,其中最大范围的安全切除是决定患者预后的主要因素之一。对于低级别星形细胞瘤手术后可辅以放射治疗,而对于高级别胶质瘤,特别是胶质母细胞瘤强调手术后替莫唑胺同步放、化疗及辅助化疗的标准治疗方案。

对于大脑半球弥漫性星形细胞瘤,肿瘤全切者 5 年生存率可达 80%,而肿瘤部分切除或行肿瘤活检者 5 年生存率仅为 45%～50%,对 40 岁以上肿瘤次全切除的患者,放射治疗可获得较满意的效果。肿瘤一旦复发一般预后不佳,约 50% 肿瘤复发后恶性进展,近 1/3 肿瘤复发后演变为胶质母细胞瘤,复发后肿瘤的快速生长是常见的死亡原因。

小脑星形细胞瘤瘤结节在囊内者,切除瘤结节即可,囊壁是非肿瘤性的,可以不切除。但须注意有些肿瘤具有所谓的"假囊",囊壁厚且强化,应归为囊在瘤内型,这种囊壁含瘤细胞,也须进行切除。小脑星形细胞瘤总体性质偏良,5 年中位生存期可达 50%～88%,尤其是 WHI Ⅰ级毛细胞型星形细胞瘤 10 年生存率达到了 94%,甚至部分患者能够治愈。考虑到长期生存期内放射治疗并发症出现的比例很高,尤其是还可能影响儿童的生长发育,另外,许多未完全切除的肿瘤即使经过 5 年、10 年也只是轻度增大或无变化。因此主张术后不进行放疗,术后定期髓访(每隔 6～12 个月),如果肿瘤复发,应再次手术。只有当复发肿瘤无法切除时,或组织学提示肿瘤恶性变时才考虑进行放疗。小脑星形细胞瘤呈实性且侵入脑干者生存期明显缩短。

对于弥漫性浸润脑干胶质瘤患者,由于手术无法改变治疗及预后,不宜选择切除手术(包括活检),若合并有脑积水,可行分流术或脑室底造口术缓解症状。因肿瘤多表现为放射治疗抵抗,放疗是否有助于延长生存期尚不肯定。目前尚无有效的化疗方案,儿童患者对替莫唑胺化疗有一定反应。大部分患儿在确诊后 18 个月之内死亡,只有少部分背侧外生型和脑桥局灶性肿瘤因为边界较清,通常呈良性和可以切除而预后相对较好。

二、预后相关分子标志物

一般认为,星形细胞瘤的恶性度级别、手术切除程度、发病年龄、病程、临床表现等均为预后相关因素。近年来,随着分子生物学技术的发展.不断发现一系列与胶质瘤预后相关的分子标记物,如 G-CIMP 亚型、IDHl/2 基因突变、MGMT 启动子甲基化、microRNA-181d 等。

从肿瘤 DNA 甲基化谱来分析,属于 G-CIMP 特殊亚型的胶质瘤患者预后较好。1DHl/2 基因突变由于位点非常集中,在各个级别的脑胶质瘤中均有诊断及预后价值,故易于临床应用,存在该基因突变的患者预后要明显优于该基因野生型的患者。O-6-甲基鸟嘌呤-DNA-甲基转移酶(O-6-methylgua-nine-DNA methyltransferase,MGMT)启动子甲基化,MGMT 低活性或低表达,预示肿瘤对烷化剂如替莫唑胺较为敏感,预后也较好。m1RNA-181d 是一种微小 RNA(microRNA,miRNA),由于 MGMT 是 m1RNA-181d,的直接靶点之一,其与启动子甲基化共同影响 MGMT 的表达,m1RNA-181d 高表达的 GBM 患者,相应 MGMT 的活性表达较低.因此,miRNA-181d 既是一种预后性指标也是一种治疗反应相关的预测性指标。

第八章 少突胶质细胞肿瘤

少突胶质细胞肿瘤(oligodenclrocytic lumor)包括少突胶质细胞瘤(oligodendroglioma)(WHO II 级)和间变性少突胶质细胞瘤(anaplastic oligo-denclroglioma)(WHO III 级)。少突胶质细胞瘤主要由分化良好、形态学类似于少突胶质细胞的肿瘤细胞组成,呈弥漫浸润性生长;如果少突胶质细胞肿瘤局灶或弥漫性地具有恶性组织学特点,表现为细胞构成增加、细胞间变明显、细胞异形性及有丝分裂活跃、微血管增殖、伴或不伴栅栏样坏死.则为间变性少突胶质细胞瘤,预后差于少突胶质细胞瘤。间变性少突胶质细胞瘤可以由低级别的少突胶质细胞瘤进展而来,也可无先前低级别少突胶质细胞瘤的临床证据。少突胶质细胞肿瘤最常累及大脑半球,并多见于额叶和颞叶,偶见于脑干、小脑和脊髓等。

一、流行病学

少突胶质细胞肿瘤占原发性颅内肿瘤的 4%～5%,占全部胶质瘤的 5%～20%。就年发病率而言,少突胶质细胞瘤估计为每年 0.27～0.35/10 万人口,间变性少突胶质细胞瘤为每年 0.07～0.18/10 万人口。以人口为基础的流行病学调查表明,间变性少突胶质细胞瘤在少突胶赝细胞肿瘤中占 20%～35%。

多数少突胶质细胞肿瘤发生于成人,少突胶质细胞瘤发病的高峰年龄为 40～45 岁,而间变性少突胶质细胞瘤为 45～50 岁。儿童少突胶质细胞肿瘤很少,约占现有 14 岁以下儿童脑肿瘤的 2%。男性发病率略高于女性,男:女约为 1.1:1。少突胶质细胞肿瘤发病部位:额叶占 50%～60%,然后是颞、顶、枕;累及 1 个以上脑叶或双侧播散也常见。少突胶质细胞瘤也可发生于颅后窝、基底核、脑干或脊髓;原发性软脑膜少突胶质细胞瘤和少突胶质细胞性大脑胶质瘤病也有报道。

二、组织起源

少突胶质细胞肿瘤,从称谓上就提示其组织起源为少突胶质细胞谱系,这主要基于肿瘤细胞的形态学类似于正常的少突胶质细胞。推测,少突胶质细胞肿瘤起源于发生肿瘤转化的成熟少突胶质细胞或是尚未成熟的前体细胞。转基因鼠的实验研究中,尽管转基因的目标事件和靶细胞不同,但转基因鼠所发生的脑肿瘤中,常能见到少突胶质细胞瘤的表型,提示少突胶质细胞肿瘤可能起源于祖细胞。与啮齿动物的双能祖细胞类同的人类前体细胞是 O2-A 祖细胞,而 O2-A 细胞可以分化为少突胶质细胞或 2 型星形细胞。许多少突胶质细胞肿瘤中具有混合胶质细胞成分,尤其是星形细胞.这支持了少突胶质细胞肿瘤可以起源于胶质前体细胞的推测。这些前体细胞是具有向星形细胞和少突胶质细胞分化潜能的多能细胞。当少突胶质细胞瘤中少突胶质细胞以外的胶质细胞成分所占比例不超过 10%～25% 时,仍只诊断为少突胶质细胞肿瘤。

三、分子遗传学特征与分子亚型

1.分子遗传学特征

(1)Olig 基因与 GFAP:少突胶质细胞谱系特异性核转录因子(Oligodendrocyte lineage-specificbasic helix-loop-helix transcription factors,Olig),包括 Oligl 和 Olig2,为碱性螺旋一环一螺旋转录因子,调控少突胶质细胞发育和分化,主要表达在少突胶质细胞核。Olig2 在少突胶质细胞瘤中表达明显高于星形细胞瘤和少突一星形细胞瘤,而在胶质母细胞瘤中低表达或不表达,在混有少突胶质细胞成分的胶质母细胞瘤中则出现高表达。胶质纤维酸性蛋白(glial fibrillary acidic protein,GFAP)抗体能特异性标记星形细胞。结合 Olig2 和 GFAP 在少突胶质细胞瘤和星形细胞瘤中的不同表达,可以对这两类胶质瘤进行鉴别。

(2)染色体 1p/19q LOH:少突胶质细胞瘤最常见的遗传学改变是 19 号染色体长臂(19q)杂合性缺失(loss of heterozygosity,LOH),其发生频率为 50%～80%;第二常见的遗传改变是 1 号染色体短臂(1p)LOH,发生率为 40%～92%。1p 和 19q 联合杂合性缺失是少突胶质细胞瘤的典型分子遗传学特征,发生率为 60%～70%,而这种缺失在其他类型胶质瘤,特别是星形细胞瘤中很少发生。根据 1p/19q LOH 在少突胶质细胞瘤与星形细胞瘤中的不同发生率,检测 1p/19q LOH 可以辅助传统的组织病理学诊断。须强调的是,1p/19q LOH 虽然是少突胶质细胞瘤中一种特异的分子遗传学改变,但这并不意味着没有这种改变就可以排除少突胶质细胞瘤的诊断。对于已经确诊为少突胶质细胞瘤的患者,1p/19q LOH 的检测可以给临床医师提供关于患者治疗反应与预后的有价值的参考信息。有研究报道,在 44 例间变性少突胶质细胞瘤中,存在染色体 1p/19q LOH 的平均生存期为 10 年,而无此种分子遗传学改变的平均生存期仅为 2 年。1p/19q LOH 还与间变性少突胶质细胞瘤的放/化疗敏感性相关。

(3)TP53 基因突变与 17p LOH:位于染色体 17 p13.1 位点上的 TP53 基因突变是星形细胞瘤的典型分子遗传学特征.在少突胶质细胞瘤中很少发生(10%～1 5%);星形细胞瘤发生的 TP53 基因突变通常伴有染色体 17p LOH,而少突胶质细胞瘤 17p LOH 很少见(<10%)。少突一星形细胞瘤的分子遗传学改变与"纯"少突胶质细胞瘤不同,其没有与少突胶质细胞瘤和星形细胞瘤完全相同的遗传改变。有 30%～50% 的少突一星形细胞瘤有 1p/19q LOH;而约 30% 的少突一星形细胞瘤有在星形细胞瘤中常出现的遗传改变,如 TP53 基因突变/17p LOH。有意思的是,具有 TP53 突变和 17pLOH 的病例却没有 1p/19q LOH 的少突一星形细胞瘤,常以星形细胞瘤为主;而具有 1p/19q LOH 的少突一星形细胞瘤常以少突胶质细胞瘤为主。以上证据表明,组织形态诊断为少突一星形细胞瘤的肿瘤,却具有分手遗传背景的不均一性。

(4)IDH1 和 IDH2 突变:异柠檬酸脱氢酶(isocitrate dehydrogenase,IDH)是三羧酸循环中的一种关键性限速酶,催化异柠檬酸(isocitrate)氧化脱羧生成 α-酮戊二酸(α-KG)及 CO_2,为细胞新陈代谢提供能量和生物合成的前体物质。异柠檬酸脱氢酶(IDH)基因家族有三种异构酶(IDH1、IDH2、IDH3)。1DH 催化反应生成的产物包括 α-KG 和还原型辅酶Ⅱ(NADPH)。NADPH 作为体内还原性氢的供体,一方面参与细胞抵御氧化应激反应,另一方面还参与不饱和脂肪酸的氧化过程。IDH 基因的杂合性突变降低了 IDH 酶催化异柠檬酸氧化脱羧生成 α-KG 的能力,并且导致 a-KG 和 NADPH 含量的减少,使得这些细胞对氧化损伤更敏感。此外，突变的 IDH 还可获得一种新的酶活性，它能促进 II-KG 还原成右旋 2-羟基戊二酸[R（2）-2-hydroxyglutarate，2HG]。转换羟基戊二酸的过程需要消耗酮戊二酸和 NADPH，这就进一步降低了对氧化损伤的防护作用。IDH 突变与 HIFlα 的含量升高也有关，而缺氧诱导因子 1α(hy-poxia-inducible Factor-l alpha，HIFlα)是调节肿瘤发生过程(血管生成和细胞凋亡)的一种重要转录因子，可以在低氧条件下促进肿瘤生长。

IDH1 或 IDH2 突变在多数 WHO Ⅱ级或Ⅲ级胶质瘤和继发性胶质母细胞瘤中发现。IDH1 基因最常见的突变类型是 R132H(约 90%)，其次是 R132C(4%)；较少见的 IDH1 突变(R132S、R132G 和 R132L)出现在约 6% 的肿瘤中。IDH2 突变约在 5% 的胶质瘤中出现，其中多数是少突胶质细胞瘤。少突胶质瘤细胞和星形细胞肿瘤中都存在 IDH 突变，提示它们可能具有共同的细胞起源。在少突胶质细胞瘤中，几乎所有 1p/19q 联合缺失的少突胶质细胞瘤都具有 IDH1/2 的突变；尽管 1p/19q 缺失和 TP53 突变几乎是相互排斥的，但 IDH 突变在 1p/19q 联合缺失和 TP53 突变的胶质瘤中均可出现。IDH1 和 IDH2 突变在组织学同胶质瘤影像学相似的非肿瘤病变(反应性胶质增生、放射改变、病毒感染、梗死、脱髓鞘病变等)中不存在，参考这一重要特点可以提高活检诊断的准确性。

除了具有诊断价值外，存在 IDH1/IDH2 的突变也和低级别弥漫性胶质瘤、间变性星形细胞瘤以及胶质母细胞瘤的较好结局相关，并且是患者较长生存期的独立预后因素。所以，对星形细胞瘤的 IDH1/IDH2 突变检测在诊断和预后方面都具有重要意义。

(5)其他分子遗传学标记物：尽管少突胶质细胞瘤与星形细胞瘤典型的分子遗传学特征明显不同，两者发生恶性进展的机制可能相同。间变性少突胶质细胞瘤与低级别少突胶质细胞瘤在 1p/19qLOH 上有相同发生率，但在染色体 9p 和 10q 缺失的频率明显提高，而后两种改变在恶性星形细胞瘤的进展中也常见。9p21 上的肿瘤抑制基因 CD-KN2A 在约 25% 的间变性少突胶质细胞瘤中有纯合性缺失，包括有或无 1p/19q LOH 的肿瘤，这与间变性星形细胞瘤相似。10q23.3 上肿瘤抑制基因 PTEN 的突变在胶质母细胞瘤中很常见，在星形细胞瘤中常检测到 10q LOH，但在间变性少突胶质细胞瘤中 PTEN 突变不常见。伴有 10 号染色体缺失和 7 号染色体扩增的间变性少突胶质细胞瘤通常没有 1p/19q LOH。这些肿瘤可能是间变性少突胶质细胞瘤的一个亚型，在遗传学上与胶质母细胞瘤相似，预后与伴有 1p/19q LOH 的肿瘤不同。也有报道，少数间变性少突胶质细胞瘤 EGFR 基因有扩增。在间变性少突胶质细胞瘤中出现的异常分子遗传学改变比 WHO Ⅱ级少突胶质细胞瘤增多。

2.分子亚型

分子分型的理念已经从星形细胞肿瘤延伸至少突胶质细胞肿瘤。研究发现，少突胶质细胞瘤与同级别的星形细胞瘤相比，通常具有较好的临床预后。1p/19q LOH 是一项独立的具有显著意义的预后影响因子，与少突胶质细胞瘤是否具有良好预后密切相关，也为其分子亚型分类奠定了分子遗传学基础。基于少突胶质细胞瘤的分子遗传学标记物，根据不同的预后和治疗反应，可尝试将少突胶质细胞瘤分成四种分子亚型。Ⅰ型，肿瘤包含 1p/19q LOH，没有其他的遗传改变；Ⅱ型，肿瘤有 1p LOH，没有 19q LOH，或者其他遗传改变合并 1p/19q LOH；Ⅲ型，肿瘤含有 TP53 突变；Ⅳ型，肿瘤既没有 1p LOH，也没有 TP53 突变，但是包含其他遗传改变，如 CDKN2A 丢失，10qLOH，PTEN 突变，以及 EGFR 突变和扩增。Ⅰ型患者对化疗敏感的持续时间最长（＞31个月），且预后最好（中位生存期＞123个月），Ⅱ、Ⅲ型患者预后中等（中位生存期71个月），且对化疗敏感的持续时间不长（分别为11个月、7个月），而Ⅳ型患者预后最差（中位生存期16个月），对化疗敏感的很少（18％）。因此，同时具有染色体1p/19qLOH，不伴有PTEN基因突变、CDKN2A的纯合性缺失、EGFR的扩增等基因改变的少突胶质细胞瘤对放疗或化疗敏感，预后较好。

四、病理

1.肉眼病理

少突胶质细胞肿瘤一般发生在大脑半球的浅表，为边界清楚的灰粉色肿块。与同级别星形细胞瘤相比，更容易向皮质浸润，甚至可以呈蘑菇样生长，通过脑表与硬脑膜粘连而被误认为脑膜瘤。多数少突胶质细胞肿瘤生长缓慢，并可以出现囊变及坏死。自发性出血倾向可使临床症状突然恶化。50％以上肿瘤出现钙化，一般呈条索状，常发生在血管壁内，也见于瘤周脑组织中。肿瘤有时出现广泛的脑膜和脑室播散，而与病理级别无关，主要由于肿瘤邻近脑脊液循环通路，或由手术引发。

2.组织病理

少突胶质细胞瘤由均匀一致的细胞组成，无突起，细胞密度中等，细胞间存在神经纤维网。细胞核呈圆形或卵圆形，核深染，周围胞质清晰，描述为"煎蛋"样或"蜂巢"样形态。这种特征性的细胞形态是经甲醛溶液固定后、在切片制作过程中产生的，冷冻切片不能见到。肿瘤存在网状的薄壁毛细血管是另一个特征性表现（图8-1）。枝芽状的血管结构将肿瘤细胞分隔成肿瘤细胞群，有时见到少突胶质细胞瘤同周围正常的白质有明显的边界，甚至被误认为转移瘤。其他组织学特点包括微钙化、囊/黏液样变性。

间变性少突胶质细胞瘤组织学上为恶性，可以出现中枢神经系统外，转移。肿瘤具有可辨认的少突胶质细胞瘤成分，同时具有下述部分或全部间变的特点，即细胞密度增高、明显的细胞非典型性、有丝分裂活跃、微血管增殖和坏死。需要注意的是，在间变性少突胶质细胞瘤中出现微血管增殖和假栅栏样坏死，并不诊断胶质母细胞瘤。少突胶质细胞瘤出现间变并不意味着肿瘤迅速生长，这点不同于星形细胞肿瘤。如果肿瘤中出现明显的星形细胞成分，则需诊断间变性少突—星形胶质细胞瘤，这种背景下，如果出现坏死，则预示预后要差。间变性少突胶质细胞瘤比少突胶质细胞瘤更具有侵袭性。

胶质母细胞瘤伴有少突胶质细胞瘤成分：胶质母细胞瘤偶尔会包含类似少突胶质细胞瘤的灶性区域，但大小和多少有异。两项恶性胶质瘤的大宗研究提示，在同时含有少突胶质细胞和星形细胞两种成分的间变性胶质瘤中，如果出现坏死，则预后更差。在是否把这种组织学表现形式确定为新的肿瘤病种问题上，WHO神经病理专家意见尚有分歧。有的学者建议使用"少突胶质细胞瘤WHO Ⅳ级"或"多形性少突胶质细胞胶质母细胞瘤"的称谓；但多数病理学家认为，在将其确定为一个新的病种前还需要更多的临床和病理学数据，尤其需要确认这种肿瘤的预后是否好于经典的胶质母细胞瘤。2007年WHO新分类建议将这种肿瘤称为"胶质母细胞瘤伴有少突胶质瘤成分"。

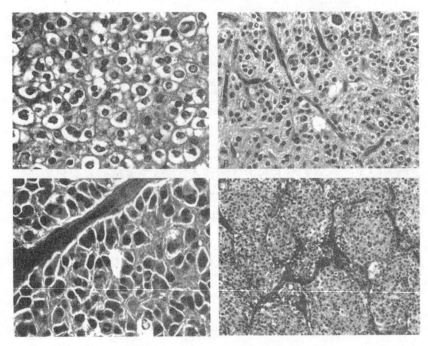

图 8-1　少突胶质细胞肿瘤组织病理

3.分子病理

少突胶质细胞肿瘤尚无可靠的诊断性免疫组织化学标志,与其他生物标志物联合检测,对鉴别少突胶质细胞瘤及星形细胞来源的胶质瘤具有一定的参考价值。

Oligl 和 Olig2 虽然主要表达在少突胶质细胞核,但 Oligl 和 Olig2 也可表达在其他胶质瘤中,所以并非特异性地只在少突胶质细胞瘤中表达。SOX10,另一个少突胶质细胞分化的关键转录因子,在少突胶质细胞瘤和星形细胞肿瘤中也都表达。少突胶质细胞瘤细胞持续表达微管相关蛋白 2(MAP2),此蛋白和成熟中枢神经系统的神经元细胞骨架有关,也表达在发育中的胶质祖细胞。MAP2 免疫活性也常见于星形胶质细胞、神经元和神经细胞肿瘤。

少突胶质细胞和其他许多神经外胚层肿瘤都可以表达 S-100 蛋白和 HNK1(抗 Leu7、CD57)糖类表位。肿瘤中所包含的小肥胖细胞和胶质纤维性少突胶质细胞都可以表现为胶质纤维酸性蛋白(GFAP)阳性。所以,GFAP 阳性并不排斥少突胶质细胞瘤的诊断。

波形蛋白(vimentin)在低级别少突胶质细胞瘤中不常见,但在间变性少突胶质细胞瘤中常见。细胞角蛋白(cytokeratins)在少突胶质细胞瘤中呈阴性,但细胞角蛋白的某些抗体如 AF1/AE3 也可以与其他中间丝蛋白有交叉反应,包括与 GFAP 有交叉反应。

1p/19q 的缺失对区分少突胶质细胞瘤和神经细胞瘤有帮助。少突胶质细胞瘤很少有 TP53 基因突变。实际上,TP53 突变在少突胶质细胞瘤中与 1p/19q 的缺失几乎是相互排斥的。但出现 1p/19q 联合缺失的少突胶质细胞瘤几乎均具有 IDH1/IDH2 突变。

Ki-67 抗原为一种细胞增殖的核抗原,主要用于判断肿瘤细胞的增殖活性,Ki-67 抗原除 G0 期以外,表达在所有的细胞活动周期(G1、S、G2 和有丝分裂期)中。研究表明 Ki-67 增殖指数与肿瘤的分化程度、浸润或转移及预后有密切关系,是判断肿瘤预后的重要参考指标之一。在少突胶质细胞瘤,Ki67染色一般小于5％。

五、临床表现

少突胶质细胞肿瘤的症状和体征主要取决于肿瘤的部位和进展速度。少突胶质细胞瘤可以是无症状性肿瘤,生长缓慢,病程甚至可以长达数十年,多数发生于大脑半球,偶见于脑干、小脑和脊髓等。少突胶质细胞瘤最常出现癫痫症状,且往往是首发症状,可以表现为部分性癫痫,也可以是复杂性癫痫。间变性少突胶质细胞瘤倾向表现出颅内压增高症状,如头痛和视盘水肿,归因于肿瘤的占位效应和脑脊液通路梗阻。根据肿瘤累及的不同部位可以出现相应的局限性神经功能障碍的症状与体征,以及认知或精神症状。少突胶质细胞肿瘤较少种植在中枢神经系统的其他部位,也很少出现颅外转移。

从少突胶质细胞瘤恶性进展为间变性少突胶质细胞瘤一般为6～7年,亦可以恶性进展为胶质母细胞瘤。少突胶质细胞瘤总体预后好于弥漫性星形细胞瘤,平均存活期为5.1～7.5年。

六、辅助检查

(1)CT扫描上少突胶质细胞瘤为低密度或等密度病灶,肿瘤内常见结节状、斑片状或簇状钙化(约80％),钙化呈明显高密度,囊变呈低密度,肿瘤常伴有皮质受累,增强扫描后强化程度不一,从无明显强化至明显强化(图8-2)。头颅X线平片上有时就可以见到钙化,但CT发现肿瘤钙化比头颅X线平片更敏感,对术前定性诊断有很大帮助。CT骨窗有利于观察肿瘤邻近骨质改变情况。

(2)MRI平扫及增强扫描是术前诊断及术后随访的首选检查技术。肿瘤MRI信号常不均匀与肿瘤存在钙化、囊变等有关。实性肿瘤部分呈T_1WI稍低信号、T_2WI稍高信号,钙化在梯度回波T_2WI呈明显不均匀低信号。增强扫描约50％的肿瘤呈不均匀强化(图8-2)。MRI平扫及增强扫描是术前诊断及术后随访的首选检查技术。多数间变性少突胶质细胞瘤在MRI上出现不均匀强化,但影像学不表现强化并不能除外间变性少突胶质细胞瘤。环状增强不常见,但如果出现则预后不良。

(3)其他可供选择的影像学检查:①DWI,肿瘤通常为低信号。②DTI,肿瘤周围的白质纤维束常被肿瘤侵犯,也可以被推移。③MRS,肿瘤内NAA(N-乙酰天冬氨酸)下降,Cho(胆碱)略升高。④PWI,rCBV升高。⑤fMRI,可以用来定位主要的功能区,并显示功能区与肿瘤的关系;⑥PET,FDG(^{18}F-脱氧葡萄糖)在少突胶质细胞瘤中的代谢与正常脑白质相似,而MET(蛋氨酸)在少突胶质细胞瘤中呈高代谢;间变性少突胶质细胞瘤FDG可以表现高代谢。

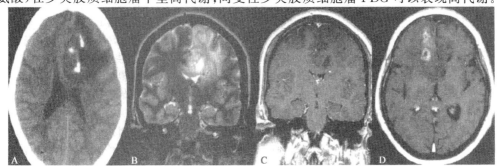

图8-2　少突胶质细胞肿瘤影像学表现

七、诊断

中老年发病,癫痫常为首发症状,病史依肿瘤的组织级别而不同,可以出现颅压高和局限神经缺陷症状,或有先前确诊的少突胶质细胞瘤病史,病情再度出现进展。结合影像学检查一般可以做出初步诊断。确诊依靠肿瘤特征性的组织病理及分子病理诊断。

八、治疗

少突胶质细胞肿瘤治疗的总原则是以手术为主的综合治疗,临床干预的目的是改善神经功能状况和延长患者的生存期。少突胶质细胞肿瘤对治疗效果应根据 RANO 标准对神经影像进行判断。

1.手术治疗

手术切除肿瘤可提供病理诊断并缓解症状,为下一步治疗提供依据;影像学全切肿瘤可以延迟和阻止少突胶质细胞瘤发生恶性进展,具有明显的生存获益。一般来说,对于可以实现最大限度地安全切除的少突胶质细胞瘤肿瘤,应当选择手术切除。

位于额极或颞极的少突胶质细胞瘤,体积较小时,可能通过全切或扩大切除而治愈。位于重要脑功能区的非症状性肿瘤,如果肿瘤体积尚小或仅存在癫痫且可被药物良好控制,患者担忧重要神经功能的缺失,可以严密随访观察,直至病情进展或癫痫不能控制时再行手术,但必须告知患者这种观察具有病情快速进展的风险,因为影像学上无强化的少突胶质细胞肿瘤,其中约30%的肿瘤组织学其实已经发生间变。脑重要功能区的少突胶质细胞瘤的手术切除,可以采用多模态医学影像的三维融合技术、唤醒手术与直接电刺激及脑功能图标记、术中磁共振成像、术中超声检查、荧光介导的手术等技术进行辅助。手术后影像学复查应在48~72h进行,少突胶质细胞瘤采用 MRI 的 T_2WI 或 FLAIR 序列,间变性少突胶质细胞瘤加行对比增强检查。

对于少突胶质细胞瘤,如果完成了最大限度地安全切除,后续处理包括观察、分割外照射或化疗,患者预后危险性评估有助于决定临床处理策略。对于少突胶质细胞瘤,如果下述条件中有 3 条或以上不符合,视为高危险,应当积极采取术后辅助治疗措施:①病理诊断为少突胶质细胞瘤或混合性少突-星形细胞瘤。②年龄<40 岁。③KPS≥70;④肿瘤大小<6cm;⑤轻微或无神经功能缺陷;⑥染色体 1p 和 19q 联合缺失;⑦IDH1 或 IDH2 突变。不满足最大限度切除的少突胶质细胞瘤或是间变性少突胶质细胞瘤,在明确病理诊断后,建议给予辅助放射治疗和化疗。

2.放射治疗

少突胶质细胞瘤和间变性少突胶质细胞瘤放射治疗的靶区和剂量选择可分别参考弥漫性星形细胞瘤和高级别星形细胞瘤的处理方案。少突胶质细胞瘤放疗的总剂量推荐为 45~54Gy,间变性少突胶质细胞瘤放疗总剂量推荐为 54~60Gy,分次剂量一般推荐为1.8~2.0Gy。少突胶质细胞瘤在 MRI 图像上一般无明显的增强效应,其大体肿瘤靶区主要是根据 MRI FLAIR 或 T_2 图像上的异常信号区来确定。对于已行手术切除的患者,应于术后行 MRI 复查以确定是否有肿瘤残留,并以此作为确定大体肿瘤靶区的依据.而术前 MRI 则作为参考。推荐对于 MRI 对比增强的少突胶质细胞瘤,最初的临床靶体积为强化的肿瘤加上 FLAIR 像或 T_2WI 像上异常显示并外扩 2cm,缩野推量时,仅包括强化肿瘤外 2cm。

与常规二维放疗相比,三维适形放疗(3DCRT)和调强放疗(IMRT)技术在靶区剂量的覆盖率、适形性及对正常组织和结构保护方面均具有明显的优势。尽管目前尚未有证据显示3DCRT 和 IMRT 可提高少突胶质细胞肿瘤的疗效,但在剂量学上已有充分证据证明其能明显减少正常脑组织和敏感器官受照剂量,有利于减少放射并发症。

尽管有回顾性研究报告,应用立体定向放射外科(SRS)、立体定向放射治疗(SRT)和立体定向近距离治疗(SBT)技术治疗初发性或复发性低级别胶质瘤,对不能手术切除或治疗后复发的小体积肿瘤显示出较好的疗效,但其疗效是否优于标准分割的适形放疗尚不清楚。考虑到 SRS 或 SRT 的分次剂量大,以及 SBT 累积剂量效应持续时间较长(>9 个月),靶区周围正常组织和结构发生远期放射性损伤的潜在风险性较高,因此,临床上一般不推荐这些技术作为初发性低级别胶质瘤手术切除后的首选治疗手段。

放射治疗后的远期神经毒性主要表现为认知能力障碍和脑组织局灶性坏死。脑坏死被认为与放疗剂量有关。虽然影响患者认知能力障碍的因素很多,包括放疗总剂量、分次剂量、照射体积、化疗药物、抗癫痫药物、肿瘤部位、肿瘤复发及原先存在的神经系统病变等,这些因素之间是否存在相互作用还不清楚。但是,由于少突胶质细胞肿瘤患者的总生存期比星形细胞肿瘤要长,制订治疗计划时应充分考虑由放疗引起的远期风险。

3.化学治疗

低级别少突胶质细胞瘤化疗效果仍不十分肯定。染色体 1p/19q 的联合缺失是少突胶质细胞肿瘤化疗敏感性生物标志物。1p/19q 联合缺失的间变性少突胶质细胞瘤、间变性少突一星形细胞瘤,可以在分割外照射基础上选择替莫唑胺序贯治疗或 PCV 方案,或者 PCV 或替莫唑胺的单独化疗。1p/19q 单缺失或无缺失的间变性少突胶质细胞瘤、间变性少突一星形细胞瘤可以直接进行分割外照射治疗,也可以分割外照射辅以替莫唑胺或 PCV 治疗,或者替莫唑胺或 PCV 单独化疗。对于 KPS 计分<60 分的间变性少突胶质细胞瘤,可以采用低分割外照射或标准外照射.或 PCV/替莫唑胺化疗,或仅采取缓解及支持治疗。

对于复发肿瘤,根据患者状况可以选择二次手术、放射治疗、化疗和生物治疗。复发/补救治疗推荐:①替莫唑胺。②贝伐单抗(Bevacizumab)和依立替康(irinotecan)联合应用。③亚硝脲类化疗。④PCV 联合治疗方案。⑤依立替康;⑥铂类化疗药。

九、预后及随访

少突胶质细胞瘤属生长缓慢的肿瘤,患者的生存期相对较长。据美国脑肿瘤登记资料,10 年生存率和 5 年生存率分别为 71% 和 54%。少突胶质细胞瘤恶性进展的间隔期比弥漫性星形细胞瘤要长。临床预后指标包括,接受手术时的年龄、是否为额叶肿瘤、术后 KPS 计分、影像学上有无对比增强和是否全切。组织学的不良预后指标包括坏死、高有丝分裂活性、细胞密度增加、胞核具非典型性、细胞多形性和微血管增殖。小肥胖细胞或胶质纤维型少突胶质细胞存在与否和患者生存期无关。Ki-67 阳性 3%~5%,为不良预后指标。染色体 1p 缺失和 1p/19q 联合缺失的患者具有较长的生存期。

少突胶质细胞瘤患者在诊断后的 3~5 年至少每间隔 6 个月进行一次临床及影像学随访,而间变性少突胶质细胞瘤每间隔 4 个月进行一次。如果病情一直稳定,以后的随访频度可以视病情减低。

第九章 室管膜瘤

室管膜瘤(ependymoma)是较为少见的神经上皮性肿瘤,来源于脑室与脊髓中央管表面室管膜细胞。室管膜瘤主要发生于颅内(含幕上、幕下)及脊髓(包括圆锥-马尾-终丝)等部位,本章主要讨论颅内室管膜瘤。

一、流行病学

室管膜瘤占所有成人颅内肿瘤发病率的 2%~6%,幕上为主,男女间发病率无显著差异。儿童中发病率较成人高,约占所有儿童颅内肿瘤的 10%,以幕下为主(表 9-1)。室管膜瘤常引起脑积水和颅内压升高,部分第四脑室肿瘤还可导致脑神经功能障碍、共济失调、颈强直等脑干及小脑症状。此外,肿瘤细胞还可沿脑脊液在中枢神经系统中播散。鉴于室管膜瘤的低发病率与相关研究较少,其标准治疗方案仍存在争议。外科手术切除是目前室管膜瘤的主要治疗手段,放疗则作为重要辅助治疗手段,在术后肿瘤残余及复发的治疗中发挥作用。成人室管膜瘤预后好于儿童。

表 9-1 成人与儿童颅内室管膜瘤比较

	成人	儿童
发病率	颅内肿瘤中占 2%~6%	颅内肿瘤中约占 10%
位置	主要位于幕上	主要位于幕下
脑脊液播散	较少见	较多见
5 年生存率	55%~90%	40%~65%

二、分子生物学

尽管对室管膜瘤的分子生物学研究较少,但现有结果提示人体第 22 号染色体突变可能导致室管膜肿瘤形成。22 号染色体长臂(22q)包含 Ⅱ 型神经纤维瘤病(neurofibromatosis type 2,NF2)基因,该基因是一种重要的抑癌基因。有 50%~60% 的成人室管膜瘤患者存在 22q 缺失。此外,约 35% 的室管膜瘤患者中发现存在鼠双微粒体-2(murine double minule 2,MDM2)基因扩增。第 1、6、7、9、11、12、13、16、17、1 9 和 20 对染色体异常与室管膜瘤发生间的关系也有少量报道。p53 基因与室管膜瘤间尚未发现关联。

三、病理学

幕上室管膜瘤常起自侧脑室,亦可发生于第三脑室,幕下室管膜瘤则多起自第四脑室底。

2007 年世界卫生组织(World Health Organi zation,WHO)中枢神经系统肿瘤分类将室管膜肿瘤(ependymal tumors)分为四个主要类型:①室管膜下瘤(subependymoma,WHO Ⅰ级)。②黏液乳头状室管膜瘤(Myxopapillary ependymoma,WHO Ⅰ级)。③室管膜瘤(ependymoma,WHOⅡ级),其中包括细胞型(cellular)、乳头型(papillary)、透明细胞型(clear cll)及伸长细胞型(tanycvtic)。④间变性室管膜瘤(anaplastic ependymoma,WHOⅢ级)。

室管膜瘤 4 个分型的区别主要体现在病理层面,与预后基本无关。肉眼观肿瘤呈灰红色,血供一般较为丰富,边界清,分叶,有时有囊变。幕上室管膜瘤钙化多于幕下肿瘤。镜下观肿瘤细胞形态不完全一致,细胞中度增殖,核大,呈圆形或椭圆形,核分裂象少见,可有钙化或坏死。镜下室管膜瘤有两种结构特征:①血管周假菊形团(perivascu-lar pseudorosettes),由肿瘤细胞按突起的方向向肿瘤血管壁排列所形成的栅栏样结构,其中央血管周围为由长而内含胶质纤维的细胞突起所构成的无核区,外周由肿瘤细胞核所紧密围绕。②真菊形团(rosettes),由少量形态一致的多角肿瘤细胞放射状排列所成,中央形成一管腔,为室管膜瘤所特有,较为少见,但有诊断价值。免疫组化染色常可见肿瘤细胞中神经胶质细胞标志物——神经胶质纤维酸性蛋白(glial fibr 川 ary acidic protein,GFAP)阳性,提示肿瘤的神经上皮来源。

间变性室管膜瘤镜下可见肿瘤细胞增殖明显,形态多样,细胞核不典型,核内染色质丰富,分裂象多见。肿瘤丧失室管膜上皮细胞的排列结构,真菊形团罕见.假菊形团结构亦不典型,免疫组化染色见 GFAP 阳性率较低级别室管膜瘤低。肿瘤内血管增殖明显,可出现坏死。间变性室管膜瘤侵袭性强,易出现脑脊液播散并种植。

室管膜瘤尚无广泛接受的临床分期系统。

四、临床表现

室管膜瘤总体生长缓慢,其临床症状取决于肿瘤所在位置、大小及恶性程度,通常情况肿瘤阻塞脑脊液循环引起颅内压升高时病程已较长。间变性室管膜瘤恶性程度高,生长较快,因此病程相对较短。根据位置不同,室管膜瘤的主要临床表现如下。

1.第四脑室室管膜瘤

(1)颅内压增高症状:特点为出现早,呈波动性,可因头位或体位改变而诱发或加重。头痛常为首发症状,并多有头晕、呕吐,可有强迫头位,头多向前屈或前侧屈。变换体位可出现剧烈头痛、眩晕、呕吐,甚至意识丧失,以及由于展神经核受影响而产生复视、眼球震颤等症状。发作性颅内压增高对诊断有一定意义.为有活动度的肿瘤突然阻塞正中孔或导水管引起脑脊液循环急性梗阻所致。肿瘤累及上颈段时可有颈后部疼痛及颈部抵抗。常见视盘水肿、视力减退。在幼儿可导致头颅增大,叩之有破罐声。

(2)小脑症状:肿瘤增大侵及小脑蚓部及半球时,则出现小脑症状。主要表现为身体平衡障碍,走路不稳,严重者甚至不能站立。亦多有上肢共济运动失调及眼球震颤。

(3)脑干及脑神经症状:肿瘤侵入脑干或压迫脑神经时,可产生三叉神经、展神经、面听神经及后组脑神经症状。少数可有长传导束症状,个别的有排尿障碍。晚期可有强直性发作及枕大孔疝症状。

2.侧脑室室管膜瘤

肿瘤生长缓慢,在出现脑脊液循环障碍之前症状多不明显。另外,肿瘤在脑室内有一定活动度,可随体位产生发作性头痛伴呕吐,不易被发觉,当体积增大足以引起脑脊液循环受阻时,才出现头痛、呕吐、视盘水肿等症状和体征,急骤性颅内压增高,可引起昏迷或死亡。肿瘤侵及邻近脑组织时,依其所在部位产生相应的大脑半球症状,如轻偏瘫、偏侧感觉障碍、偏盲等。因肿瘤深,不易侵犯皮质,故癫痫发作少见。

3.第三脑室室管膜瘤

极少见，多位于第三脑室后部。由于第三脑室腔隙狭小，易阻塞脑脊液循环通路，早期出现颅内压增高症状，并呈进行性加重。位于第三脑室前部者可出现视神经压迫症状及垂体下丘脑症状。位于第三脑室后部者可出现两眼上视障碍等松果体区症状。

4.大脑半球室管膜瘤

多见于额叶和顶叶内，常位于大脑深部的邻近脑室，也有显露于脑表面者。由于影响了邻近脑组织的功能，产生癫痫及相应的临床症状。但由于肿瘤多系良性，生长较慢，故病程较长，所引起的局灶症状也较轻，术前难以确诊。

此外，发生脑脊液肿瘤细胞播散时，可出现脊髓症状及神经根性疼痛。

五、辅助检查

室管膜瘤的诊断主要依赖于 CT、MRI 等影像学检查。CT 平扫可见肿瘤形状不规则，呈等密度或混杂密度分叶状占位、肿瘤位于第四脑室时，肿瘤后方和侧方常可见残存的脑室，脑脊液的存在使肿瘤边界清晰，但前方常与脑干分界不清，50%的第四脑室室管膜瘤存在钙化，呈单发或多发点状。侧脑室室管膜瘤多位于三角区，早期不易出现脑积水，故发现时往往体积较大。幕上室管膜瘤钙化较幕下少见，肿瘤常有囊变，增强扫描肿瘤呈轻度强化，如强化较为显著，则考虑间变性室管膜瘤。当室管膜瘤影响脑脊液循环时，可发生阻塞性脑积水，表现为脑室扩大，脑室周围水肿。

室管膜瘤 MRI 典型 T_1 加权像表现为等信号或略低信号，T_2 加权像为稍高信号，且信号不均一，这主要是由于肿瘤钙化、囊变、出血及坏死。瘤周水肿较轻。给予钆强化剂后，室管膜瘤可不同程度强化，其中间变性室管膜瘤强化较为明显（图 9-1）。CT 和 MRI 是颅内室管膜瘤的有效检查方法，MRI 可三维成像，无颅底骨伪影，对于第四脑室的室管膜瘤的诊断上明显优于 CT；而 CT 对于肿瘤内钙化显示好，在肿瘤的鉴别诊断及肿瘤定性诊断上大有帮助。临床上 MRI 的应用越来越广泛，结合 CT 及其他辅助检查手段，可以更好地指导诊断。

此外，颅骨 X 线平片能够大致提示颅内压升高程度，目前临床上已较少使用。腰椎穿刺细胞学检查有助于了解肿瘤细胞是否随脑脊液播散，对指导术后放化疗方案具有重要指导意义。但由于室管膜瘤常合并脑积水及颅内压升高，术前腰椎穿刺可能增大颅内外压力不均甚至诱发脑疝，应慎重进行。

六、诊断及鉴别诊断

室管膜瘤主要见于儿童及青年。患者病程较长，颅内压升高及脑积水症状明显，幕下病变出现脑干及小脑症状，幕上因累及脑室周围结构而出现大脑半球症状。影像学检查可见脑室内或脑室周围分叶状病变，CT 为等密度或混杂密度，T_1 加权像为等信号或略低信号，T_2 加权像为稍高信号。病变信号不均一，可合并钙化、囊变及出血，一般表现为轻中度强化。如强化较为显著，考虑为恶性室管膜瘤。室管膜瘤的确诊依赖术后病理诊断。

室管膜瘤应与其他脑室相关病变进行鉴别，主要包括以下几个方面。

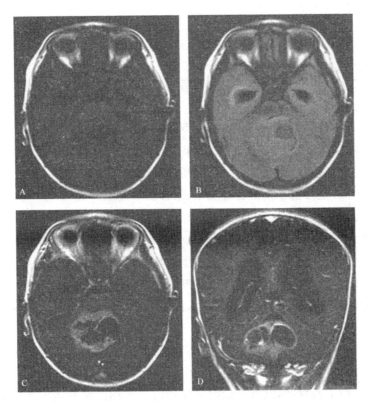

A.T$_1$ 加权像；B.T$_2$ 加权像；C.强化；D.幕上脑室显著扩大

图 9-1　室管膜瘤 MRI 表现

(1)局限于第四脑室的室管膜瘤主要须与髓母细胞瘤鉴别,前者多为良性肿瘤,病程长,发展慢,病变多有囊性变及钙化;后者起源于小脑蚓部,常突向四脑室,与脑干间常有一间隙,含脑脊液,其表现较光滑,强化扫描较室管膜瘤更明显,因其为恶性肿瘤,病程短,发展快,小脑损害出现较早,囊性变及钙化少见,病变信号多均匀一致;另外,髓母细胞瘤发生于成人者少见,髓母细胞瘤的周围有一环形的水肿区,而室管膜瘤却不常见。

(2)脉络丛乳头状瘤好发于第四脑室,肿瘤呈现节状,边界清楚,悬浮于脑脊液中,脑积水症状出现更早也更严重,脑室扩大明显,其钙化与强化较室管膜瘤明显。

(3)侧脑室室管膜瘤应与侧脑室内脑膜瘤相鉴别,后者常位于侧脑室三角后,形状较规则,表面光整,密度均匀,强化明显。

(4)大脑半球伴有囊变的室管膜瘤需与脑脓肿鉴别,后者起病急,常有脑膜脑炎的临床表现,脑脊液白细胞数高,糖和氯化物降低,影像学提示病灶强化与周围水肿常较前者更显著。

(5)星形细胞瘤及转移瘤的发病年龄多在 40 岁以上,常为明显强化,瘤周水肿占位效应重。

(6)第四脑室囊虫的症状与室管膜瘤较为相似,多发生在成人,小儿少见,但很少有小脑体征和脑神经损害,血中嗜酸性粒细胞增多.有皮下结节等有助于鉴别。

七、治疗

目前,尚无室管膜瘤治疗的大样本高级别循证医学证据。一般认为,外科手术是室管膜瘤最主要的治疗手段,也是影响预后的最主要因素。术后辅助放射治疗及化疗能够有效延长患者生存期。

1.外科治疗

手术目的在于在安全的前提下尽可能全切肿瘤,明确病理诊断,减轻占位效应并建立脑脊液循环。与星形细胞瘤不同,室管膜瘤呈膨胀性生长,与周围组织分界清楚,这为完全切除室管膜瘤提供了理论依据。Sutton 等对比分析了 45 名儿童室管膜瘤患者预后,发现全切或近全切(切除瘤体≥90%)组 5 年生存率为 60%,而部分切除组(切除瘤体在 50%～90%)5 年生存率仅为 21%。其他临床分析也得到类似效果。因此,室管膜瘤的切除范围是一个明确的预后因素。应根据肿瘤的位置、生长方向及肿瘤质地等选择合理的手术入路。相比幕上肿瘤,幕下肿瘤全切更为困难,这是由于周围存在脑干、第四脑室底脑神经核、椎-基底动脉及穿支动脉等重要结构。在显微手术广泛应用后,室管膜瘤手术的致残致死率显著降低。近年来,神经导航、神经电生理监测、术中 MRI 等技术手段的发展进一步提高了室管膜瘤手术治疗的效果。推荐术后 94～72h 复查强化 MRI 有助于明确手术切除范围,并指导后期放疗照射区域。

对于绝大多数患者而言,室管膜瘤生长缓慢,颅内压升高症状逐步进展。随着手术切除肿瘤,脑脊液循环通路重建,颅内压升高与脑积水随之缓解,无须特殊处理。对于少数迅速出现恶心、呕吐、头痛甚至脑疝等急性脑积水症状的患者,可视情况考虑行第三脑室底造口术、透明隔造口术、脑室体外引流或脑室腹腔分流术。但术前分流存在感染、肿瘤细胞播散、过度引流、肿瘤出血及硬膜下血肿的风险。

随着神经内镜的不断发展,已有文献报道神经内镜下切除脑室内室管膜瘤等实体瘤。神经内镜辅助显微手术也已被用于脑桥小脑三角区室管膜瘤切除。

2.放射治疗

放射治疗在室管膜瘤的综合治疗中发挥重要作用,其目的在于杀灭脑脊液中瘤细胞,防止蛛网膜下隙的播散;杀灭术后残留肿瘤,防止复发和可能出现的转移。采用放疗应视患者年龄、切除范围、病理性质及其是否存在播散转移等因素而定。一般认为,间变性室管膜瘤及肿瘤存在术后残余的患者应采用放疗,但对于全切的Ⅱ级室管膜瘤患者,是否应用术后放疗仍存在争议。一项对手术全切的Ⅱ级颅后窝室管膜瘤患者的研究发现,辅助放疗有助于控制肿瘤,但对预后无显著影响。另一方面,放疗范围的选择亦存在争议。美国国立综合癌症网络(National Comprehensive Cancer Network,NCCN)建议:对于Ⅱ级肿瘤全切且脑脊液 MRI 及细胞学检查均为阴性的患者,考虑给予瘤床区分块外照射放疗;对于间变性肿瘤或部分切换且脑脊液 MRI 及细胞学检查均为阴性的患者,考虑给予有限区域分块照射放疗;对于脑脊液 MRI 或细胞学检查其中任一项为阳性.无论其病理性质或全切与否,均应给予全脑脊髓放疗。由于可能导致明显认知功能障碍及内分泌异常,3 岁以下患儿一般不建议应用放疗,仅采用化疗。

3.化疗

室管膜瘤细胞对化疗不敏感。尚无证据提示相比单纯放疗,化疗辅助放疗能够改善预后。目前,化疗主要应用于肿瘤复发、姑息或支持治疗,以及幼儿术后患者。可选择的化疗药物主要包括顺铂、卡铂、依托泊苷、环磷酰胺、亚硝基脲、替莫唑胺及贝伐单抗等。

八、并发症的诊断、治疗和预防

术后可能发生以下并发症。

（1）颅内出血或血肿与术中止血不仔细有关。随手术技巧的提高,此并发症已较少发生。创面仔细止血,头颅前反复冲洗,可减少或避免术后颅内出血。

（2）脑水肿及术后高颅压可用脱水药物降低颅内压,糖皮质激素减轻脑水肿。

（3）神经功能缺失与术中损伤重要功能区及重要结构有关,术中尽可能避免损伤,出现后对症处理。

九、预后

成人室管膜瘤预后好于儿童。根据不同报道,成人患者 5 年生存率为 55%～90%,儿童则为 40%～65%。预后因素包括患者年龄、手术是否全切、WHO 分级及肿瘤位置（幕上或幕下）等。术后肿瘤复发一般发生于肿瘤原有基底部位。肿瘤脑脊液播散较少见,主要发生于间变性室管膜瘤及未能全切患者。

附:室管膜下瘤

室管膜下瘤（subependymoma）是罕见的一种良性肿瘤,老年及中年男性多见,在所有颅内肿瘤中不超过 0.7%。室管膜下瘤起源于室管膜下细胞,主要包括室管膜下胶质细胞、星形细胞及室管膜细胞。室管膜下瘤好发于第四脑室（50%～60%）,其次为侧脑室（30%～40%）,少见部位包括第三脑室和透明隔。镜下见肿瘤细胞均一成簇,细胞簇间存在无细胞纤维基质间隙及囊变。患者多无症状,大部分室管膜下瘤为尸检时偶然发现。如出现症状,以颅内压升高、脑积水为主。

CT 上,室管膜下瘤表现为等或稍低密度,在较大的病变内可以看到囊变和钙化,常伴有脑积水。增强扫描多无强化。MRI 中,T_1 加权像呈等信号,肿瘤 T_2 加权像呈高信号,大多无强化。室管膜下瘤主要与下列疾病进行鉴别。

1.室管膜瘤

常见于年轻人及儿童,有钙化、好发于第四脑室,明显强化。虽然室管膜瘤可以见于任何年龄,亦无性别差异,但在 3 岁以下的脑肿瘤患者中更为常见。儿童多见于颅后窝,青年人多见于幕上。脑室内室管膜瘤,有 60% 是见于第四脑室。

2.脉络丛乳头状瘤

位于脉络丛,明显强化,富血管,高密度。多见于儿童,进展较快,常常导致脑积水。MRI 上脉络膜乳头状瘤表现为 T_1 等到低信号脑室内肿块,T_2 序列上信号不一。常见流空信号,反映肿瘤血管丰富。由于脉络膜乳头状瘤常发生远处种植,常需行脊髓成像。

3.脑膜瘤

明显强化,多见钙化、女性相对多见。脑室内脑膜瘤相对少见,不到所有脑膜瘤的 1%,但在成人是一种相对常见的脑室内肿瘤,通常位于侧脑室三角区。可出现脑室周围水肿。

4.中枢神经细胞瘤

多见于 40 岁以下成人,呈不同程度强化的囊性肿块,起源于侧脑室壁或透明隔,倾向于发生在侧脑室前角。较少见,在所有颅内肿瘤中不超过 0.5%。

2007 年世界卫生组织（World Health Organi-zation,WHO）中枢神经系统肿瘤分类将室管膜下瘤归类于室管膜肿瘤,属 WHO Ⅰ级。室管膜下瘤可通过外科手术完全切除治愈。

第十章　脉络丛肿瘤

脉络丛肿瘤起源于脑室内的脉络丛上皮细胞,好发于儿童,是 1 岁时最常见的脑肿瘤。

主要有脉络丛乳头状瘤(papilloma of choroidplexus,choroid plexus papilloma)与脉络丛乳头状癌。脉络丛乳头状瘤是良性肿瘤,缓慢生长,常引起脑脊液的流动障碍,故常伴有脑积水。外科手术可治愈。脉络丛乳头状癌是脉络丛乳头状肿瘤的恶性亚型。显示间变特征,常侵及周围脑组织。常见 CSF 转移。

一、流行病学

脉络丛乳头状瘤可发生于任何年龄,但以儿童多见,主要见于 10 岁以下儿童,据文献报道,其发生占儿童颅内肿瘤的 1.47%～4.12%。儿童脉络丛乳头状瘤好发于 2 岁以下,约占总数的 72.1%,1 岁以下约占总数的 47.6%,平均发病年龄为 17.6 个月。有文献报道,男性发病率略高于女性。

脉络丛乳头状癌占脉络丛肿瘤的 11.3%～27.6%,文献报道略有差异。脉络丛乳头状瘤约有 10% 可发生恶性变。

二、解剖学

脉络丛肿瘤的好发部位因年龄有所不同,在儿童多见于侧脑室,在成人多位于第四脑室,

肿瘤在侧脑室者多位于三角区,亦可发生在颞角、额角和体部。发生在颅后窝的脉络丛乳头状瘤除可见于第四脑室外侧隐窝或第四脑室内外,亦可见于小脑脑轿三角区,后者系肿瘤原发于第四脑室外侧隐窝或第四脑室内,经过外侧孔突向小脑角所致。发生在第三脑室者少见。由于脉络丛组织的胚胎残余异位发展,使得肿瘤偶尔发生在大脑凸面。例外的异位肿瘤可发生在软组织内或蝶鞍上。儿童期肿瘤位于侧脑室者约占总数的 67.4%,第四脑室约占 19.1% 和第三脑室内占 13.6%。

三、分子生物学

脉络丛乳头状瘤和脉络丛乳头状癌曾出现在 Li-Fraumeni 综合征患者中。有 4 例报道,3 例有 TP53 密码子 248 的胚系突变。在散发的脉络丛乳头状肿瘤中没有检测到 TP53 的突变。细胞遗传学和分子遗传学经典的脉络丛乳头状瘤细胞遗传改变和 FISH 显示超二倍体,有 7、9、1 2、15、17 和 18 是染色体的获得。9 号染色体短臂的重复与脉络丛乳头状瘤和脉络丛异常增生相关。超单倍体可能是脉络丛乳头状癌的特征。

四、病因病理

猿病毒(SV40)DNA 序列是一种小的原始 DNA 病毒(乳多空病毒),在脉络丛乳头状瘤、脉络丛癌和室管膜瘤的演化中起到作用。40 年前,广泛应用含减毒活性 SV40 的急性脊髓灰质炎疫苗致数百万人隐性感染。SV40 是啮齿类动物的致癌基因,表达 SV40 大 T4 抗原的转基因鼠发生了脉络丛乳头状瘤,接种新生啮齿动物也诱发了脉络丛乳头状瘤和室管膜瘤。但

是,对人类的随访研究显示,急性脊髓灰质炎疫苗并不增加癌症的发病率。几项早期报道指出人脑肿瘤含 SV40 相关病毒 DNA。SV40 样病毒已从人胶质母细胞瘤中分离出来并从人脑肿瘤中克隆出来。然而许多报道称,分离 SV40 不能除外存在携带 SV40 的细胞株。用 PCR 方法再检测疑与人类肿瘤相关的 SV40 结果显示,SV40 样 DNA 可在 50% 人类脉络丛肿瘤和大部分室管膜瘤中检测到。最近研究在不同的肿瘤包括中枢神经系统外肿瘤(间皮瘤、肉瘤)和正常组织(如精液、B 和 T 淋巴细胞)中检测到可信的序列,研究发现,这些细胞都可以作为携带者在人群中播散 SV40。肿瘤中存在病毒并不意味其在肿瘤发生中起作用。

五、临床分期与临床表现

脉络丛乳头状瘤组织学相当于 WHO Ⅰ级,脉络丛乳头状癌相当于 WHO ⅲ级。

脉络丛乳头状瘤主要表现为脑积水而产生的颅高压症状。这主要由于肿瘤过多地分泌脑脊液,阻塞脑脊液循环,或是由于肿瘤出血引起蛛网膜下隙粘连所致。病程长短不一,平均 1.5 年左右,2 岁以内患儿病程约 2 个月,2 岁以上可达 6 个月。可以有颅内压增高和局限性神经损害两大类表现除头痛、恶心、呕吐等症状外,患者早期可有癫痫发作,之后可表现为易激惹、精神不适及视物模糊等,但局灶症状常不明显。部分患者可有淡漠,甚至意识改变,出现急性颅内压增高表现。

1.脑积水与颅内压增高

大部分病人伴有脑积水,其原因包括脑肿瘤的所在位置直接梗阻脑脊液循环所致的梗阻性脑积水及脑脊液的生成与吸收紊乱造成的交通性脑积水两种情况,脉络丛乳突状瘤病人临床所常见的颅内压增高征与脑积水的发生有直接关系,当然,肿瘤的占位效应亦是颅内压增高的重要原因。婴幼儿颅内压增高表现为头颅的增大和前囟张力的增高,精神淡漠,嗜睡或易激惹在较大的儿童及成人则可表现为头痛、呕吐及视盘水肿,甚至可出现阵发性昏迷。重度脑积水使皮质抑制功能降低或肿瘤直接影响均可导致癫痫发作。

2.局限性神经系统损害

局限性神经系统损害的表现因肿瘤所在的部位而异。肿瘤生长在侧脑室者半数有对侧轻度锥体束征;位于第三脑室后部者表现为双眼上视困难;位于颅后窝者表现为走路不稳、眼球震颤及共济运动障碍等。个别位于侧脑室者可表现为头部包块。本病临床上可见有自发性蛛网膜下腔出血的病史。肿瘤多位于脑室内.有的可移动,故有些病人表现为头痛突然加剧或缓解少数有强迫头位,这可能因肿瘤移动后突然梗阻了脑脊液循环通路所致。

六、辅助检查

1.实验室检查

腰椎穿刺可见脉络丛乳突状瘤的脑脊液蛋白含量明显升高,有的甚至外观呈黄色,所有梗阻性脑积水均有颅内压增高。

2.其他辅助检查

(1)X 线平片:部分病人头颅 X 线平片表现为颅内压增高征,颅缝增宽、颅面比例失常、颅盖呈"银线"征等,在成人指压痕增多,儿童为颅缝分离 15%～20%,可见病理性钙化,侧脑室肿瘤钙化较正常脉络丛钙化增大多为单侧。

(2)脑血管造影:脑血管造影示较深的肿瘤染色,并可显示来自正常脉络丛的增粗的肿瘤供血动脉,位于三角区内的侧脑室肿瘤常为外侧脉络膜后动脉,第四脑室内肿瘤常为小脑后下动脉的分支,而第三脑室脉络丛乳头状瘤为内侧脉络膜后动脉。

(3)CT检查:肿瘤在 CT 平扫时脑室明显增大内有高密度影,增强扫描呈均匀强化,边缘清楚而不规则,可见病理性钙化,有时可见蛛网膜下腔出血。肿瘤多为单侧,极少为双侧,位于侧脑室内者以三角区居多,位于颅后窝者多伴有幕上脑积水。除脉络丛乳突状瘤外,肿瘤多局限于脑室内,无明显中线结构移位。

(4)MRI检查:肿瘤的 MRI 表现在 T_1 加权像中呈低信号,较脑实质信号低但较脑脊液信号高;T_2 加权像中呈高信号,与脑脊液分界清楚而肿瘤轮廓不规则,有些可见局灶出血、钙化与血管流空影;FLAIR 像中由于脑脊液渗出导致高亮的室周信号;T_1+C 像中由于肿瘤有显著的均匀强化,囊变和小的局灶性坏死也可清晰表现。

七、诊断及鉴别诊断

根据临床表现及辅助检查资料,一般可以做出明确诊断,但仅由影像学检查不能可靠区分脉络丛乳头状瘤与脉络膜癌。

许多肿瘤需与脉络丛肿瘤相鉴别。绒毛肥大为两个侧脑室的脉络丛弥漫增大,组织学形态正常,患者常出现高分泌性脑积水。脉络丛癌与转移癌的鉴别非常重要。脉络丛肿瘤共同表达波形蛋白、角蛋白和 S-100 蛋白,有助于与其他转移癌相鉴别。另外,IEA125 和 BmEP4 也有帮助,因为它们标记95%的脑转移癌,而脉络丛乳头状瘤和脉络丛癌仅10%阳性。甲状腺运载蛋白与甲状腺素和维生素 A 的转化有关,是正常和肿瘤性脉络丛上皮的标记物。但是约20%的脉络丛乳头状瘤阴性,而其他脑肿瘤和转移癌可以阳性。最近报道,正常脉络丛、脉络丛乳头状瘤和脉络丛癌突触素强阳性,但这一发现没有被其他人证实。一项研究显示,胰岛素样生长因子Ⅱ(IGFⅡ)可以在脉络丛乳头状瘤表达,但其他脑肿瘤阴性。由于先前的研究显示 IGFⅡ可以在星形细胞瘤、脑膜瘤和癌中表达,所以1GFⅡ是否具有鉴别诊断意义还待证实。癌胚抗原(CEA)阳性提示转移癌,虽然偶尔脉络丛癌也阳性。非上皮性的间叶性肿瘤也可起源于脉络丛,包括脑膜瘤。

八、治疗

全切肿瘤是治愈脉络丛乳头状瘤的唯一疗法。开颅前可行脑脊液外引流,以降低颅内压和减少对脑组织的牵拉损伤。由于肿瘤血供较丰富,有时肿瘤血管出血电凝较困难,因此应尽量避免分块肿瘤切除宜找出肿瘤血管蒂,电凝后离断,争取完整切除肿瘤。

对发生在第四脑室的脉络丛乳突状瘤应颅后窝正中开颅;突向脑桥小脑三角者可做患侧耳后钩形切口,行单侧枕部骨窗开颅。第三脑室内肿瘤,肿瘤的蒂部多位于后上部的丘脑中间块或松果体隐窝处,采取胼胝体-透明隔-穹隆间入路进入第三脑室有明显优势,可以直接从上部暴露处理肿瘤蒂然后将肿瘤向前面翻转完整切除,侧脑室肿瘤血供多来自于肿瘤底部的脉络膜前动脉,可应用颞顶皮骨瓣开颅,在颞枕交界角回处皮质直切口进入侧室三角区,轻牵开皮质后先处理肿瘤底部的供血动脉,再分块切除肿瘤;但有学者认为此入路易损伤颞叶深部视放射和语言中枢,建议采用顶上小叶或顶间沟切开进入侧室。在儿童期,由于代偿能力强、皮质小直切口、术中牵拉轻微,可以减少颞枕入路术后失语和偏盲的发生,若瘤体过大,不必强求完整切除以防止损伤深部结构。

切除肿瘤前注意阻断供血动脉以利于手术中减少出血,对于未能完全切除肿瘤而不能缓解脑积水者,应当行分流手术,如为脉络丛乳突状癌术后应予放射治疗。术中出血是手术切除面临的主要问题,有学者建议术前采用导管技术行供血动脉栓塞.但因供血动脉走行较长且迂曲,使得选择困难,也有学者建议采用术前放射治疗或化疗来减少肿瘤供血。

对于未完全切除脉络丛乳突状瘤应行局部放射治疗,对降低复发率、延长生存期有效,全脑或脑脊髓放疗比起局部放疗并没有显著差异;对有复发征象或恶性变者也应做放射治疗。

九、并发症

可出现视力障碍、共济失调、强迫头位,自发性蛛网膜下腔出血等。手术并发症发生率8%～9.5%。术后最常见的并发症为脑室穿透引起的硬膜下积液,术后脑脊液分流术可增加硬膜下积液的发生率。

十、预后

脉络丛乳头状瘤系良性肿瘤,全切除后效果良好。1977 年 Farwell 报道儿童脉络丛乳头状瘤的 5 年生存率为 67%;1989 年 Ellenbogen 也报道此病预后极好,即使是脉络丛乳头状癌5 年生存率也达到 50%,该组随访的病例 5 年生存率为 75%,而 10 年生存率为 66.6%。近年来随着手术技术的提高及显微手术的开展,全切后 5 年无复发存活率已达 100%。肿瘤近全切除后复发率为 0～7%。

第十一章　神经元及混合性神经元-神经胶质起源肿瘤

这一类肿瘤比较少见,含不同成分的肿瘤性神经元细胞,以及不同比例的肿瘤性神经元细胞和肿瘤性胶质细胞,往往为星形细胞所组成。仅占中枢神经系统原发性肿瘤的10%,该类肿瘤特点是多见于儿童及青年患者,常伴有癫痫病史,影像学上常为囊实性病变、占位效应轻,常不增强或轻度强化,组织学多为WHO Ⅰ~Ⅱ级的肿瘤,单纯手术切除预后良好。2007年WHO分类中,这类肿瘤包括节细胞胶质瘤或节细胞瘤、小脑发育不良型节细胞瘤、婴儿促纤维生成型星形细胞瘤或节细胞胶质瘤、胚胎发育不良性神经上皮瘤、中枢神经细胞瘤、小脑脂肪神经细胞瘤、副节瘤、下丘脑错构瘤、脑室外神经细胞瘤、乳头状胶质神经元肿瘤、第四脑室伴菊心团形成的胶质神经元肿瘤。

第一节　节细胞胶质瘤和间变性节细胞胶质瘤

节细胞胶质瘤(ganglioglioma)是一由神经胶质瘤细胞与神经元瘤细胞组成的混合性肿瘤,WHO Ⅰ级。由Courville于1930年首次报道,是一种少见的原发性中枢神经肿瘤。它含神经元细胞和胶质细胞两种成分而得名,间变性节细胞胶质瘤(anaplastic ganglioglioma)定为Ⅲ级。

一、流行病学

节细胞胶质瘤占脑肿瘤的0.4%~2%。好发于儿童与青年患者,30岁以上患者少见,平均发病年龄在12岁,占儿童脑肿瘤的7.6%。男女比例约为2∶1。肿瘤可发生于中枢神经系统的任何部位.其中以颞叶最多见,其次为顶叶,小脑半球及脊髓则偶有发病。

二、病理

(1)节细胞胶质瘤质地较硬,分叶状,与周围脑组织边界清楚。切面呈灰色,钙化与囊变多见,有时肿瘤的实体部分仅为其壁结节。肿瘤常位于白质或灰白质交界区。

(2)光镜下可见大量节细胞,特别是含有不成熟的神经元,血管周淋巴细胞套、嗜酸小体及钙化等均高度提示节细胞性肿瘤。肿瘤性胶质细胞多为纤维型星形细胞,偶尔也以少突胶质细胞为主。肿瘤的间变或恶变主要源于肿瘤性胶质细胞。

(3)电镜下可见近突触处有致密核心的小泡。簇状的神经节细胞被结缔组织网状结构分隔,内有许多小血管。

(4)免疫组化可呈神经节细胞突触素(synapto-physin)阳性,酸性纤维蛋白(GFAP)染色阳性。

三、临床表现

(1)一般病程较长,平均为 1.5～1.8 年。

(2)肿瘤位于颞叶者,70%以上的病人临床表现为药物不能控制的顽固性癫痫发作,可呈现颞叶癫痫。其次为头痛、呕吐及肢体运动障碍,但比较少见。

(3)肿瘤位于第 i 脑室底部则表现为垂体及下丘脑的相关症状,如内分泌失调、视力障碍等;晚期还可出现头痛,呕吐等症状。

(4)位于下丘脑的肿瘤可出现脑积水与下丘脑损害表现,如垂体功能低下、早熟、饮食亢进、嗜睡、肢端肥大及糖尿病等。

(5)位于小脑半球及脊髓时,首发症状则为肢体运动障碍和共济失调。

四、辅助检查

1.头颅 CT 检查

大多数为低密度或等密度,少数为高密度。肿瘤边界清,钙化或囊变各约 1/3。瘤体内一般无出血及坏死,瘤周水肿及占位征象无或较轻。增强后,约半数肿瘤出现不均匀强化,部分肿瘤则无明显强化。位于大脑皮质表面的肿瘤可使颅骨内板受压而局部变薄。

2.头颅 MRI 检查

实体部分通常 T_1 呈低或等信号,囊性区表现为 T_1WI 低信号,信号强度可不均匀,略高于脑脊液的信号强度。T_2WI 囊性区为高信号。囊壁和附壁结节多呈等或略高信号。肿瘤与周围脑组织分界清楚,注射造影剂后,囊性肿瘤呈很弱的边缘性强化,实性者则表现为轻度的不均匀强化。

3.头颅 X 线平片检查

有 10%～20%显示絮状钙化。

4.血管造影

可见脑内有无血管区。

5.其他

间变性节细胞胶质瘤的 CT 和 MRI 表现与节细胞胶质瘤的表现大致相仿,不同之处在于,肿瘤常更大,瘤周水肿较明显,注射造影剂后增强的机会较多和可伴有软脑膜蛛网膜转移。

五、鉴别诊断

1.节细胞瘤

临床上和影像学上与神经节胶质瘤均难区分。需要靠组织病理学鉴别。

2.少突胶质细胞瘤

多分布在大脑半球(尤其是额叶),囊变少见,钙化常见,边缘可清楚或不清楚,强化有或无,瘤周水肿有或无,但有较明显的占位征象。

3.毛细胞型星形细胞瘤

大脑型毛细胞型星形细胞瘤好发于颞顶叶。肿瘤边界清楚,多呈囊性,肿瘤壁结节强化。可有癫痫、颅内压增高和局灶性症状。

4.胚胎期发育不良性神经上皮肿瘤

20岁以下好发,大多数位于颞叶,其次为额叶。顽固性复杂性的局灶性癫痫。CT发现颞或额叶有或无钙化、不伴水肿和不增强的低密度,MRI T_1WI 低信号,T_2WI 高信号和PDW1高或等信号病灶,以及密度、信号不均匀。

5.多形性黄色瘤型星形细胞瘤

多见于颞叶,多数为癫痫起病,病程较长。CT位于脑表浅部位的带壁结节的囊性或实性肿块,囊性为低密度,实性部分为低、等、略高或混杂密度,实体部分明显强化。MRI T_1WI 呈不规则低信号,T_2WI 呈高信号。

六、治疗

(1)手术切除是节细胞胶质瘤最佳的治疗方法。在肿瘤全切或近全切的病人中,50%~90%的癫痫发作能得到很好控制。全切肿瘤可使病人长期存活,并免于复发。

(2)肿瘤对放疗及化疗均不敏感,肿瘤如能完整切除,术后没有必要行放射治疗;手术不能全切时可考虑应用放疗。

(3)对间变性节细胞胶质瘤,手术切除后应行放疗、化疗等辅助治疗,预后亦较差。

七、预后

决定预后的主要因素是肿瘤能否全切。

(1)大脑半球的肿瘤,多数可经手术全切,预后一般较好,不能全切者,术后放疗作用不明显,肿瘤易复发,预后较差。

(2)位于中线结构的节细胞胶质瘤,因手术一般难以全切,术后也无适当的治疗方法,所以预后差。

第二节　节细胞瘤

节细胞瘤(gangliocyroma)十分少见。这可能与上述节细胞胶质瘤属同一肿瘤,唯不含肿瘤性胶质细胞,神经元细胞发育较成熟,WHO Ⅰ级。

一、流行病学

节细胞瘤占脑内肿瘤0.1%。发病年龄多较轻,但可见于年长者。好发于颞叶、下丘脑。

二、病理

(1)节细胞瘤常呈脑回增大或单侧巨脑改变。肿瘤质地坚实,纤维样,边界清,可有囊变,偶尔呈腔胶冻样并伴有出血区。

(2)光镜下,病灶由纯粹神经元细胞包括节细胞构成,不含胶质成分。瘤细胞间为大量纤维间质。大多数病理所见为发育不良性的脑组织。

(3)免疫组化染色可见,神经节细胞突触素阳性。GFAP染色阴性。

三、临床表现

(1)节细胞瘤一般病程较长,生长非常缓慢。

(2)类似于节细胞胶质瘤,以癫痫起病。

四、辅助检查

1.头颅 CT 检查

呈等或略低密度,多为类圆形,少数呈弥散性,边界多清楚,可见囊变、钙化,瘤周无水肿,占位效应多较轻,增强后无强化。

2.头颅 MRI 检查

T_1WI 呈等或略低信号,发生钙化时,钙化部分可呈现为低信号区,T_2Wl 呈等或略高信号。增强后无强化或局部有轻微强化。

五、鉴别诊断

1.节细胞胶质瘤

临床上和影像学上与节细胞瘤均难区分。需要靠组织病理学鉴别。

2.其他

偶尔节细胞瘤也可发生于鞍内,其中约 60% 伴有垂体腺瘤,影像学上鞍内节细胞瘤与垂体腺瘤的发现相仿,无法区别。

六、治疗与预后

手术全切除后无须放疗、化疗,预后佳。

第三节　中枢神经细胞瘤

中枢神经细胞瘤(central neurocytoma,CN)由 Hassoun 于 1982 年首先报道,是一组有神经元分化特征的、大部预后良好的脑室内的肿瘤,WHO Ⅱ 级。据认为起源于透明隔,然而它们的确切的起源还不清楚。关于其细胞起源的多种假说已提出,包括起源于神经细胞,神经元祖细胞和双潜能前体细胞。

一、流行病学

CN 占所有原发脑肿瘤的 0.1%～0.5%。常见于年轻人,平均发病年龄 30 岁(15～60 岁),但 70% 发病年龄在 20～40 岁,常见于侧脑室,特别是 Monro 孔、透明隔等处。男女发病率相近。

二、病理

(1)CN 好发于脑室内,以 Monro 孔附近多见,成球形,边界清楚。肿瘤质地软,灰红色,有钙化。

(2)光镜下,肿瘤由形态较为一致的小圆细胞所组成,部分有核周空晕或胞质透亮,酷似少突胶质细胞瘤。可见特征性岛状无细胞由纤细突起形成的神经毯区,有丰富的血管网、局灶钙化。部分肿瘤内含有类似室管膜瘤的血管周假玫瑰花形结构。

(3)电镜下呈典型的规则圆形核,匀质染色质,偶见核仁。突出的高尔基器和哑铃形溶酶体样包涵物也常见。超微结构组分包括平行排列的微管,亮小泡和膜结合致密核心的神经分泌颗粒也是典型的表现,用于确定肿瘤的神经元起源。

(4)免疫组化:在绝大多数 CN 中,突触素呈强阳性,而 GFAP 为阴性。神经元核抗原(NeuN)也是一个好的神经元标记物,因其高度特异性和敏感性。部分肿瘤有神经元特异性烯醇化酶(NSE)染色阳性。

三、临床表现

(1)CN 平均病程为 3～7 个月。

(2)由于肿瘤位于 Monro 孔附近,临床上主要表现为梗阻性脑积水引起的颅高压症状、头痛、视力下降、恶心、呕吐。

(3)其他症状,包括力弱、平衡障碍、感觉异常、耳鸣、癫痫、记忆力下降、意识下降。

(4)大多数患者无定位体征,最常见的体征为视盘水肿和共济失调。此外,可有轻偏瘫、偏身感觉障碍。

四、辅助检查

1.头颅 CT 检查

肿瘤呈脑室内边界清楚的圆形等密度或略高而不均匀密度影,半数以上肿瘤有钙化。中度到明显强化。

2.头颅 MRI 检查

多数肿瘤与透明隔或侧脑室壁有关。T_1WI 呈不均一的等或轻度低信号,T_2WI 呈等到高信号。瘤内可见血管流空影。部分肿瘤常伴有出血。肿瘤呈轻到重度增强,通常为中度强化。

3.磁共振波谱(MRS)

MRS 呈高的甘氨酸峰,胆碱峰和丙氨酸峰增高,N-乙酰天冬氨酸和肌酸-磷酸肌酸峰减低。肿瘤也可见乳酸峰。而甘氨酸峰并不是 CN 所特有的,在室管膜瘤和胶质瘤也可见。

4.血管造影

CN 在静脉期可见血管染色。大多数肿瘤由脉络膜血管供血。其他血供可来自豆纹动脉和胼周动脉的分支。

五、诊断和鉴别诊断

(1)中青年病人,以颅内压增高为主要症状。CT 或 MRI 检查在侧脑室 Monro 孔附近发现边界清楚的圆形肿块,呈等密度或混杂密度,可为对比剂增强,并伴有梗阻性脑积水者应考虑为中枢神经细胞瘤。如影像学检查显示有肿瘤钙化,附着于透明隔时,本病的可能性更大。

(2)此瘤在光镜下很难与少突胶质细胞瘤和室管膜瘤相鉴别。只有通过透射电镜观察到肿瘤细胞有神经细胞样结构,或经免疫组织化学显示特异性神经元标记蛋白呈阳性反应,才能最后确诊此瘤。

(3)室管膜下巨细胞瘤,CT 检查为 Monro 孔区肿块,呈低、等或混杂密度,边缘光整。肿块内常见囊变及不规则或结节状钙化。增强后实体部分强化。MRI T_1WI 呈等或低信号,T_2WI 呈等或高信号。增强扫描呈不均一强化。此瘤常伴发结节性硬化。

六、治疗

目前认为,手术切除结合术后放射治疗是中枢神经细胞瘤最佳的治疗方法。

1.手术治疗

手术目的在于切除肿瘤和解除梗阻性脑积水。手术入路须根据肿瘤部位来确定。侧脑室肿瘤,基本手术入路为经额叶侧脑室入路和经胼胝体入路。

(1)经额叶侧脑室入路:根据肿瘤在侧脑室内的位置,取左或右额叶皮质造口入侧脑室进行切除。如术后脑积水无缓解,则应进行脑脊液分流术。肿瘤血供丰富则术中只能切除部分肿瘤。

(2)经胼胝体入路:Yasargil 等主张经胼胝体前部显微手术切除,此入路能减少手术对邻近脑组织的损伤,除向第四脑室的肿瘤生长外,可以做到完全切除。办法是在左或右额中线旁开颅,手术显微镜下于两根桥静脉之间暴露纵裂,分离胼周动脉,并局部应用罂粟碱预防血管痉挛,切开胼胝体前部中线旁长 12～15mm。将脑脊液吸除,透明隔局部切开,显露并切除肿瘤。术中应注意保护大脑内静脉、丘纹静脉和穹隆。

2.放疗

多数学者认为 CN 对放射线敏感。许多学者推荐次全切肿瘤后行放疗以阻止肿瘤复发。放疗仅照射瘤床,而不包括周围的脑实质。放疗剂量以 40～60Gy 为宜,也可作为其他治疗无效或患者状态不适于手术患者的选择。

3.立体定向放疗(SRS)

SRS 首次用于 CN 治疗是在 1997 年。SRS 的方式包括 γ 刀和直线加速器。γ 刀治疗后肿瘤会缩小,但消退罕见。SRS 至少与传统 RT 的疗效相同。总之,SRS 是有前途的治疗选择,特别对小的残余肿瘤或肿瘤复发。

4.化疗

化疗也已被用于 CN 的治疗。然而,仅有少数病例应用化疗作为手术和放疗的辅助治疗的研究。而且,所用的化疗药较多,包括依托泊苷、顺铂、环磷酰胺、拓扑替康、卡铂、异环磷酰胺。然而,至今还没有一个统一的化疗方案。

七、预后

全切肿瘤的 3 年和 5 年的局部控制率分别达 95％和 85％,而次全切肿瘤的 3 年和 5 年的局部控制率分别为 55％和 46％。全切肿瘤和次全切肿瘤的 5 年生存率分别为 99％和 86％。因此,全切肿瘤对 CN 患者的预后至关重要。放疗对次全切除者有效,可延长生存期。

第四节　促纤维增生性婴儿星形细胞瘤-节细胞胶质瘤

促纤维增生性婴儿星形细胞瘤/神经节胶质细胞瘤(desmoplastic infantile astrocytomal-ganglio-glioma,DIA/DIG)是极少数良性的婴儿颅内肿瘤。由 VandenBerg 于 1987 年首先描述,发生于婴儿大的囊性肿瘤,多位于幕上皮质和软脑膜,常与硬膜相连。手术后预后良好,WHO Ⅰ 级。

一、流行病学

DIG 极少见.最近的一篇回顾性研究总结了 94 例,男性发病率明显高于女性。发病年龄从出生到 5 岁。近有非婴儿型的病例报道,年龄 5~17 岁。病灶以颞叶最常见,其次是额叶和顶叶,也见于蝶鞍上、脑干、丘脑。

二、病理

1.大体

肿瘤生长较快,典型的婴儿 DIG 呈一大囊,位于人脑半球浅表,有时可与硬膜相连。实质部分质地常不均一,部分较软,而另外部分较坚硬。肿瘤表面常有丰富的血管网。

2.光镜下

明显的间质纤维增生伴神经上皮成分(肿瘤性的星形细胞,DIA)或与星形细胞一起含不等量的神经元成分(DIG),两种病变中可见分化差的细胞聚集。肿瘤性的神经上皮及节细胞成分主要存于纤维增生区,是该病的一大特点。

3.电镜下

可见神经上皮分化的两型细胞。一型为星形细胞样,含大量中间丝,中等数量的线粒体,核糖体,内质网。另一型为有少量微丝并具神经元特征,如少量内质网和神经分泌颗粒。

4.其他

免疫组化染色是诊断此病的重要辅助手段,处于分裂象的细胞 GFAP 和 S-100 阳性。神经元烯醇酶染色神经丝突触,有时口-微管蛋白Ⅲ阳性。神经节细胞存在于 DIG 中。Ki-67 指数通常在 0.5%~15%。

三、临床表现

(1)患儿病程较短,最短者 3d,最长不超过 3 个月。

(2)最常见的症状为快速的头围增大、前囟饱满,双眼呈"落日"现象。

(3)部分患儿有癫痫发作,反复呕吐,发育迟滞,动眼神经麻痹等。

四、辅助检查

1.头颅 CT

肿瘤最显著的特点为一巨大的囊,有的甚至可从前囟突出。周边实质部分呈稍高密度,增强后瘤结节异常强化。当肿瘤与硬膜相连时尤可与典型的节细胞胶质瘤相鉴别。

2.头颅 MRI

肿瘤囊性部分 T_1WI 为低信号,T_2WI 为明显高信号,周边实质部分 T_1WI 为等信号,T_2WI 信号呈多样。肿瘤实体部分呈明显强化。如肿瘤与硬膜相连,可见硬脑膜强化。

五、诊断和鉴别诊断

1.多形性黄色星形细胞瘤

发病年龄在 18 岁以下。好发于颞叶,影像学也为囊实性病灶。常以癫痫起病。

2.节细胞胶质瘤

发生钙化的机会较多,增强的机会也较多,多为实质与囊性部分同时存在。临床上以顽固性癫痫发作为主。癫痫好发于儿童与青年患者。

六、治疗与预后

DIG 治疗以根治手术切除为主,手术能全切者一般可获得根治效果。婴儿一般不用放疗,有复发及恶变倾向的可化疗。

肿瘤全切可获良好预后,无复发间期为 0.5～19 年。

第五节　胚胎期发育不良性神经上皮肿瘤

胚胎期发育不良性神经上皮肿瘤(dysembryo-plastic neuroepithelial tumor,DNT)是由神经元和胶质细胞混合构成的、皮质内、多结节肿块,常有不同阶段的少突胶质样细胞,常伴有皮质发育不良。WHO Ⅰ级,由 Daumas-Duport 于 1988 年对其进行了详细描述。

一、流行病学

DNT 少见,至今约有 100 例被报道。常见于儿童及青年人,发病年龄为 1～19 岁。DNT约占 20 岁以下 CNS 上皮性肿瘤的 1.2%,但在占位性难治性癫痫中其比例明显升高。男:女～1.5:1。好发于幕上,大多数肿瘤位于颞叶,其次为额叶,但也可发生于其他大脑的各叶。

二、病理

1.大体

肿瘤多位于皮质内、伴囊性变,多结节,大体呈胶冻样,可伴有皮质的发育不良。

2.结节区

特征性胶质神经元成分形成的与皮质表面垂直的柱形结构,由束状排列的周围轴突附以S-100 阳性、GFAP 阴性少突样细胞构成,柱形之间正常的神经元漂浮在其间隙,形成了 DNT典型的结节状结构。

3.结节外区

少突样细胞及星形细胞形成的结节。可分为简单型(由单一特征性胶质神经元成分构成)和复杂型(除了结节状的特征性胶质神经元成分外,还伴有皮质发育不良及不典型型)。

4.免疫组化

瘤内细胞密集区 MIB-1 染色阳性,血管周胶质鞘 GFAP 阳性。

三、临床表现

(1)病史甚长,平均达 10.5 年之久。

(2)患者主要表现为复杂性的局灶性癫痫发作。癫痫常为顽固性而不易控制。少数为部分性单纯性癫痫,继之为头痛。

(3)大多数患者无局灶性体征。在病灶侧有时可有颅骨变形。脑电图常有病灶部位的癫痫波存在。

四、辅助检查

1.头 CT

常能显示颅骨受压而变薄。CT 显示为局限性低密度区。钙化的机会较少(20%),呈点状或小的斑片状。病灶边界多数较清楚,少数不甚清楚。一般无瘤周水肿。占位效应不明显。多数不强化,少数有轻度不均匀强化。

2.MRI

T_1W1 大多呈低信号，一般信号强度低于脑皮质，高于脑脊液；T_2WI 往往为高信号，而 PDWI 多为高信号。钙化呈现为低或无信号的点状或片状区。边界清或不清，一般无瘤周水肿，占位效应较轻。肿瘤位于皮质内。多数不增强，少数部分区域有轻微增强。

3.PET-CT

Rheims 等报道 43% DNT 的 MET 呈正常摄取。48%DNT 的 MET 中度摄取。而节细胞胶质瘤和低级别胶质瘤几乎 100%呈中度到重度 MET 摄取。

五、诊断和鉴别诊断

20 岁以下病人长期发作部分性复杂性癫痫，CT 和 MRI 发现颞或额叶有或无钙化、不伴水肿和不增强的 CT 低密度，MRI T_1WI 低信号，T_2WI 高信号和 PDWI 高或等信号病灶，以及密度/信号不均匀时，应考虑可能是 DNT 的诊断。

1.节细胞胶质瘤

发生钙化的机会较多，增强的机会也较多，多为实质与囊性部分同时存在，发病年龄可能较大。

2.星形细胞瘤

一般不显示为囊性表现，发生于幕上者年纪多较大。

3.胶质神经元畸形

一般也不显示为囊性病灶，钙化的机会较多，但也常不增强。

六、治疗与预后

手术是有效的治疗措施。手术目的是切除癫痫灶，控制癫痫发作。

DNT 预后良好，即使手术仅对病灶部分切除亦可满意控制癫痫发作。肿瘤本身一般不影响患者生存。

第六节　小脑脂肪神经细胞瘤

小脑脂肪神经细胞瘤(cerebellar liponeurocy-toma)是一少见的肿瘤，由有不同程度脂化的神经元瘤细胞构成。Bechtel 等于 1978 年首次描述了这一肿瘤。WHOⅡ级。

一、流行病学

小脑脂肪神经细胞瘤已被报道超过 40 例。平均发病年龄 53 岁，常见于 58～60 岁。男女发病比例接近 1：1。

二、病理

1.光镜下特点

由小神经元细胞组成。特征性表现为不同比例的瘤细胞有胞质内空泡，典型的空泡为大的单个空泡。在脂化区，瘤细胞的核移位，被推到细胞的一边，类似于成熟的脂肪细胞。细胞质内的脂质在冷冻切片上通过油红 O 染色识别。有丝分裂活性低。坏死和血管内皮增殖罕见。

2.免疫组化

NSE、MAP-2、synaptophysin 及 GFAP 常为阳性。MIB-1 指数通常在 $1\% \sim 3\%$。

3.电镜

肿瘤胞质中大而无膜的脂质沉积。不过这种细胞保有神经元分化特征,包括致密神经分泌颗粒,微管和有透明小泡的突触连接。

三、临床表现

(1)最常见的是颅高压,包括头痛、呕吐、意识改变。

(2)其他症状包括头晕、烦躁不安、步态不稳、频繁跌倒、视觉症状和其他小脑或脑干的功能丧失。

四、辅助检查

1.头 CT

最常累及小脑半球,但也可位于旁中央区或小脑蚓部,并可突入脑桥小脑三角或第四脑室。典型的肿瘤边界清楚,但有占位效应。肿瘤呈等或低密度,并有局灶性显著低密度区,对应于脂肪密度。

2.头 MRI

T_1WI 呈等到低信号,其内有片状的高信号区。T_2WI 稍高信号,局灶性更显著的高信号区。肿瘤呈不均匀增强或轻微增强。无瘤周水肿或轻微水肿。抑脂像有助于此瘤的术前诊断。

五、诊断和鉴别诊断

1.髓母细胞瘤

好发于儿童和青少年。组织学上有典型的髓母细胞瘤组分,缺乏类似于脂肪细胞瘤的空泡样肿瘤细胞,可作为鉴别的特征。

2.小脑的少突胶质瘤和透明细胞室管膜瘤

这两种肿瘤组织学上缺乏突触素和 MAP-2 表达。

六、治疗与预后

标准治疗是手术全切。对局部复发的肿瘤可选择放疗,如选用放疗,一般也局限于颅后窝。

由于这种肿瘤少见且缺乏长期随访数据,所以判断预后较困难。目前认为其有相当的复发率(50%)。

第七节　小脑发育不良性神经节细胞瘤

小脑发育不良性神经节细胞瘤(cerebellardysplastic gangliocytoma,)又称 Lhermitte-Duclos 病(Lhermitte-Duclos disease,LDD),1 920 年由 Lhermitte 与 Duclos 首先发现,被认为是

小脑神经节细胞过度增生,而取代颗粒细胞与浦肯野细胞形成的错构瘤样病变。WHO I 级。

一、流行病学

LDD 极少见,目前文献报道的仅 71 例。其中有 11 例伴发 Cowden 综合征(全身黏膜、皮肤多发性错构瘤与肿瘤,包括肠息肉病、甲状腺肿、乳腺纤维囊性病、乳腺癌及甲状腺癌等)。近来发现部分 LDD 患者有家族史。发病年龄从出生到 60 岁,常见于 30～40 岁。大多数肿瘤位于小脑,也有报道见于下丘脑和脊髓,无性别差异。

二、病理

1.LDD 外观

呈增大、肥厚变形的小脑叶。肿瘤边界欠清,表面呈黄白色,质地硬,血供不丰富。

2.光镜下

见小脑半球白质减少,由颗粒层异常增生的神经节细胞构成,颗粒细胞与浦肯野细胞明显减少,分子层内含较多的有髓神经纤维。增生的神经节细胞的轴突朝着皮质方向平行的排列,少数细胞有核分裂。

3.免疫组化

在神经节细胞内突触素为强阳性,而波形蛋白(vimentin)为阴性。

三、临床表现

(1)临床上主要以颅高压症状与脑积水为主要表现。

(2)后期可有小脑症状与脑神经受损表现。约 1/3 患者可有巨颅症。

(3)可合并其他的中枢神经系统畸形,如脊髓积水、脑灰质异位、巨脑症和 I 型 Chiari 畸形。

(4)伴有 Cowden 综合征者另可伴发全身皮肤黏膜上的错构瘤及其他部位的肿瘤或肿瘤样病变。

四、辅助检查

1.头颅 CT

呈低密度影,无强化,可有钙化。

2.头颅 MRI

可见小脑半球异常增大。肿瘤无占位效应,T_1WI 为低信号,T_2WI 为高信号,无强化。

五、鉴别诊断

应与低级别胶质瘤和错构瘤鉴别,通过组织病理学鉴别。

六、治疗与预后

全切肿瘤可达到治疗目的,预后良好。

第八节　其他肿瘤

一、脑室外神经细胞瘤(WHO II 级)

发生在脑室外脑实质内,在形态上及生物学行为上与中枢神经细胞瘤类似,因此 2007 年新分类中增加了脑室外神经细胞瘤这一类型。与中枢神经细胞瘤相比,除了具有中枢神经细胞瘤的基本组织结构形态外,该肿瘤内常含有分化了的神经节细胞。

二、副神经节瘤(WHO Ⅰ级)

中枢神经系统的副节瘤几乎都位于脊髓的马尾、终丝部位,大部分见于成年人。

1.镜下

肿瘤由大小一致的伴有神经分化的细胞构成团巢状结构,周边由间质细胞及血管分割。

2.免疫组化

肿瘤细胞表达神经元标记物,支持细胞表达 S-100。

三、下丘脑错构瘤(WHO Ⅰ级)

先天性非肿瘤性的成熟的下丘脑组织,是一种中线神经管闭合不全综合征,约发生在妊娠期第 1 个月末。

镜下病变由大的神经元、少许胞质的反应性星形细胞组成,在不了解病史及影像的情况下,很难判定为不正常病理切片。

四、乳头状胶质神经元 a 中瘤(WHO Ⅰ级)

肿瘤多发生在近脑室旁的深部白质,伴显著的囊性变。由单层的核呈圆形或卵圆形立方细胞围绕玻璃样变的血管构成假乳头结构。另一成分为成片的或局灶的混合了成熟的节细胞,以及由神经元向节细胞过度的不同阶段的神经细胞,该肿瘤预后良好。

五、第四脑室伴菊心团形成的胶质神经肿瘤(WHO Ⅰ级)

该肿瘤曾被认为小脑发育不良性神经上皮瘤,由 Komori 等于 2002 年首先作为独立的疾病实体提出,肿瘤好发于中青年人,平均发病年龄为 32 岁,女性较为多见,主要临床症状为头痛及共济失调,肿瘤位于第四脑室及其周围组织。影像学上表现为界限清楚的实性或多囊性的占位病变,可见增强。镜下主要由两种结构构成,一种是由神经细胞围血管构成的假菊心团结构,另一种是中心由细胞突构成的 Homer-wringt 菊心团结构。

第十二章 胚胎性肿瘤

胚胎性肿瘤(embryonal tumors)是指一类瘤细胞与原始、未分化的神经上皮细胞相似的肿瘤,包括髓上皮瘤、髓母细胞瘤、大脑原始神经外胚叶肿瘤、神经母细胞瘤、室管膜母细胞瘤。此类肿瘤在病理学上都具有原始的组织学形态,并相对恶性程度高。其中髓上皮瘤、髓母细胞瘤及大脑原始神经外胚叶肿瘤与其他胚胎源性神经上皮肿瘤不同,其同时具有向神经母细胞与胶质母细胞分化的能力。2007年WHO中枢神经系统肿瘤分类将髓母细胞瘤、中枢神经系统原始神经外胚层肿瘤、非典型畸胎样或横纹样肿瘤均定义为WHOⅣ级。

第一节 髓母细胞瘤

髓母细胞瘤(medulloblastoma,MB)这一名词由 Bailey 和 Cushing 于 1925 年首先提出,指的是一种位于小脑中线部位明显高度恶性的小细胞肿瘤。直到 1983 年,Rorke、Becker 和 Hinton 提出所有恶性小细胞肿瘤,包括髓母细胞瘤应统一命名为原始神经外胚层肿瘤(PNETs),并应根据肿瘤所在部位进一步区分。之前,Hart 和 Earle 曾使用 PNET 这个词来指起源于幕上的恶性小细胞肿瘤,并认为这些肿瘤来源于原始胚胎细胞。髓母细胞瘤是否应归于 PNET 还是应单列出来目前仍有争议。最新的 WHO 分型将髓母细胞瘤列为一种胚胎细胞性的肿瘤。一般来说,颅后窝 PNET 与髓母细胞瘤是同一个概念。2007 年 WHO 中枢神经系统肿瘤分类将髓母细胞瘤分为如下四个亚型:促纤维增生型-结节型髓母细胞瘤、伴广泛结节的髓母细胞瘤、间变型髓母细胞瘤、大细胞髓母细胞瘤。

一、流行病学

髓母细胞瘤在全部小儿中枢神经系统原发肿瘤中约占 20%。此病常见于儿童,极少见于成人,在成人中枢神经系统肿瘤中不到 1%。髓母细胞瘤在 3~4 岁及 8~9 岁,的儿童中呈现两个发病高峰。超过这一年龄段发病率则明显下降。另一发病高峰在 20~25 岁。男性更多见,据报道,男女之比为(1.5~2)∶1。髓母细胞瘤国内报道占颅内肿瘤的 4.0%,神经上皮肿瘤的 9.4%。

二、分子生物学

髓母细胞瘤可以是散发的,也可能是遗传性神经肿瘤综合征的一部分。与髓母细胞瘤相关的遗传性神经肿瘤综合征包括 Gorlin 综合征、Turcot 综合征、Li-Fraumeni 综合征及非常少见的 Rubin-stein-Taybi 综合征和 Coffin-Siris 综合征。有关髓母细胞瘤的细胞遗传学和分子生物学研究发现。

1.细胞遗传学

研究发现,髓母细胞瘤涉及多条染色体的异常,如染色体 8、9、10、11 和 16 的非随机丢失及染色体 1、7 和 9 的获得,以及 17 号染色体的异常。其中 17 号染色体异常是髓母细胞瘤细胞遗传学研究的主要结果。17q 等臂染色体(iso-chromosome 17q,i17q)出现在约 1/3 的髓母细胞瘤病例中。30%～30% 的髓母细胞瘤出现 17p 的丢失,其中位于 17p 的 TP53 基因最受关注,但 TP53 的突变只在不足 10% 的散发性髓母细胞瘤中出现。

2.细胞信号通路的失调

髓母细胞瘤突变的基因涉及几个细胞信号通路,如 Sonic Fledgehog、Wnt、Notch and Myc。

(1)Gorlin 综合征是一常染色体显性遗传病,以发育缺陷、易患基底细胞癌、横纹肌肉瘤和髓母细胞瘤为特征。在 Gorlin 综合征中,有 PTC Hl 基因突变。PTCH1 基因编码 Sonic Hedgehog 通路的细胞表面受体。Hedgehog-PTCH 通路控制小脑外颗粒层的正常发育。此通路的突变见于 30% 的散发髓母细胞瘤,主要为促纤维增生型/结节型髓母细胞瘤。

(2)Wnt 通路通过腺瘤性结肠息肉病(APC)基因参与胚胎脑发育。APC 基因突变见于 Turcot 综合征,与结肠癌相关。然而,此综合征患者也易患胶质母细胞瘤和髓母细胞瘤。APC 与 β-catenin 形成复合物,激活 Wnt 通路导致 β-catenin 降解减少。活性 Wnt 突变也见于大量的髓母细胞瘤,并且大多数涉及 β-caienin。它们与 survlvin 水平的增高相关,survIvln 可导致不依赖于肿瘤分期或组织学因子的差的临床预后。

(3)第三个细胞信号通路是 Notch,在小脑中主要是 Notch2。Notch 通路的激活导致螺旋基元转录因子 HES1 和 HES5 的增加,HES1 表达与髓母细胞瘤的生存期缩短相关,在异种移植模型中,Notch 抑制剂可诱导凋亡和抑制细胞增殖。

(4)Myc 家族属于原癌基因,在细胞周期调控、细胞增殖和分化中起主要作用。c-Myc 在许多癌症中表达异常,包括髓母细胞瘤,达 40% 的 c-Myc 过表达率。在髓母细胞瘤中 c-Myc 过表达与大细胞亚型和间变亚型相关,并使生存期缩短。n-Myc 表达异常较少见,也与差的生存期相关,但其相关性不如与 c-Myc 的相关性强。不同髓母细胞瘤亚型与不同细胞信号通路异常相关的事实提示它们起源于不同的细胞。髓母细胞瘤的两个可能的细胞起源是小脑外颗粒层的干细胞(促纤维增生型/结节型)和脑室室管膜下基质的干细胞(典型)。

(5)最近几年,随着高通量方法应用于转录组学,关于 MB 生物学的知识进展更快。基于肿瘤标本的基因表达型,MB 被分为不同的亚组。目前一致的意见,MB 被分为四组:WNT、SHH、组 3 和组 4。

①WNT 组 MB:在这组包括约 10% 的 MB,编码 β-catenin-的 CTNN1 基因的体细胞突变导致 WNT 通路的超激活,使 β-catenin 抗降解,导致其在核内积聚,其下游增殖相关基因持续转录。少数患者有 APC 肿瘤抑制基因的种系突变,导致 Turcot 综合征患者失去对 WNT 通路的抑制。WNT 组 MB 患者常为年龄较大的儿童,组织学上一般为典型 MB,大多数肿瘤无转移。这组的预后好,生存率达 90%,适合于降阶梯治疗。

②SHH 组 MB:大多数有 PTCH 抑癌基因种系突变的 Gorlin 综合征的患者属于 SHH 组 MB,大部分 SHH 组患者有 SHH 通路中几个基因之一的体细胞突变,如 PTCH1,SUFU,SMO。SHH 组 MB 大多数是促纤维增生亚型和广泛结节型肿瘤,典型 MB、大细胞和间变型也可见到。许多 SHH 组 MB 无转移,年龄分布呈两个不同的阶段:主要是婴儿、幼儿,其次是

成人。促纤维增生型/结节型和广泛结节型的婴儿和幼儿的预后好,这些患者适宜降阶梯治疗。

③组3MB:组3MB主要见于婴儿和儿童,罕有青少年.无成人。男性多于女性,确诊时转移高发,这组患者预后最差。多数大细胞型或间变型MB属于这组,这组中最常见的组织学亚型是典型MB。大多数有Myc扩增的病例归于此组。靶向Myc通路和TGF-13通路的药物可用于此组患者。

④组4MB:这组是最常见的MB,发生于所有年龄,部分有转移,预后中等。无遗传倾向。大多数病例发现17q等臂染色体,是分子生物学知识最缺乏的一组。

三、病因病理

1.肿瘤部位

髓母细胞瘤是一种极度恶性的神经上皮性肿瘤。在儿童髓母细胞瘤主要发生于小脑中线部位,起源于小脑下蚓部绒球小结叶或下髓帆,约占2/3。尤以婴幼儿位于中线者居多。其余1/3髓母细胞瘤发生于小脑半球和Ⅳ脑室。在青少年和成人,有50%～60%的髓母细胞瘤位于小脑半球外侧,充满小脑延髓池并经枕骨大孔突入椎管,或向脑桥小脑三角发展。有15%～36%的髓母细胞瘤可侵犯脑干。髓母细胞瘤细胞可随脑脊液在蛛网膜下腔播散种植。种植转移最常见的部位为脊髓马尾部,椎管其他部位及小脑半球、大脑半球亦可发生种植。另外,文献中有报道,髓母细胞瘤还可发生颅外转移,转移部位包括骨骼系统、腹腔、淋巴结和肺,但此类情况临床罕见。

2.肿瘤起源

目前认为,肿瘤细胞起源分为两种情况。

(1)起源于小脑胚胎的外颗粒层细胞。正常情况下,此层细胞约在出生后1年半内逐渐消失。

(2)起源于下髓帆室管膜下的原始细胞.这些细胞可能在出生几年后仍然存在。

成人及大龄儿童的肿瘤主要来源于前者,小龄儿童的肿瘤主要来源于后者。

3.肿瘤的形态

髓母细胞瘤位于小脑蚓部,通常起自下髓帆。肿瘤呈粉紫色,质软松脆,边界不清。可有出血坏死灶,但囊性变少见。促纤维增生型因有大量结缔组织成分而使肿瘤质地变得较坚硬。

4.光镜下特点

显微镜下病理典型的髓母细胞瘤细胞丰富,由核深染,核仁明显,胞质稀少的小圆形嗜碱性细胞构成。核分裂象多见,且可为异型分裂。可见到出血灶,坏死灶范围一般不大,内皮增生不明显,通常可见结节纤维背景。最常见的景象是层叠的细胞。可见Homer-Wright假玫瑰花结节(为成神经细胞分化的标志)。肿瘤似乎有假包膜,但显微镜下可见肿瘤细胞侵犯周围脑组织,常累及软脑膜和蛛网膜下腔。最常见的亚型为促纤维增生型/结节型髓母细胞瘤,特别多见于大龄儿童及成人。它与经典髓母细胞瘤的区别在于前者肿瘤组织内存在网硬蛋白和胶原构成的细胞间基质网络,该结构将成簇的典型髓母细胞瘤细胞分隔成小岛状。这种亚型在儿童髓母细胞瘤中占10%,在成人髓母细胞瘤中占20%。

四、临床分期

1 969 年,Chang 等首次提出了基于最初的影像学和手术中评估的髓母细胞瘤的分期体系(表 12-1)。最近 10 年中,此分期系统中 T 因素已被证实与预后无相关性.这样就被舍弃。然而 M 因素仍很重要,因为有助于治疗策略的选择。

现行的分期方案将髓母细胞瘤患者分为标准危险及高度危险两类(表 12-2):年龄<3 岁、术后肿瘤残余灶>1.5cm^2 或有任何肿瘤播散证据(M$_{1\sim4}$)者被归为高度危险组,年龄≥3 岁、术后肿瘤残余灶<1.5cm^2、经颅脊髓 MRI 和 CSF 病理证实为 M$_0$ 者被归为标准风险组。

表 12-1　髓母细胞瘤 Chang 分期法

T$_1$	肿瘤直径<3cm,局限于小脑蚓部中线位置,第四脑室顶部或小脑半球
T$_2$	肿瘤直径≥3cm,累及 1 个邻近的结构或部分充填于第四脑室
T$_{3A}$	肿瘤直径≥3cm,肿瘤进入导水管,枕骨大孔或侧孔,并因此引起脑积水
T$_{3B}$	肿瘤直径≥3cm,侵犯脑干
T$_4$	肿瘤直径≥3cm,穿过导水管,侵犯中脑以及第三脑室,或向下突破正中孔
M$_0$	无转移灶
M$_1$	脑脊液的肿瘤细胞学检查为阳性
M$_2$	肉眼可见的小结节播散于小脑、大脑的蛛网膜下腔或第三脑室及侧脑室
M$_3$	肉眼可见小结节播散至脊髓的蛛网膜下腔
M$_4$	出现中枢神经系统以外的转移

表 12-2　髓母细胞瘤的现代分期

影响因素	标准危险组	高度危险组
年龄	≥3 岁	<3 岁
手术切除程度	几乎全切;残余灶<1.5cm^2	次全切;残余灶>1.5cm^2
转移	M$_0$	M$_1$～M$_4$

五、临床表现

髓母细胞瘤恶性程度高,生长快,病程短,平均病程在 4 个月左右,年龄越小病程越短。主要表现颅内压增高症状和小脑损害症状。

1.颅内压增高症状

髓母细胞瘤生长迅速,可充满第四脑室,5％～10％的髓母细胞瘤因肿瘤自发出血造成急性脑脊液循环梗阻,引起梗阻性脑积水,不具有特异性的颅压高症状;不同年龄的病人症状有所不同,婴幼儿由于不能进行语言表达,可表现呕吐、精神淡漠或易激惹,精神运动发育(psychomotor development)受限甚至倒退。年龄大的儿童或成人可主诉头痛,晨起明显或睡眠中痛醒。早期的头痛常位于额部,渐转为枕部,或伴有颈强直和头部歪斜,可能与小脑扁桃体下疝有关。颅内压增高和肿瘤压迫延髓呕吐中枢均可导致呕吐,呈喷射性,与进食无关。头痛、呕吐是髓母细胞瘤最常见的早期临床表现。颅内压增高还可引起病人眼底视盘水肿,而出现视物模糊;展神经麻痹病人可出现复视。尚可因颅内压增高而出现发作性强直性痉挛及枕骨大孔疝,压迫和刺激上颈段神经根或出现保护性反射,而发生颈强直及强迫头位。

2.小脑损害症状

肿瘤主要破坏小脑蚓部,表现为身体平衡障碍,走路及站立不稳。因肿瘤侵犯下蚓部者更常见,所以多数患儿表现向后倾倒。肿瘤发生在小脑蚓部者或偏向一侧发展者,表现为有肢体共济运动障碍。肿瘤原发于小脑半球者可出现持物不稳,指鼻试验和跟膝胫试验阳性。有些患者尚有构音不良(小脑性语言)。肌张力和腱反射多数低下。眼球震颤。当肿瘤侵犯到脑干,病人可出现脑神经功能异常,如面瘫,吞咽和语言功能障碍。肿瘤自第四脑室侧孔向小脑脑桥三角发展时,第Ⅶ、Ⅷ对脑神经麻痹则是疾病的早期表现。

3.其他症状

慢性进行性颅内压增高可导致双侧展神经不全麻痹而出现复视,表现为双眼向内斜视,眼球向外侧注视时运动不到位。部分患儿可出现双侧锥体束征,这是肿瘤体积增大向前压迫脑桥所致。晚期患儿出现小脑危象,表现为意识突然丧失,呼吸缓慢,伴双侧病理征阳性,或去大脑强直等,其原因为颅内压急剧升高,发生小脑扁桃体下疝或肿瘤对脑干的直接压迫加重等。髓母细胞瘤的转移症状为本病的一个重要特点。常见的部位是脊髓,尤其是马尾部。髓母细胞瘤就诊时约 1/3 病人已有软脑膜转移,年龄越小发生率越高,如出现背痛或局部放射性疼痛则高度支持脊髓转移。确诊时,伴随中枢神经系统以外的转移少见。本病常见的神经系统以外的转移,骨骼转移占 80%,亦可转移至骨髓、淋巴结、肝和肺。

六、辅助检查

1.头颅 X 线平片

幼儿颅内压增高常出现头颅增大、颅骨变薄和颅缝分离,年龄较大者亦可有脑回压迹增加,蝶鞍后床突和鞍背骨质吸收,肿瘤发生钙化者罕见。

2.头颅 CT

位于中线的髓母细胞瘤的 CT 表现较典型,肿瘤一般边界清楚类圆形,呈略高密度影,部分病例可出现囊变、钙化、出血。瘤周有低密度水肿带。第四脑室受压变形,向前移位或闭塞、消失,幕上脑室不同程度扩大。如肿瘤发生脑室室管膜转移,脑室周边则出现完全或不全稍高密度病变影,注射造影剂后,肿瘤呈均匀强化,与瘤周组织界线更清楚。位于小脑半球的髓母细胞瘤 CT 表现很不典型,平扫可见病变呈稍高密度影,注射对比剂后病灶稍有增强,因很少发生梗阻性脑积水,故此部位的肿瘤易与幕下脑膜瘤及小脑半球星形细胞瘤混淆。

3.头颅 MRI

MRI 无特异表现,一般是长 T_1、长 T_2 信号,T_1 加权像肿瘤呈低密度信号.第四脑室受压前移;T_2 加权像呈类圆形高信号,肿瘤强化明显。由于肿瘤中心多位于小脑偏心侧的下蚓部,此特点有助于临床诊断。另外,矢状位像肿瘤一般位于第四脑室头端,这一点有别于自第四脑室尾端生长的室管膜瘤。

4.脑脊液检查

因多数髓母细胞瘤患者有明显颅内压增高,腰椎穿刺有相当的危险性,但对眼底检查无双侧视盘水肿者可谨慎施行,放出 1~2mL 脑脊液,常规化验检查及寻找瘤细胞。通常腰椎穿刺可证实颅内压增高,蛋白含量及白细胞数可增多,由于髓母细胞瘤的瘤细胞可经蛛网膜下隙随脑脊液播散转移,故可在脑脊液中检出瘤细胞。

七、诊断及鉴别诊断

儿童出现无明显诱因的持续性头痛,反复发作的呕吐或伴有走路不稳等症状,都应进一步检查。如发现眼球震颤、平衡障碍、走路不稳、强迫头位及 X 线平片有颅内压增高征象时,即应高度怀疑髓母细胞瘤的存在,可进一步采用头部 CT 或 MRI 检查,如表现为颅后窝中线部病变更有助于诊断。

髓母细胞瘤主要与以下疾病鉴别。

1.第四脑室室管膜瘤

发病年龄一般较髓母细胞瘤为晚,主要发生在儿童及青年。室管膜瘤病程较髓母细胞瘤长,起源于第四脑室的室管膜瘤,早期因刺激第四脑室底诸神经核而引起呕吐。小脑的实质性损害症状不如髓母细胞瘤严重。

2.小脑星形细胞瘤

多发生于儿童的小脑半球,病程较长,主要表现为小脑运动性共济失调,而髓母细胞瘤则以平衡障碍为主。颅骨 X 线平片钙化率较髓母细胞瘤高,常可见肿瘤侧枕骨鳞部骨质吸收变薄等。

3.脉络丛乳头状瘤

此肿瘤多发于第四脑室及侧脑室。发病年龄较髓母细胞瘤大。病程一般较髓母细胞瘤长。病人常以高颅压为主要表现,头颅 CT 可见肿瘤呈高密度影,边缘不规则,钙化较髓母细胞多。注射造影剂后,肿瘤增强明显。

八、治疗

在过去几十年中,髓母细胞瘤患者的生存期不断提高。目前主要的治疗办法包括尽可能的全切肿瘤、脑脊髓放射治疗及化疗。

(1)手术是髓母细胞瘤的主要治疗手段,手术的目的在于:①明确病理诊断。②最大程度切除肿瘤。③恢复脑脊液循环通路。对于继发于髓母细胞瘤所致的脑积水,目前绝大多数作者认为,以大剂量皮质激素治疗。尽早手术切除肿瘤及术后脑室外引流为主,而不主张切除肿瘤之前行脑室分流术。真正需术后行分流术的占 10%~30%。应注意,分流术后肿瘤有沿分流管播散的可能。

1)手术体位:可采取坐位、俯卧位及侧卧位。坐位在儿童手术中的应用已经减少。因为坐位更易出现空气栓塞、幕上硬膜下出血及术后出现血肿。此外,儿童取坐位较为困难,还易出现低血压的情况。侧卧位在某些方面比俯卧位更有优势。术者操作更舒适,对手术野的出血和脑脊液更容易清理,气管内插管的通路更方便,减少胸部所受压力从而缓解颅内静脉的充血。由于侧卧位需要用头架固定,因此并不适合于婴幼儿。4 岁以上的儿童则完全可以使用侧卧位。2~3 岁儿童使用侧卧位需要比较小心,2 岁以下的儿童可用马蹄形头托,俯卧位是这一年龄段患儿手术的最好选择。

(2)手术切口:自枕骨粗隆上方到颈 2 水平的垂直中线切口。沿着枕骨对枕部肌肉进行分离,但一般应避免分离肌肉与颈2的附着,我们应做开颅术而不是颅骨切除术,因为这样头颅后可避免肌肉与脑膜的粘连,更符合解剖学要求。颅骨的切开应到达枕骨大孔水平,极少情况下需要切除颈1后弓。硬脑膜采用标准的Y形切开。

术中见肿瘤位于中线,可突出于正中孔,小脑扁桃体常被挤向外侧,可辨别出上段颈髓、第四脑室闩及第四脑室底的尾端。在切除肿瘤之前的关键一步就是要首先探明肿瘤与脑干的关系。如果肿瘤尚未侵犯脑干的话,这时可轻抬肿瘤,在肿瘤下方垫入脑棉以保护第四脑室底部。即使肿瘤已侵犯脑干,这一步骤也有助于探明肿瘤与脑干的相对位置。然后确定肿瘤向侧方侵犯的情况及与小脑脚的关系。一般需要由下向上切开小脑蚓部,以探明肿瘤的上界。充分打开小脑延髓裂有时可减少小脑蚓部的切开。肿瘤与小脑的界面一般清晰可见,在肿瘤内减压前最好先沿肿瘤边界做最大限度的游离。肿瘤上极切除后,即可进入第四脑室上端。在分离肿瘤下极时应严格保护双侧小脑后下动脉及小脑上动脉进入脑干的返动脉,以免误伤后引起脑干缺血和功能衰竭。在处理肿瘤上极时,关键要打通中脑导水管出口。

(2)放疗:髓母细胞瘤对放射线高度敏感,因此无论肿瘤是否完全切除或有残留,都应在术后尽早进行全头颅及椎管的放射治疗。一般主张在术后的4~6周开始放疗,最迟不要超过50d,因放疗开始时间的延长会使预后变差。放疗部位应包括全脑、颅后窝和脊髓。放疗剂量根据患者年龄而定,剂量要足。对于标准危险组有两种放疗方案可供选择:标准方案为全脑脊髓剂量为30~60Gy,颅后窝剂量为54~55.8Gy,放疗期间不进行同步化疗;减量方案为全脑脊髓剂量为23.4Gy,颅后窝剂量为54~55.8Gy,放疗期间辅以同步化疗。对于高危险组只采用上述标准方案。3岁以内暂不放疗,可行化疗,待4岁后再行全脑脊髓放疗。

(3)化疗:目前化疗已作为大多数患者的辅助治疗策略,而过去化疗只针对婴儿(<3岁)患者延迟或不进行放疗的选择和高危险组患者的辅助治疗。对于标准危险组患者,在行放疗+同步化疗(长春新碱)后,行8个周期的辅助化疗(洛莫司汀+长春新碱+顺铂)。对高危险组患者,推荐的辅助化疗方案为顺铂+卡铂+环磷酰胺+长春新碱。为进一步改善患者的生存率,目前正探索大剂量化疗与自体干细胞移植的化疗策略,应用于传统脑脊髓放疗和化疗后或术后为了延迟放疗的婴儿。

九、并发症

(一)手术并发症

1.小脑缄默症

文献报道,小脑缄默症(cere-bellar mutism)发生率约为12%,特征性表现是在术后24~48h病人突然停止说话,伴有明显的情绪不稳和小脑共济失调,伴有或不伴有偏瘫。病人情绪不稳和偏瘫可持续数周,小脑共济失调可持续数月。语言恢复之初可表现为语言节律不稳定,完全恢复语言功能需2~6个月。引起小脑缄默症的解剖部位尚有争议,可能位于齿状核、小脑脚和脑干。

2.无菌性脑膜炎

主要表现为手术后头痛、畏光、发热、颈强直等。可能与切除肿瘤过程中血性脑脊液进入蛛网膜下腔有关。故术中应严格止血,注意蛛网膜下腔和脑室系统的保护,严密缝合硬脑膜。

3.其他

随着显微神经外科技术的发展和麻醉技术的提高,髓母细胞瘤的手术死亡几乎为零。但手术后颅内血肿、气颅、小脑肿胀和脑神经损伤的发生率仍然很高,约为 26%;术后最常见的并发症仍是小脑共济失调,多为暂时性.术后数周后可以恢复。手术后一过性同侧肢体辨距不良(dysmetria)和脑神经功能异常,如展神经麻痹、面瘫和声带麻痹与损伤第四脑室底有关。

(二)放射治疗后并发症

由于髓母细胞瘤放射野较广,放射量大。放射损伤可累及多器官。血液系统的变化常是急性或亚急性损伤后的表现;而精神运动发育迟缓,内分泌异常等常是放射治疗后迟发的并发症。3 岁以下的儿童应避免放射治疗。

1.血液系统

放射治疗后的贫血常是暂时的,外周血中的淋巴细胞对放射治疗最为敏感.放射治疗后淋巴细胞可减少至放射治疗前的 17%～35%,且恢复较慢,达正常水平计数需 6 年。在放射治疗中期血小板继中性粒细胞下降而迅速减少,血红蛋白亦逐渐下降。

2.精神运动发育迟缓

精神运动发育迟缓(psychomarar reiardation)是儿童髓母细胞瘤放射治疗后最为引人关注的严重的后遗症,主要表现为智力退化,发现放射治疗后儿童的智商进行性下降。

3.内分泌异常

放射治疗后内分泌异常主要表现为下丘脑-垂体轴、甲状腺、生殖腺等功能的异常。当全脑照射量超过 24Gy,50% 的病人可出现生长激素分泌异常,有 70%～80% 患儿放射治疗后出现对生长激素的刺激反应不足。放射治疗后患儿可出现身材矮小,放射治疗对生长激素作用的影响可以是潜在性的,甚至在放射治疗后数年才表现出来。甲状腺功能异常多为亚临床型,发生率为 43%～68%。早期测定甲状腺激素水平有助于发现这种异常。甲状腺激素水平异常使儿童放射治疗后甲状腺肿瘤的发生率增加。性腺功能异常是因放射对卵巢或睾丸的损伤所致,女孩比男孩多见,占青春期髓母细胞瘤病人的 20%。

十、预后

髓母细胞瘤预后欠佳。但近年来随着手术技巧的提高,肿瘤全切或次全切除的比例增高,由于术后常规脑脊髓放疗的实施,患者的生存率有明显提高。目前,髓母细胞瘤的 5 年生存率为 50%～60%,10 年生存率为 28%～33%。在某些报道中,5 年生存率甚至达到 80%～100%。患者的发病年龄、肿瘤的临床分期与治疗措施与患者的预后有关。年龄愈小,预后愈差,儿童患者的 5 年生存率明显低于成人患者,分别为 34% 与 79%,而 10 年生存率则较为接近,为 25%～28%,无显著差别。

髓母细胞瘤的复发多见于术后第 2～4 年。对于复发髓母细胞瘤手术及放疗效果均不如初发肿瘤。复发后除个别患者可生存 5 年以上外,一般不超过 2 年。

第二节　中枢神经系统原始神经外胚层肿瘤

中枢神经系统原始神经外胚层肿瘤（primitivencuroectodermal tumor，PNET）为 1973 年 Hart 与 Erle 首先提出，用来描述一种原始未分化的儿童幕上肿瘤。肿瘤内的少量原始外胚叶细胞可分化成神经胶质或神经母细胞。之后有学者认为幕下的髓母细胞瘤在组织学上与原始神经外胚叶肿瘤相同。由于两者在起源及临床上不同，均有各自特点。因此将髓母细胞瘤专指幕下的原始神经外胚叶肿瘤。2007 年《WHO 中枢神经系统肿瘤分类》中，将 PNET 分为四个亚型：神经母细胞瘤、神经节母细胞瘤、髓上皮瘤、室管膜母细胞瘤。

一、幕上原始神经外胚层肿瘤

幕上原始神经外胚层肿瘤（PNET）的定义是位于大脑或鞍上的、由未分化或低分化的神经上皮细胞所构成的高度恶性的肿瘤，肿瘤细胞可沿神经元细胞、星形细胞、室管膜细胞、肌细胞或黑色素细胞谱系分化，如向神经元细胞分化十分明显，则构成神经母细胞瘤；如还有神经节细胞出现，则为节细胞神经母细胞瘤；如向室管膜细胞分化明显，则构成室管膜母细胞瘤等其他亚型肿瘤。

（一）流行病学

幕上原始神经外胚胎层肿瘤十分少见，仅占整个脑肿瘤的 0.1％左右，占儿童幕上肿瘤的 1％～5％。一般发生于 10 岁以下儿童，大多数发生于 5 岁以下儿童，但也可见于 70 岁以上老人，发病无性别倾向。多发生于额和颞叶，位置常较深。

（二）病理

（1）肉眼所见为巨大实质性肿块，边界清楚。常见坏死、钙化、囊变、出血，可见丰富的新生肿瘤血管。

（2）镜下，肿瘤为未分化小细胞密集排列而成，细胞核大呈高度异染性，细胞质少，有丝分裂多见。与上述髓母细胞瘤所见相仿。

（三）临床表现

（1）颅内压增高，头围增大异常迅速，巨颅。

（2）发生于大脑者多出现癫痫、意识障碍、颅内压增高和运动功能失常等表现。

（3）发生于鞍上者可出现视力和视野失常。

（四）辅助检查

1.头颅平片

可见头围增大和颅缝增宽等非特异性表现。

2.CT

显示的肿瘤常较大，一般都大于 6cm，最大可达 15cm 之多。肿瘤边界常较清楚，占位效应常明显，但不伴或只伴有轻度瘤周水肿。病灶密度常不均匀。坏死、囊变和钙化较常见。注射造影后肿瘤几乎都有不均匀增强，一般表现为围绕坏死或囊变区的实质部分增强，呈环状或结节状。

3.MRI

T$_1$WI 平扫信号强度甚不均匀,坏死和囊变为低信号区,钙化和呈流空现象的肿瘤血管为无信号区,亚急性出血为高信号区,肿瘤的实质部分为等或略低信号区。T$_2$WI 往往为信号不均匀的高信号区,常见有代表钙化和含铁血黄素的低信号区。肿瘤较大者居多,占位较明显,瘤周水肿轻或无。注射造影剂后,肿瘤常呈不均匀性强化。增强后显示的各种形态的脑膜增强,提示为脑膜和蛛网膜下隙种植。

4.脑血管造影

可见局部占位征象,多为无血管病灶,偶尔也可见较丰富的肿瘤血管。

(五)诊断及鉴别诊断

(1)在 10 岁以下儿童,显示部位较深、巨大,含坏死、囊变、出血和钙化的占位病灶,而瘤周水肿又不甚明显时,应考虑本症的诊断。

(2)主要的鉴别诊断应包括其他幕上胚胎性肿瘤,室管膜瘤,星形细胞肿瘤和脉络丛肿瘤。

(六)治疗

手术、放疗、化疗等综合措施是肿瘤治疗原则。术后放疗剂量宜大,在 55~60Gy,预防性脑脊髓放疗是必需的。对于 3 岁以下的幼儿,术后应先行化疗,待 3 岁后再行放疗。

(七)预后

幕上原始神经外胚胎层肿瘤预后差。

二、中枢神经系统神经母细胞瘤

中枢神经系统神经母细胞瘤(neuroblastoma)是由尚未分化的神经元母细胞组成。神经节母细胞瘤是神经母细胞瘤的变异型,在神经节母细胞瘤中含有相对成熟的大神经元。

(一)流行病学

颅内原发性神经母细胞瘤非常少见.以儿童患者为主,成人患者占 15%。在成人患者中,平均发病年龄为 28 岁,男性居多,为女性患者的 5 倍。肿瘤几乎均位于幕上,并按各脑叶的大小分布。额叶和顶叶是最常见的部位。

(二)病理

1.大体

肿瘤通常体积较大,边界清,可为实质性,部分肿瘤呈囊性,囊性肿瘤有一壁结节。大部分肿瘤有钙化团,有时瘤内可见出血或坏死。

2.光镜下特点

可见所有肿瘤均细胞丰富,瘤内血管中度增生,瘤周为反应性胶质增生。肿瘤在组织学上可分为三型:一型瘤细胞小而圆,胞质稀少,核深染,分裂象多见。可见有 Homer-Wright 玫瑰花结构与稍成熟的神经节细胞,此型占 50% 左右;二型瘤细胞大,形态不规则,胞核成泡状,瘤内结缔组织增生。Homer-Wright 玫瑰花结构与分化成熟的神经元少见,此型约占 25%;三型肿瘤组织学形态介于上述两型之间,肿瘤中成熟的与未成熟的神经元比例近乎相等,此型肿瘤又称为神经节神经母细胞瘤。

3.免疫组化

特异性的银浸镀染色及神经元相关细胞骨架蛋白(Ⅲ型 β-微管蛋白)的免疫组化特征检测

神经突起,PTAH 染色和 GFAP 免疫组化均有助于确定原始肿瘤内有无肿瘤性胶质成分。

(三)临床表现

(1)肿瘤生长迅速,患者病程短。

(2)癫痫、神经系统局灶症状及颅高压症状为主要表现。

(3)中枢神经系统内转移灶多见,可见 38%患者。即使未手术的患者亦可发生中枢神经系统以外的转移灶。

(4)部分患者的脑脊液中可发现肿瘤细胞及肿瘤分泌的儿茶酚胺。

(四)辅助检查

(1)肿瘤在 CT 上可为低密度、等密度或高密度,瘤周水肿与瘤内钙化常见。

(2)在 MRI 上,肿瘤在 T_1W 为低信号,T_2W 为高信号,增强后肿瘤强化明显,部分肿瘤可有囊变。MRI 可发现肿瘤在颅内及脊髓的转移情况。

(五)治疗

手术加术后放疗是主要的治疗措施,手术应尽可能全切肿瘤.术后放疗范围及放疗剂量均应较大,剂量应>54Gy。

(六)预后

神经母细胞瘤预后差,肿瘤囊性者预后稍好。成人患者肿瘤恶性程度较低,少数存活可超过 5 年。肿瘤复发后死亡率高,几乎为 100%。

三、髓上皮瘤

中枢神经系统髓上皮瘤(meduloepithelioma)由 Bailey 和 Cushing 于 1926 年首先描述,瘤内结构形如原始神经管,并认为是最原始的多能神经上皮肿瘤。

(一)流行病学

髓上皮瘤较罕见,有完整报道的病例仅 30 例左右,但也有作者报道髓上皮瘤占同期儿童原发性脑瘤的 1%。髓上皮瘤见于婴儿与儿童,尤以 6 个月至 5 岁患儿多见,仅有 1 例报道为青少年。本肿瘤好发于大脑半球内脑室周围,以颞叶稍多,其次为顶叶、枕叶、额叶、小脑与脑干。此外,肿瘤可见于眶内。

(二)病理

1.光镜下检查

肿瘤细胞呈乳头状、管状或结节状排列,如胚胎神经管构形。基质由小毛细血管与结缔组织纤维形成呈小梁状,并卷绕成结节。肿瘤在组织学上另一个显著的特点为瘤细胞形态原始,核分裂象多,胞质稀少,无纤毛或生毛体,并且瘤内有多种分化的细胞,包括神经元、神经胶质,甚至间质成分。

2.免疫组化

染色可发现在原始瘤细胞区内某些呈 GFAP 阳性,而另一些呈突触素阳性。

(三)临床表现

髓上皮瘤病程短,仅 4～6 个月。根据发病部位的不同可有不同的神经系统局灶症状,如癫痫、偏瘫等,部分患者可出现意识障碍。肿瘤脑脊液播散与颅外转移灶常见。

（四）辅助检查

（1）CT 上，为等密度或略低密度，边界清楚，增强后几乎不强化。

（2）MRI 上，肿瘤 T_1W 呈低信号，T_2W 呈高信号，瘤内有灶性信号不均一。

（五）治疗

髓上皮瘤最合适的治疗方案仍未明确。有作者建议以手术为主，术后辅以放疗。

（六）预后

髓上皮瘤预后差，对放射敏感性较其他胚胎性神经上皮肿瘤低。生存期一般不超过 1 年，但也有报道肿瘤全切后生存 10 年以上的。

四、室管膜母细胞瘤

室管膜母细胞瘤（ependymoblastoma）是罕见的恶性中枢神经系统肿瘤.好发于儿童。1926 年，Bailey 与 Cushing 首先发现此肿瘤，并一度将其归入室管膜细胞肿瘤中恶性程度最高的一类。1989 年 Russell 和 Rubinstein 认为室管膜母细胞瘤来源于原始神经七皮细胞，具有胚胎细胞特性。

（一）流行病学

好发于小儿，平均发病年龄为 2 岁，但可见于出生至 36 岁成人。

（二）病理

组织学特征为丰富的、致密的未分化小细胞所构成，并组成较多空心玫瑰花瓣状物。

（三）临床表现

临床表现类似幕上 PNET。

（四）辅助检查

影像学上，CT 和 MRI 常显示为大脑半球巨大占位病变，占位效应明显，只有较轻甚至没有瘤周水肿，CT 密度和 MRI 信号改变与上述幕上 PNET 相似，术前常误为其他肿瘤。

（五）治疗

手术、放疗、化疗等综合措施是肿瘤治疗原则。术后放疗剂量宜大，在 55～60Gy，预防性脑脊髓放疗是必需的。对于 3 岁以下的幼儿，术后应先行化疗，待 3 岁后再行放疗。

（六）预后

室管膜母细胞瘤预后差，术后 3 年生存率为 0%。

第三节　非典型性畸胎样-横纹样肿瘤

非典型性畸胎样-横纹样肿瘤（atypical teratiod thabdoid tumour，AT-RT）是中枢神经系统一类少见的神经上皮来源的恶性肿瘤。1987 年 Rorke 等报道了第 1 例。由于肿瘤组织学特征类似于婴儿肾脏的恶性横纹样肿瘤，当时即命名其为"横纹样肿瘤"。Rorke 等认为该肿瘤内含有不同的组织成分如横纹样细胞、原始神经上皮、上皮及间叶成分等.故命名其为非典型性畸胎样和横纹样肿瘤。最近研究发现 90% 的中枢神经系统 AT/RT 出现 22 号染色体丢失，进一步研究发现肿瘤的发生与 22q11.2 位点上的 INI1 基因突变有关。

一、流行病学

AT-RT 少见,占儿童脑肿瘤的 1%～2%,约占婴儿脑肿瘤的 10%。发病年龄,大多数在 1～4 岁,通常在 2 岁以下。幕上和幕下均可见,尤其是小脑脑桥三角。男性多见,男女比为1.4：1。

二、病理

(1)肿瘤大体上与髓母细胞瘤相似,质地软,肉红色,与周围脑组织似有边界。肿瘤内有坏死灶,并常有出血。位于小脑脑桥三角的肿瘤常将附近神经血管包绕,并侵犯脑干。

(2)光镜下肿瘤具有独特表现,含有横纹样(杆状)细胞、原始神经上皮、间叶组织及上皮细胞,肿瘤具有横纹样细胞为其特征。典型的横纹样细胞呈中等大小、圆形或椭圆形。细胞核异形,核仁明显,核分裂象多见。细胞轮廓明显,胞质内含均匀细小的颗粒,或粉红色小体,如包涵体。电镜下见大量漩涡状微丝及核周体。肿瘤内原始神经上皮成分表现为小细胞胚胎性组织,有时可见 Homer-Wright 玫瑰花结构。肿瘤内间叶组织可为排列疏松的小棱形细胞,或紧密排列呈肉瘤样。此外,可见腺癌样排列的上皮细胞。

(3)免疫组化染色横纹样细胞呈上皮细胞膜抗原(epithelial mcmbrane antigen, EMA)、vimenlin、平滑肌肌动蛋白(smooth muscle actin, SMA)阳性,原始神经上皮成分为 GFAP、NFP 等阳性。MIB-1 指数达 so%～100%。

三、临床表现

由于来诊时 1/3 患者的肿瘤已发生脑脊液播散,因此患者病程短。临床表现多样,取决于患者的年龄与肿瘤的部位。婴幼儿主要表现为嗜睡、呕吐、生长停滞、头围增大。3 岁以上的儿童则多为头痛与偏瘫,有时有以展神经及面神经为主的神经麻痹。

四、辅助检查

1.头 CT

与髓母细胞瘤相似,平扫为高密度,增强后有不均匀强化,但囊变与出血多见。

2.头 MRI

肿瘤实质部分 T_1W 为低信号,T_2W 为低或等信号,质子加权呈等信号。增强后呈不均匀明显强化。

3.MRS

类似于其他 PNET 肿瘤,胆碱峰增高,NAA 峰和肌酸峰低或无。

五、治疗

AT-RT 以手术治疗为主,术后辅以放疗。3 岁以下患儿,可行化疗,常用的化疗药包括环磷酰胺、顺铂、依托泊苷、长春新碱、卡铂和异环磷酰胺。

六、预后

AT-RT 预后差,绝大多数在 1 年内死亡。

第十三章　颅内动脉瘤

颅内动脉瘤是一种较为常见的脑血管性疾病。虽然颅内动脉瘤是一种良性疾病,但动脉瘤一旦破裂出血,则具有极高的致残率和死亡率,因而严重威胁人类健康。对颅内动脉瘤的及时诊断和治疗,可以显著降低其致残率和死亡率。

第一节　自发性蛛网膜下腔出血

蛛网膜下腔出血(subarachnoid hemorrhage,SAH)是指各种原因引起的脑血管破裂,血液流至蛛网膜下隙而出现的一组临床症状。SAH分为自发性蛛网膜下腔出血和外伤性蛛网膜下腔出血两类.最常见的是外伤性蛛网膜下腔出血,本节仅介绍自发性SAH。西方国家自发性SAH年发生率为(6~8)/10万,颅内动脉瘤破裂是自发性SAH最主要的病因。

一、病因

自发性SAH的首要病因是颅内动脉瘤破裂,占75%~80%,其他中枢神经系统疾病也可造成自发性SAH,包括脑、脊髓动静脉畸形,动静脉瘘、动脉粥样硬化、脑底异常血管网症(烟雾病)、脑干前非动脉瘤性SAH、颅内肿瘤卒中、硬脑膜静脉窦血栓及动脉炎等;全身性疾病,如血液病、口服抗凝药物治疗等也可造成自发性SAH。有14%~22%的自发性SAH的原因不明。

二、临床表现

1.出血症状

SAH起病急骤,可有先兆症状,主要表现是突发的、剧烈的"爆炸性"头痛,通常可合并呕吐、面色苍白、全身冷汗和畏光,还可出现项背疼痛。病人也可出现精神症状,如烦躁不安、意识模糊和定向力障碍等。严重时可合并意识水平下降,昏迷,甚至出现脑疝而死亡。20%~30%的病例合并脑积水。

2.神经功能损害

以一侧动眼神经麻痹最常见,有6%~20%,提示同侧颈内动脉-后交通动脉瘤或大脑后动脉动脉瘤。颈内动脉海绵窦段或眼动脉段巨大动脉瘤可压迫走行于周围的神经,出现神经受损症状,如三叉神经分部区的疼痛和麻木、视力和视野的障碍。出血后约20%出现肢体偏瘫,为病变或出血累及运动区皮质及其传导束所致。

3.癫痫

约3%的病人在出血急性期发生癫痫,以大发作为主。5%的病人手术后近期出现癫痫,5年内癫痫发生率占10.5%,尤其是大脑中动脉动脉瘤夹闭手术后。

4.迟发性脑缺血

多发生在 SAH 后 3~6d,7~10d 为高峰,可表现为暂时性或进展性的定位体征和意识水平下降,这常常是由于 SAH 后脑血管发生痉挛所致。临床症状和体征的程度同脑血管痉挛的程度和相应区域的循环代偿程度有关,但应注意同脑积水、脑出血等所致意识水平下降相鉴别。脑血管痉挛是 SAH 后死亡原因之一。脑血管痉挛的发生可能同细胞内大量钙粒子聚结有关。

5.心律失常

部分病人在 SAH 后出现心电图改变,表现为 T 波增宽倒置,ST 段升高或降低,室性期前收缩、心室颤动,其具体机制尚不明了,可能与下丘脑缺血、交感神经兴奋性提高、冠状动脉反射性缺血有关。

6.眼出血

20%~40%患者可以发生眼出血,可以为视网膜前出血、视网膜出血和玻璃体内出血三种类型,也可表现为混合型。玻璃体内出血的患者死亡率明显增高。眼出血的机制可能因中央静脉及脑脊液压力升高,引起静脉高压导致视网膜静脉破裂所致。

三、诊断

对所有临床怀疑自发性 SAH 的患者,均应首先进行头部 CT 平扫,如果头部 CT 扫描阴性,可进行腰椎穿刺检查脑脊液,除外 SAH 或进行鉴别诊断。

1.头部 CT 扫描

高分辨率 CT 平扫是诊断急性 SAH 的首选检查,迅速安全可靠,48h 内检出率可达 95%以上。CT 扫描显示脑沟与脑池密度增高(图 13-1)。此外,CT 也可显示脑(室)内出血或血肿、脑积水、脑梗死和脑水肿等。约 70% 的患者可根据头部 CT 显示的出血部位确定动脉瘤可能存在的位置,如出血主要集中于侧裂,提示中动脉动脉瘤或后交通动脉瘤可能性大;出血主要集中于前纵裂和鞍上池,提示前交通动脉瘤可能性大。对多发动脉瘤患者出血位置的确定,有助于临床医生确定责任动脉瘤的位

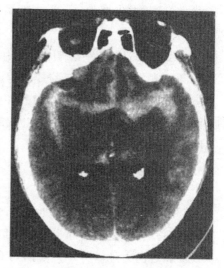

图 13-1　CT 平扫,蛛网膜下腔出血

置。SAH 的 Fisher 分级是根据出血的厚度和位置分成 4 级(表 13-1)。

表 13-1　蛛网膜下腔出血的 Fisher 分级

Fisher 分级	CT 出血表现
1 级	无出血
2 级	弥散出血或脑室出血厚度<1mm
3 级	局部凝血和(或)脑室出血厚度≥1mm
4 级	脑内或脑室内血肿伴弥散或无蛛网膜下腔出血

计算机断层扫描血管造影(CT angiography,CTA)是一种通过静脉快速注射碘对比剂,对CT 扫描中动脉期的图像进行采集和重建脑动脉的成像方法。CTA 可以通过三维图像多角度观察动脉瘤位置以及同载瘤动脉之间的关系,同时可以显示颅底脑血管同颅骨的解剖关系。因 CTA 检查快速简便,创伤性小,在临床中得到越来越广泛的应用。

2.头颅 MRI

急性 SAH 在发病后 24～48h,常规 MR1 扫描很难查出,可能由于血液被脑脊液稀释,去氧血红蛋白表现为等信号所致。而 SAH 后 10～20d 时 MRI 显示最好,这可能有助于确定陈旧性出血和多发性动脉瘤中责任动脉瘤的位置。现在由于脑磁共振成像技术的改进.特别是液体衰减反转恢复序列、质子密度成像、弥散加权成像和梯度回波序列等的应用,使其在自发性 SAH 的诊断敏感性有所提高。MRI 对确定颅内或脊髓内 AVM、海绵状血管畸形和颅内肿瘤十分有帮助。磁共振血管显影(MR angiography,MRA)是一种无创性脑血管成像方法,可以显示颅内不同部位的动脉瘤,可以通过旋转图像显示动脉瘤颈和载瘤动脉的关系。

3.脑血管造影

目前是 SAH 病因诊断的"金标准",85％的患者可确定出血的原因,同时可了解是否存在脑血管痉挛及程度和评价侧支循环。脑血管造影应在急性 SAH 患者病情允许的情况下尽早实施。脑血管造影应常规包括双侧颈内动脉和双侧椎动脉造影,防止遗漏多发动脉瘤的存在,必要时加做双侧颈外动脉造影,防止遗漏供血来自颈外动脉的硬脑膜动静脉瘘。对怀疑脊髓动静脉畸形者还应行脊髓动脉造影。

4.腰椎穿刺

是诊断 SAH 的最敏感的检查方法,但可能因穿刺损伤而出现假阳性。对怀疑 SAH 而CT 扫描阴性患者,应进行腰椎穿刺检查。发病 1 周后,由于出血逐渐被吸收,CT 扫描可能显示不清或阴性,可腰椎穿刺行脑脊液检查。颅压高者应慎用。

四、鉴别诊断

自发性 SAH 的鉴别诊断见表 13-2。

五、治疗

1.观察生命体征

出血急性期应严密观察生命体征,控制血压。同时卧床休息,镇静、镇痛、避光,保持排便通畅。

2.脱水治疗

伴颅内压增高时,应用甘露醇脱水治疗,给予激素减轻脑水肿。意识障碍患者如合并脑室内出血或脑积水者,可行脑室穿刺外引流。

3.防治癫痫发作

对自发性 SAH,可预防性应用抗癫痫药物。

4.维持电解质平衡

SAH 后可能发生低钠血症,应注意监测中心静脉压,并及时纠正低钠血症。

表 13-2　常见自发性 SAH 病因鉴别

	动脉瘤	动静脉畸形	动脉硬化	烟雾病	脑瘤卒中
发病年龄	40～60 岁	35 岁以下	50 岁以上	青少年多见	30～60 岁
出血前症状	无症状,少数动眼神经麻痹	可有癫痫发作	高血压史	可见偏瘫	颅压高和病灶症状
血压	正常或增高	正常	增高	正常	正常
复发出血	常见且有规律	年出血率 2%	可见	可见	少见
意识障碍	多较严重	较重	较重	有轻有重	较重
脑神经麻痹	第Ⅱ～Ⅵ对脑神经	无	少见	少见	颅底肿瘤常见
偏瘫	少见	较常见	多见	常见	常见
眼症状	可见玻璃体积血	可有同向偏盲	眼底动脉硬化	少见	视盘水肿
CT 检查	蛛网膜下隙高密度影	增强可见 AVM 影	脑萎缩或梗死灶	脑室出血铸型或梗死灶	增强后可见脑瘤影
脑血管造影	动脉瘤和血管痉挛	动静脉畸形	脑动脉粗细不均	脑底动脉异常血管团	有时可见肿瘤染色

5.防治脑血管痉挛

可用尼莫地平或其他钙通道阻滞药等。

自发性 SAH 的治疗主要是为进一步病因的治疗提供时机。对所有自发性 SAH 患者,在病情允许下,应尽早行脑血管造影或 CTA 检查.明确出血原因,从而为进一步的病因治疗提供时机,如开颅动脉瘤夹闭、动静脉畸形或脑肿瘤切除。

六、病程与预后

自发性 SAH 后的病程及预后主要取决于其病因,其次是出血程度。动脉瘤性 SAH 致残率和死亡率高,预后较差。脑血管畸形所致的 SAH 常较易于恢复。中脑周围出血的预后比较好。

第二节　颅内动脉瘤

颅内动脉瘤系颅内动脉壁的局限性异常突起。尸检发现率为 0.2%～7.9%,发病率为 5%,儿童动脉瘤占 2%。动脉瘤性蛛网膜下腔出血(SAH)发病多见于 40～60 岁,大约 20% 的 SAH 病例发生在 15～45 岁。动脉瘤破裂出血是 SAH 的首位病因,占 SAH 的 75%～80%。在脑血管意外中,颅内动脉瘤破裂出血仅次于脑血栓和高血压脑出血,居第三位。

一、病因

颅内动脉瘤的形成病因目前尚不十分清楚。动脉壁本身的先天性缺陷和(或)后天性损伤与血流动力学因素应是动脉瘤形成、发展和破裂的主要因素。颅内动脉同身体其他部位动脉相比,其外膜和中膜缺乏弹性纤维,中膜肌纤维少,外膜薄,内弹力层更加发达。同时大的脑动脉位于蛛网膜下隙,没有支撑组织。而后天因素,如颅内动脉粥样硬化、动脉炎等破坏动脉内弹力板,在血流动脉学作用下缺损的动脉壁渐渐膨出形成囊性动脉瘤。另外,身体的感染性病灶,如细菌性心内膜炎,栓子脱落流至脑动脉侵蚀动脉壁,形成细菌性动脉瘤;同样一些肿瘤,如心房黏液瘤,CFL可形成肿瘤栓子性动脉瘤;头部外伤也可能导致外伤性动脉瘤形成;还有一种因外伤、动脉硬化、高血压等因素造成动脉内膜损伤,血液进入动脉壁中层而形成夹层动脉瘤,临床均少见。

二、病理学

颅内动脉瘤最常见的是囊性动脉瘤,常常呈球形或浆果状,外观紫红色,瘤壁比较薄,术中可见瘤内的血流旋涡。瘤顶部更为薄弱,98%动脉瘤出血位于瘤顶,破口处与周围组织粘连。其次为梭形动脉瘤,好发于椎-基底动脉或颈内动脉。巨大动脉瘤内常有血栓形成,甚至钙化,血栓分层呈"洋葱"状。组织学检查发现部分动脉瘤壁仅存一层内膜,缺乏中层平滑肌组织,弹性纤维断裂或消失。瘤壁内有炎性细胞浸润。电镜下可见瘤壁弹力板消失。

二、动脉瘤的分类

1.按动脉瘤位置分类

分成颈内动脉系统动脉瘤和椎-基底动脉系统动脉瘤,也分别称为前循环动脉瘤和后循环动脉瘤。颈内动脉系统动脉瘤占颅内动脉瘤的85%～95%,主要分成颈内动脉动脉瘤、大脑中动脉动脉瘤和前动脉动脉瘤。椎基底动脉系统动脉瘤占颅内动脉瘤的5%～15%,主要分为椎动脉动脉瘤、基底动脉动脉瘤、大脑后动脉动脉瘤、小脑上动脉动脉瘤、小脑前下动脉动脉瘤和小脑后下动脉动脉瘤。多发动脉瘤占20%～30%。

前循环动脉瘤常见的部位:①前交通动脉瘤,约占30%;②后交通动脉瘤,约占25%;③大脑中动脉动脉瘤,约占20%。后循环动脉瘤最常见的部位是基底动脉顶端分叉处。

2.按动脉瘤的大小分类

动脉瘤直径小于5mm者属小型,6～15mm为一般型,16～25mm为大型,直径大于95mm者为巨大型。

3.按病因分类

可分成先天性动脉瘤、感染性动脉瘤、动脉硬化性动脉瘤和外伤性动脉瘤。

四、临床表现

一般动脉瘤在破裂出血前无症状,少数病例可因体积大压迫周围神经结构而出现相应的神经症状。

1.出血症状

动脉瘤破裂出血时,病人往往出现突发性剧烈头痛、呕吐、大汗淋漓和项背部疼痛,可出现意识水平下降,甚至昏迷。约50%的病人在出血前6～20d有"警兆症状".如偏头痛或眼眶痛和(或)动眼神经麻痹,头痛侧多与动脉瘤侧相符,此时应警惕随之而来的SAH。出现警兆症状动眼神经麻痹可能是动脉瘤扩张或瘤壁内出血或膨大压迫动眼神经所致。

动脉瘤破裂的危险因素有高血压、口服避孕药、妊娠和分娩、吸烟等,此外,情绪激动,排尿排便等可诱发动脉瘤破裂,冬春季动脉瘤破裂出血比例高。动脉瘤破裂出血以蛛网膜下腔出血最常见,可伴有脑(室)内或硬脑膜下出血。

动脉瘤破裂出血有着很高的死亡率和致残率,文献报道动脉瘤性 SAH 患者在院前死亡率 10%～15%,在初次出血未经手术治疗的而活下来的患者中,再出血是致残和致死的主要原因,2 周内危险性为 15%～20%,总死亡率约 45%,存活患者约 30% 有中、重残疾。成功夹闭动脉瘤的患者,约 66% 不能恢复到 SAH 前的生活质量。所以 SAH 后及时的诊断和治疗是降低动脉瘤致残和死亡的关键。

2.局灶症状

取决于动脉瘤的部位、毗邻解剖结构及动脉瘤大小。颈内动脉-后交通动脉瘤和大脑后动脉动脉瘤,常出现同侧动眼神经麻痹,表现为单侧眼睑下垂、瞳孔散大、眼球内收、上下视不能、直接、间接光反应消失。前交通动脉瘤可表现为一侧或双侧下肢一过性轻偏瘫及缄默症状。大脑中动脉动脉瘤破裂出血形成颞叶血肿,或因脑血管痉挛所致脑缺血或脑梗死,而出现肢体偏瘫或和失语。巨大动脉瘤压迫脑干可产生偏瘫。颈内动脉海绵窦段和床突上动脉瘤可以出现视力、视野障碍和三叉神经痛。

3.脑血管痉挛症状

除动脉瘤破裂出血外,SAH 后脑血管痉挛也是影响患者预后的关键,在 SAH 后红细胞破坏产生 5-羟色胺、儿茶酚胺等多种血管活性物质,可以造成脑血管痉挛,一般发生在出血 3d 以后,可以持续 2 周左右。症状性脑血管痉挛发生率为 20%～30%,主要表现为脑缺血症状,可为暂时性或进展性的定位体征和意识水平下降。但应注意同脑积水、脑出血等所致意识水平下降相鉴别。

4.癫痫

急性 SAH 病人可以出现癫痫发作,多以癫痫大发作为主。

五、影像学检查

1.头部 CT 扫描

对所有临床怀疑自发性 SAH 的患者,首选头部 CT 平扫。头颅 CT 可确定 SAH、血肿部位及血肿量、脑积水和脑梗死等。此外根据头部 CT,约 70% 患者可预测破裂动脉瘤的部位,如纵裂、鞍上池和额内侧面的出血提示前交通动脉瘤可能性大,侧裂出血则提示中动脉动脉瘤可能性大,第四脑室及小脑蚓部出血则小脑后下动脉动脉瘤可能性大。对多发性颅内动脉瘤,根据 CT 的主要出血位置可能判定责任动脉瘤的位置。

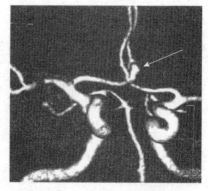

图 13-2 CTA 显示前交通动脉瘤

计算机断层扫描血管造影(CT angiography,CTA)是一种通过静脉快速注射碘对比剂,对 CT 扫描中动脉期的图像进行采集和重建脑动脉的成像方法,CTA 可以多角度观察动脉瘤以及动脉瘤同载瘤动脉之间的关系,同时可以显示脑血管同颅骨的解剖关系。因 CTA 操作简便,创伤性小,而且准确性比较高,已成为动脉瘤的初步检查方法(图 13-2)。

2.MRI

颅内动脉瘤多位于颅底 Willis 环。MRI 优于 CT,较大动脉瘤内可见流空。MRA 可提示不同部位动脉瘤,常用于颅内动脉瘤筛查,从不同角度了解动脉瘤与载瘤动脉的关系(图 13-3)。

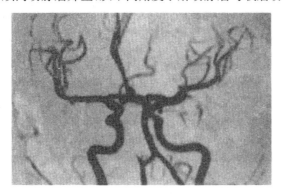

图 13-3 MRA 显示颈内动脉后交通动脉瘤

3.数字减影血管造影(DSA)

目前是 SAH 病因诊断的"金标准",对确定动脉瘤的位置、形态、大小、蒂宽、数目、有无血管痉挛和确定手术方案十分重要。85％的患者可以确定出血的原因,同时了解是否存在脑血管痉挛及痉挛程度,评价侧支循环。对自发性 SAH 患者应在病情允许的情况下尽早实施脑血管造影。脑血管造影应常规包括双侧颈内动脉和双侧椎动脉,防止遗漏多发动脉瘤的存在,必要时行双侧颈外动脉造影。如果 SAH 患者首次造影阴性,应在 2～4 周后重复进行脑血管造影,特别是在合并脑动脉痉挛情况下。如仍造影阴性,可能是小动脉瘤破裂后消失,或内有血栓形成,患者一般预后较好(图 13-4)。

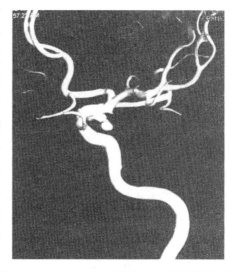

图 13-4 3D-DSA 显示颈内动脉后交通动脉瘤

4.腰椎穿刺

诊断急性 SAH 最敏感的方法。但可能因穿刺损伤而出现假阳性,再就是腰椎穿刺有可能诱发动脉瘤破裂出血,故对怀疑 SAH 而 CT 扫描阴性患者,应进行腰椎穿刺检查。发病 1 周后,由于出血逐渐被吸收.CT 扫描可能显示不清或阴性,可腰椎穿刺行脑脊液检查。颅压高者应慎用。

5.经颅多普勒超声(TCD)

脑血管痉挛是影响患者预后的重要因素之一。在血容量一定的情况下,血流速度与血管的横截面积呈反比,故用 TCD 技术测量血管的血流速度可以间接地测定血管痉挛的程度。

六、治疗

因动脉瘤破裂出血具有很高的致残率和死亡率,以及易反复出血的特性,所以对动脉瘤性

SAH 患者,在病情允许条件下,应尽快进行外科治疗,防止动脉瘤再次破裂出血.降低患者致残率和死亡率。外科治疗包括手术治疗和血管内栓塞治疗。

1.手术治疗时机

颅内破裂动脉瘤的治疗时机同患者的病情分级,动脉瘤的位置、形态和直径等密切相关。手术前分级便于判断动脉瘤病情,选择造影和手术时机,评价疗效。目前国际上对 SAH 常采用 Hunt 和 Hess 分级方法(表 13-3)。对Ⅰ级、Ⅱ级和Ⅲ级病人应及早进行脑血管造影和手术治疗;Ⅳ级和Ⅴ级病人只行 CT 除外血肿和脑积水,待病情稳定后,再行造影检查和治疗。

表 13-3　蛛网膜下腔出血 Hunt 和 Hess 分级

分级	描述
0 级	未破裂动脉瘤
Ⅰa 级	无急性脑膜/脑反应,但有固定神经功能缺失
Ⅰb 级	无症状,或有轻微头痛和Ⅰ颈强直
Ⅱ级	头痛较重,颈强直,除脑神经麻痹外无其他神经症状
Ⅲ级	嗜睡或有局灶性神经功能障碍
Ⅳ级	昏迷、偏瘫,早期去脑强直和自主神经功能障碍
Ⅴ级	深昏迷、去脑强直、濒危状态

注:若有严重的全身性疾病(如高血压、糖尿病、严重的动脉硬化、慢性阻塞性肺疾病)及动脉造影上显示严重的血管痉挛则增加 1 级

2.围术期治疗

动脉瘤破裂出血和脑血管痉挛是动脉瘤的主要死亡原因。为预防动脉瘤再次破裂出血,病人最好置于 ICU 监护下,绝对卧床,尽量减少不良的声、光刺激。便秘者给缓泻药,维持正常血压,适当镇静治疗。为防治脑血管痉挛,可以预防性早期应用钙通道阻滞药等扩血管治疗方法。可以考虑预防性应用抗癫痫治疗。

3.手术方法

动脉瘤颈夹闭是动脉瘤最理想的治疗方法。这种方法既将动脉瘤排除在循环之外,防止了动脉瘤破裂出血,同时保证正常的血液循环。孤立术是在动脉瘤两端夹闭载瘤动脉,在未证明侧支循环良好时应慎用。动脉瘤壁加固术疗效不肯定应尽量少用。临床不适宜手术、导管技术可达部位的动脉瘤,可选电解可脱性微弹簧圈(GDC)栓塞术。无论何种治疗,手术后应复查脑血管造影,证实动脉瘤是否消失。

4.脑积水处理

SAH 后急性脑积水占 15%。手术前有症状应行脑室外引流术。慢性脑积水需行侧脑室-腹腔分流。

七、预后

影响颅内动脉瘤预后的因素是多方面的,包括发病前患者的全身状态、动脉瘤破裂的程度和动脉瘤的本身特性、手术前患者的临床分级、治疗时机及是否合并严重的并发症等。

第十四章　颅内血管畸形

颅内血管畸形(intracranial vascular malfor-mation)是指脑血管发育障碍引起的脑局部血管数量和结构异常,并对正常脑血流产生影响。Lusch-ka(1854 年)和 Virchow(1863 年)首先报道脑动静脉畸形,Pean(1889 年)首次成功切除动静脉畸形。Yasargil(1976 年)首次报道了显微手术成功切除 10 例动静脉畸形,无死亡,并发症发生率低。Spet-zler 和 Martin(1 986 年)提出著名的分级方法。

Rossell 等将颅内血管畸形分为四类:①动静脉畸形(arteriovenous malformation)。②海绵状血管畸形(cavernous malformation)。③毛细血管扩张(capillary telangiectasias)。④静脉畸形(venousmalformation)。它们的组成血管及血管间的脑实质不同。

特殊类型的血管畸形包括:①司特奇-韦伯病(Sturge-weber syndrome),又称脑三叉血管瘤病(encephalo-trigeminal angiomatosis),包括软脑膜血管瘤、皮质内及皮质下白质的钙化、同侧面部皮肤血管痣(葡萄球痣)。痣分布在三叉神经皮结内,为一侧。偶有婴儿白内障。软脑膜毛细血管瘤及静脉血管瘤多见于枕叶、顶叶及颞叶。蛛网膜下腔有密集的血管,脑表面动脉有钙化。脉络丛也可有血管畸形及钙化。多数产后即有症状及体征,有的是之后逐渐发展的。早期脑损害又可引起继发的退变,如交叉性小脑萎缩。罕有出血者。⑦广泛的新生儿血管瘤病(generalized neonatal hemangiom-atosis)为儿童罕见病。其特点是皮肤或内部器官有多发的血管瘤(hemangiomas),脑及脑膜也有多发的血管瘤。症状有早期神经功能障碍及脑积水。

尸检显示静脉畸形发生率为 0.5%～0.7%,海绵状血管畸形发生率为 0.5%,毛细血管扩张发生率为 0.3%,动静脉畸形发生率为 0.1%。但临床上却以动静脉畸形最常见,这可能由于动静脉畸形最容易出现症状的缘故。多数血管畸形在显微镜下检查有出血现象,但大量血的畸形以动静脉畸形最常见,海绵状血管畸形其次,毛细血管扩张及静脉畸形偶见。

血管畸形可发生于不同部位,45%～80% 在大脑半球,8%～18% 在内囊、基底核或脑室。颅内血管畸形约有 6% 为多发,即有 2 个以上同一种病理的或不同病理的血管畸形,甚至 1 个病人有 20 多个海绵状血管畸形。不仅有脑血管畸形还有脑膜(包括硬脑膜及软脑膜)血管畸形,或者两者兼有。

颅内血管畸形可与动脉瘤并存,McCormick 的解剖资料中,血管畸形的发生率约 0%,动脉瘤约 7%,两者并存主要是由于发生率高的原因。血管畸形与动脉瘤的位置多半不在同一血管范围内。动静脉畸形及海绵状血管畸形能缓慢增长扩大,使得海绵状血管畸形产生占位效应,而动静脉畸形周嗣的脑缺血更加严重,因而出现新的症状及体征。

第一节　脑动静脉畸形

一、流行病学

人群中脑动静脉畸形(AVM)发生率约为 0.1%,2% 的病变为多发,男女发病率相当。根据尸检结果,约仅 12% 的 AVM 有临床症状。AVM 是青年人(<35 岁)非创伤性脑出血的最常见原因。多数病变在 40 岁左右发病,75% 的出血发生在 50 岁前。脑动静脉畸形是胎儿期脑血管形成异常的先天性疾病,但家族性动静脉畸形少见。

二、病因病理

动静脉畸形是由一团动脉、静脉及动脉化的静脉(动静脉瘘)样的血管组成,动脉直接与静脉交通,其间无毛细血管。有些动静脉畸形由于血栓形成或出血破坏,常规血管造影不显影,称为隐匿型动静脉畸形;有些动静脉畸形很大,累及大部分半球,称为巨大动静脉畸形。局部血管呈丛状或血管聚成球形,有一个或多个供血动脉及一个或多个引流静脉。血管的管径大小不一,大的动脉常似静脉样增粗,引流静脉直径可到 1cm。而隐匿型动静脉畸形的供血动脉很小,只有 0.2~0.3cm。血管组成的致密程度不同,有的致密似海绵状血管畸形。镜面血管常有节段性扩张,甚至于成囊状在畸形血管团内缺乏正常的毛细血管床。在这些异常血管之间夹杂有胶质样变的脑组织,以及充满含铁血黄素的巨噬细胞。血管壁的厚薄不一,多由纤维组织构成,偶有平滑肌纤维,多无弹力层。异常血管内常有血栓形成或机化及钙化,并可伴有炎性反应。超微结构检查,动静脉畸形血管中仅有一部分能分辨出动脉和静脉结构,而大部分病变血管不能区别血管结构。位于脑表面,动静脉畸形的软膜增厚、不透明。镜下搏动的动脉及静脉,因含有红色及蓝色层状或涡流状血流,往往辨认不清。引流静脉有时也动脉化呈红色;由于畸形血管盗血,使其周围脑组织供血减少,因而出现盗血症状。这种盗血是由于动静脉瘘造成的,在脑血管造影上极易显示,同时可见对畸形病灶周围正常脑组织的供血减少(其动脉充盈不良,甚至完全不充盈)。

动静脉畸形是一种先天性疾病。在胚胎早期,原始的动脉及静脉是相互交通的,之后由于局部毛细血管发育异常,动脉及静脉仍以直接沟通的形式保留下来。由于没有正常的毛细血管阻力,血液直接由动脉流入静脉,使静脉因压力增大而扩张,动脉因供血多,也逐渐增粗,加上侧支血管形成及扩大,形成迂曲、缠结、粗细不等的畸形血管团,血管壁薄弱处扩大成囊状。血管畸形,附近脑组织因缺血而萎缩,或因陈旧出血而黄变。畸形的血管团一般呈楔形分布,尖端指向脑室壁。

动静脉畸形的出血与其体积的大小及其引流静脉的数目、状态有关,即中小型(<4cm)的容易出血;引流静脉少、狭窄或缺乏正常静脉的引流者容易发生出血。至于与年龄、性别、供血动脉数目、部位似无明显的关系。

幕上动静脉畸形接受大脑前、中、后动脉的分支供血,深部动静脉畸形的供血来自大脑后动脉、脉络膜前及后动脉、豆纹动脉。浅部动静脉畸形的供血主要来自大脑中动脉的分支,它们埋藏在脑沟内。除非极小动静脉畸形外,大多数由 2 支或 2 支以上主要脑动脉供血。幕下动静脉畸形由小脑上、小脑前下或小脑后下动脉供血,有时 3 支都供血。深部穿通支供应脑干及其周围的动静脉畸形。大的脑动静脉畸形是由血管组分隔构成,各组皆有自己的供血动脉及引流静脉。各血管组之间并不交通。有时只是畸形血管团的一部分引起症状,可选择性地栓塞这一部分。

正常灌注压突破综合征(normal perfusionpressure breakthrough,NPPB):由于脑动静脉畸形盗血,造成畸形周围的正常脑供血不足,使脑组织慢性缺血。因而这部分血管处于扩张状态,丧失了自动调节能力。一旦动静脉畸形被切除,或其主要输入动脉被闭塞,原来被动静脉畸形盗取的血液重新流入慢性扩张的血管,以高流量注入微循环,使病理性扩张的血管不能耐受这种改变,导致血管源性水肿,毛细血管破裂,脑实质出血。这一理论可解释某些术后数小时或数天内发生的颅内血肿和脑水肿。这种情况在手术病例中仅占 3%～4%。

高流量的动静脉畸形由于动静脉短路分流严重,血流量大,血液流速快,供血动脉会逐渐扩张及变长。使周围脑组织的血液供应减少,但仍不能满足分流需要,故常通过脑底动脉环的吻合血管,向畸形血管盗血。如一侧大脑中动脉动静脉畸形,可有同侧大脑前动脉,甚至椎-基底动脉系统的盗血现象,使远离动静脉畸形部位的脑组织供血也减少。

三、动静脉畸形的部位和分类

按部位颅内动静脉畸形可分为六个区域,即硬脑膜、单纯皮质、皮质至脑室、半球深部、小脑及脑干。以上部位中,浅部的手术较容易;深部者较困难,且有一定危险;脑干者最危险。浅部功能区的手术容易出现神经功能障碍。

Stein 按部位分为以下几型。

1.表浅型(软膜、皮质)

主要累及脑膜及皮质。

2.深或中央型

累及皮质下灰质及邻近的白质。

3.髓质型

主要累及髓质动脉及静脉。

4.其他

旁中央(基底核及脑室)及中线型(胼胝体、脑干、小脑)。

根据神经外科手术的难易程度,按照动静脉畸形的大小、部位及深浅、供血动脉及引流静脉分级。目前国际上较常用的是 Spetzler-Martin 分级(表 14-1)。

表 14-1 Spetzler Martin 评分标准

项目	计分	项目	计分
AVM 大小(血管团最大径)		非重要功能区	0
小(<3cm)	1	重要功能区	1
中(3～6cm)	2	引流静脉	
大(>6cm)	3	浅静脉	0
AVM 部位		深静脉或深浅静脉都参与	1

四、临床表现

小的动静脉畸形常无症状,甚至动静脉畸形相当大也可无症状。除非出血或引起癫痫才被发现,绝大多数是出血后才诊断出来,其次是寻找癫痫原因发现的。有的由于长期顽固性头痛而发现。其症状因动静脉畸形的部位、大小、有否出血或缺血等而定。

1.出血

这是颅内动静脉畸形最常见的症状,占 52%～77%,50% 以上在 16～35 岁发病。出血的最常见危险因素是以前发生过出血和深静脉引流,此外过高的供血动脉压力、引流不畅、合并动脉瘤、男性病人及小的病灶也被认为是出血的危险因素。出血与季节无关,通常发生在正常活动时。妊娠期间的出血危险增加。出血可至脑实质或脑室内和蛛网膜下腔。血管畸形的大小、部位与出血的发生有关,很大的动静脉畸形比小的动静脉畸形出血少,中心型动静脉畸形较边缘型易出血。因是扩张的静脉出血,所以不像动脉瘤出血那样剧烈。一般出血不多,大量出血仅占 16%。脑动静脉畸形患者如任其自然发展,年出血率为 29%～4%,约 50% 的患者一生中会发生出血;第一次出血约有 10% 死亡,以后每 10 年由于再出血死亡也为 10%。

2.癫痫

可在颅内出血时发生,也可单独出现。27%～38% 的病人以癫痫首发症状。癫痫的原因是动静脉短路使脑局部缺血,邻近脑组织胶质样变,颞叶动静脉畸形的点火作用(kindling effect)。癫痫大发作与局灶性癫痫的发生率几乎相等,精神运动性发作与小发作较少出现,一般由病变和出血的位置和范围而定。

3.头痛

多数是颅内出血的结果,除此而外,约 15% 没破裂的动静脉畸形病人有持续性的或反复发作性头痛,往往是顽固性头痛。头痛与动静脉畸形部位符合的仅占一 13%～36%,所以定位意义不大。

4.局灶性神经功能症状

约 10% 的动静脉畸形可表现为不同程度的局灶性神经功能症状。

由血管畸形部位、血肿压迫、脑血液循环障碍及脑萎缩区域而定。如额叶智力及情感障碍;基底核区肢体运动障碍等。

5.其他症状

颅内吹风样血管杂音占所有动静脉畸形患者的 2.4%～38%;精神症状的发生率为 30%～72%;婴儿及儿童可能因为颅内循环短路出现心力衰竭。

五、诊断

动静脉畸形的诊断依靠脑血管造影或磁共振扫描。CT 扫描也有帮助.还应结合临床症状及体征及其他检查手段来全面考虑。

1.脑血管造影

蛛网膜下腔出血或自发性脑内血肿应行脑血管造影或磁共振血管成像(MRA)。对于大的动静脉畸形应行双侧颈动脉及椎-基底动脉造影,有时还需要做超选择性供血动脉造影,以全面了解供血动脉、引流静脉及盗血情况。脑动静脉畸形的动脉血不经过毛细血管网而直接进入静脉系统,由动脉注射造影剂后很快(<1.5s)即能见到引流静脉。这种直接的短路造成

以下后果:①静脉淤滞,大量动静脉分流使得静脉窦内血液淤积,造成皮质静脉淤滞。②盗血,大量的动静脉分流使动静脉畸形周围的脑组织缺血。③脑动静脉畸形的管壁薄,再受到血液压力易于扩张,引流静脉扩大最明显,甚至局部扩张形成静脉瘤。④长期的静脉淤滞,可能造成静脉窦梗阻。

Lasjaunias 等(1986 年)行颅内超选择性血管造影,见畸形血管结构如下(图 14-1):①动脉直接输入病灶(血管团)。②动脉发出分支输入病灶。③与血流有关的动脉扩张形成动脉瘤。④发育不良性动脉瘤。⑤直接的动静脉瘘。⑥病灶内的动脉扩张形成动脉瘤。⑦病灶内的静脉扩张形成静脉瘤。⑧引流静脉扩张。

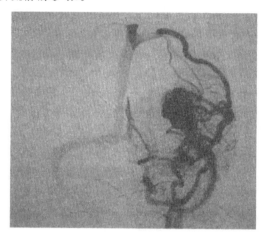

图 14-1　动静脉畸形全脑血管造影检查

富于血管的脑肿瘤与脑动静脉畸形有时不易区别。其在血管造影上的鉴别点如下:①动静脉畸形有异常血管团,血管浓染,肿瘤血管染色淡。②动静脉畸形血管短路,动脉期即可见静脉出现。肿瘤罕见。③动静脉畸形供血动脉、引流静脉明显增粗及迂曲,肿瘤仅动脉轻微扩大,静脉改变不明显。④动静脉畸形仅有出血形成血肿才有占位效应,肿瘤本身即有占位效应。

2.CT 扫描

动静脉畸形无血肿者,CT 平扫可见团状聚集或弥散分布的蜿蜒状及点状密度增高影,其间则为正常脑密度或小囊状低密度灶。此外动静脉畸形钙化常见,呈点状或小结节状。

3.磁共振影像(MRI)及磁共振血管成像(MRA)

MRI 可见蜂窝状或葡萄状血管流空低信号影(快速血流),对动静脉畸形的供血动脉、病灶、引流静脉、出血、占位效应、病灶与功能区的关系均能做出判断。

六、治疗

脑动静脉畸形的治疗主要包括:①动静脉畸形切除术。②介入栓塞术。③放射外科治疗。

治疗的目的:①阻断供血动脉及去除畸形血管团,解决及预防出血。②治疗癫痫。③消除头痛。④解决盗血,恢复神经功能。

Pean(1889 年)首次成功切除动静脉畸形,到目前为止手术切除动静脉畸形仍是彻底治疗这种疾病的最好方法,被认为是金标准。切除畸形血管只要尽量靠近病灶,保护功能区皮质特别是在显微镜下小心操作,切除后不会影响重要的神经功能。应行显微外科手术切除动静脉畸形,对于巨大的高流量动静脉畸形勿企图用一次手术完全切除,有发生"正常灌注压突破"的危险,可采用分期手术或逐步栓塞术,或两者并用。

1.时机选择

急诊切除动静脉畸形的死亡率及并发症率均高。如症状没有威胁生命则应等行全面检查评估及继发性脑损伤恢复后再治疗;如出血威胁生命则应立即手术,可能时应连动静脉畸形一并切除,如不能切除应择期手术。

2.适应证

目前认为有症状的动静脉畸形时应予以治疗,而没有症状的动静脉畸形应结合病人的年龄、生理心理状况及动静脉畸形病变本身的特点及发展、治疗的风险综合考虑是否治疗。

以下几种情况是治疗的绝对适应证:①动静脉畸形有大量出血或多次小量出血。②顽固性癫痫,药物不能控制者。③顽固性头痛不能缓解者。④精神智力障碍进行性发展者。

以下情况可考虑治疗:①合并灶旁动脉瘤者。②动静脉畸形供血动脉引流静脉呈高流量而引流不畅、循环时间延长者。③病人因病变心理压力大,而病变位于非功能区者。

3.治疗方法的选择

治疗方法的选择有争议,应根据病人的年龄、出血的表现、畸形血管团的特点及深动脉供血情况综合考虑治疗方案。有学者认为 Spetzler-Martin 分级 1~2 级的动静脉畸形建议手术切除,3 级的病人选择综合治疗,而没有症状的 4~5 级的病人建议不治疗。

4.手术治疗

(1)寻找动静脉畸形的方法:以前认为沿着引流静脉或供血动脉及出血形成的血肿寻找畸形血管团,随着神经影像学的发展,现可在多功能手术室进行手术,术前根据功能 MRI 检查确定功能区、传导束的位置及与畸形血管团的相对关系,术中在导航指引下切除病灶,还可以行术中荧光造影或脑血管造影检查进一步明确供血动脉及引流静脉,明确畸形血管团是否有残留。

(2)畸形血管团切除的基本方法:对于很小的病变,特别是位于皮质表面的动静脉畸形,可电凝使之完全闭塞。局限于额极或颞极的大的动静脉畸形可距畸形病灶约数毫米处切除;精确的沿动静脉畸形边缘切除,这是最主要而又常用的方法。先阻断皮质到畸形血管团的供血动脉,用双极电凝和吸引器在畸形血管团与正常脑组织之间轻柔的牵开和吸引,遇到较深的供血动脉分离清楚后电凝切断。至少保留一条主要引流静脉直至大多数动脉供应被切断。最棘手的问题是供血动脉主要位于畸形血管团的最深处,难以接近。电凝供血动脉时应注意电凝要确实,电凝血管长度为血管直径的 3~5 倍,然后再切断。供血动脉直径大于 1mm 时,应先以特别小的动脉夹毕后再电凝剪断。

(3)功能区及深部动静脉畸形的手术:包括半球内侧面、扣带回、胼胝体、脑室周围区、脑室内脉络丛、外侧裂,以及优势半球的颞、枕叶底面的动静脉畸形。这类动静脉畸形手术较为困难,容易造成术后并发症,手术治疗要慎重。

5.放射外科治疗

立体定向放射外科治疗为动静脉畸形提供了一个好的方法,报道显示约 80% 的直径小于

3cm 的病灶可通过放射外科治疗治愈。从治疗到完全闭塞为 2～3 年,在病灶闭塞前并不能避免病灶出血。

6.血管内介入治疗

单独血管内介入栓塞治疗动静脉畸形完全闭塞率较低,通常作为姑息治疗,或者是在手术切除、放射外科治疗前的辅助治疗。

七、并发症

手术后估计可能出现"正常灌注压突破现象"的病人,可维持全身适度低血压 4～7d,以避免术后严重脑水肿或脑出血。如果术后术野出血,一般提示仍有残余动静脉畸形。术后 1～2 周应常规复查脑血管造影。如需再次手术,应在 CT 证实脑水肿已消失或临床症状缓解后再施行。

八、预后

报道初次症状性出血的死亡率为 6%～29%,每年并发症和死亡率约为 2.7%,颅后窝病变有更高的并发症和死亡率风险。23%～44% 的患者有再出血,再出血的死亡率为 12%～15%。手术治疗癫痫的效果不佳,而药物治疗效果较为满意。1～3 级的患者手术死亡率和并发症率很低,而高级别的患者手术死亡率和并发症率较高。影响手术效果的因素很多,如病变大小、深浅、部位、供血动脉的来源及多少、引流到静脉系统的方式及静脉本身的畸形、术前神经功能障碍的程度和患者健康状况、麻醉选择、显微手术技巧、手术者个人经验等。

第二节　海绵状血管畸形

一、流行病学

海绵状血管畸形(cavernOLIS malformation)是指众多薄壁血管组成的海绵状异常血管团,这些畸形血管紧密相贴,血管问没有或极少有脑实质组织.是一种隐性血管畸形。尸检显示海绵状血管畸形发病率为 0.4%～0.5%,约占颅内血管畸形的 16%。多数海绵状血管畸形在 20～40 岁发病,男女发病率相当。海绵状血管畸形分两组类型,即家族型和散发型。散发型为 10%～30% 为多发病变.家族型约 84% 为多发病变。2.1%～36% 的海绵状血管畸形伴有静脉畸形。

二、病因病理

海绵状血管畸形病因不明确,其实质是畸形血管团,血管团的供血动脉和引流静脉为正常管径的血管,病灶内的压力大于颅内压而小于动脉压,血液速度缓慢,故脑血管造影不能显示畸形血管团病灶。血液滞留也是畸形血管内形成血栓和钙化的原因。海绵状血管畸形可缓慢生长,且可以出现新发病灶。外观常为紫红色,表面呈桑球状,剖面呈海绵状或蜂窝状。其血管壁由单层内皮细胞组成,缺少肌层和弹力层,管腔内充满血液,可有新鲜或陈旧血栓;异常血管间为疏松纤维结缔组织,血管间无脑实质组织。

海绵状血管畸形可发生在中枢神经系统的任何部位,如脑皮质、基底核和脑干等部位(脑内病灶),以及颅中窝、海绵窦、视网膜和颅骨等部位(脑外病灶),但多数病变位于幕上。约19％的病例为多发病灶,多发病灶病人常合并身体其他脏器海绵状血管畸形。病变的质地与急性血管团内的血液含量、钙化程度和血栓大小有关,可软、可硬。病灶周围脑组织有胶质增生和黄色的含铁血色素沉积。这种含铁血色素是脑皮质型海绵状血管畸形引起病人癫痫的原因之一。

三、临床表现

多数海绵状血管畸形可能终身没有症状。症状性病变因病灶侵犯部位不同而有不同的症状,主要有癫痫(39％～79％)、出血、头痛和局灶性神经功能障碍,约24％病灶可以没有症状。单发海绵状血管畸形癫痫年发生率约为1.5％,多发病灶癫痫年发生率约为2.5％;单发海绵状血管畸形出血年发生率为0.3％～0.7％,多发病灶出血年发生率约为1.1％。女性容易发生出血;约为6.7％。30.7％的再次出血发生在首次出血后48个月内。尽管22％的患者因出血发生神经功能障碍,但极少发生威胁生命的出血。报道显示预后差的危险因素包括病变生长、再出血、新发病变、妊娠、家族型病变、没有彻底切除的病变、合并静脉畸形病变及位于第三脑室、基底核区、脑干的病变。

四、辅助检查

1.CT 扫描

表现为富含血管的占位征象。脑外病灶平扫时呈边界清晰的圆形或椭圆形等密度或高密度影,注射对比剂后病灶有轻度增强,周围无水肿。如病灶有出血,可见高密度影像。脑内病灶多显示边界清楚的不均匀高密度区,常有钙化斑,注射对比剂后轻度增强或不增强。CT 骨窗像可显示病灶周围骨质破坏情况。

2.MRI 扫描

MRI 检查是诊断海绵状血管畸形的特异方法。病灶与周围脑组织有明确的边界,呈圆形。病灶在 T_1 加权像呈等信号,在 T_2 加权像或注射对比剂后呈高信号,病灶内有混杂低信号,病灶周围有环形低信号带(图 14-2)。这种低信号改变是含铁血黄素的影像改变,具有特征性.是诊断海绵状血管畸形的重要依据。脑外病灶不呈现周围低信号带。

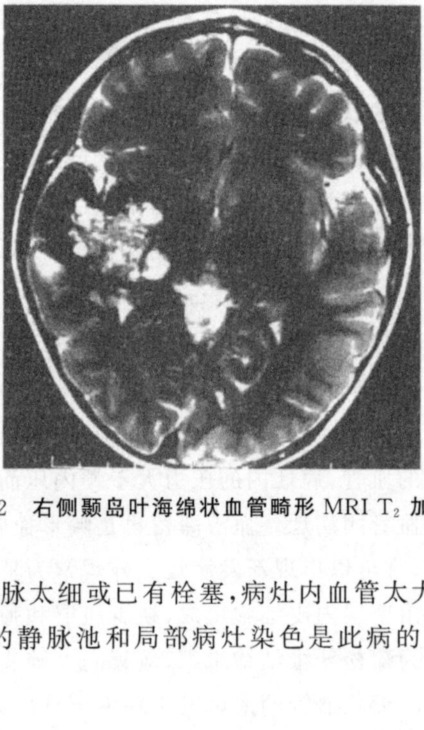

图 14-2　右侧颞岛叶海绵状血管畸形 MRI T_2 加权像

3.脑血管造影

多表现为无特征的乏血管病变,在动脉相很少能见到供血动脉和病理血管;在静脉相或窦相可见病灶部分染色。海绵状血管畸形为富含血管的病变,在造影上不显影的原因可能为供血动脉太细或已有栓塞,病灶内血管太大、血流缓慢使造影剂被稀释。因此,晚期静脉相有密集的静脉池和局部病灶染色是此病的两大特征。

五、诊断与鉴别诊断

海绵状血管畸形主要与脑膜瘤、动静脉畸形鉴别。影像学上,脑内圆形病灶、有混杂密度(代表有不同程度的出血)、MRI 的 T_2 像有含铁血黄素沉积是海绵状血管畸形的特点。

六、治疗

1.手术治疗

手术切除病灶是症状性海绵状血管畸形的根本治疗方法,而无症状的病变可观察。病灶反复小量出血、癫痫和重要功能区的占位效应,是海绵状血管畸形手术适应证的主要考虑因素。对于很小的病灶,可随访观察。有明确的反复出血史,或有明确的癫痫发作,应积极选择手术治疗。对儿童病人更应采取积极的手术态度。对于脑干及基底核区病灶需要充分评估病人的症状和手术的风险综合考虑治疗策略。

脑内型海绵状血管畸形可以分为脑皮质癫痫型和脑深部型。对于深部的小病灶,准确地寻找病灶非常重要,建议在神经导航下切除;邻近功能区如脑干、基底核区病灶可在多功能手术室进行手术,术前根据功能 MRI 检查确定功能区、传导束的位置及与病灶的相对关系,术中在导航指引下切除病灶。当病灶位于脑皮质,由于病灶本身和含铁血色素的作用,可引起病人的癫痫。因此,在手术切除海绵状血管畸形的同时还应该切除病灶周围的含铁血黄素层,这是减少术后癫痫的根本方法。脑深部病灶,如基底核区和脑干,病灶的占位效应和间断性出血,产生功能破坏,含铁血黄素本身不引起临床表现。故在手术切除病灶时,含铁血黄素层是手术界面,只切除病灶,保留含铁血黄素层,以免加重术后神经功能障碍。上述两种类型的海绵状血管畸形在手术切除时,病灶本身出血很少,此点与颅中窝病灶切除有明显不同。

对于颅中窝的病灶多采用颞部入路,以往有采用硬膜下入路,现认为颅中窝海绵状血管畸形是硬膜外病变,适合经颧弓硬膜外入路切除。硬膜外入路对于出血容易控制,手术全切除率高,并发症相对较少。

2.放射外科治疗

有报道放射外科治疗颅中窝海绵状血管畸形有效,而该类病灶与海绵窦关系密切,手术切除较为困难,因此颅中窝海绵状血管畸形的治疗有建议行放射外科治疗控制。对于脑内海绵状血管畸形放射治疗效果有争议,治疗并不能降低出血的发生率,且迟发性反射反应较为严重。

七、并发症

脑内海绵状血管畸形手术切除一般较为安全。基底核及脑干等功能区病灶切除可能出现术后神经功能障碍。颅中窝病灶切除后海绵窦内脑神经功能障碍发生率较高。

八、预后

海绵状血管畸形可生长、新发并多次出血,但出血后少见严重神经功能障碍或死亡。一般认为,幕下病变较幕上病变有更高的致残率,多次出血也有更高的致残率。而幕上病变和多发病变是癫痫的危险因素,但这类癫痫药物治疗效果较好。一般认为脑内病灶全切除后可避免再出血,多数癫痫可完全缓解。

第三节　脑静脉畸形

一、流行病学

脑静脉畸形也称静脉瘤,是先天性正常局部脑引流静脉的异常扩张,其外形异常、但生理功能上为引流静脉。尸检显示脑静脉畸形发病率为 0.5%～0.7%,约占血管畸形的 65%,是最常见的血管畸形。多见于 30～40 岁成人,男女比例相当。

二、病因病理

病灶主要位于大脑半球或小脑半球。约 70% 的病灶位于幕上,以额叶最常见,占 40%,小脑半球占 27%,顶叶或顶枕叶占 15%,基底核和丘脑占 11%。病变主要位于皮质下白质,常可合并有动静脉畸形、海绵状血管畸形或面部血管畸形。

静脉畸形是由许多异常扩张的髓样静脉汇集成一中央引流静脉干两部分组成,外形呈蜘蛛样。多数学者认为,静脉畸形是正常引流静脉变异所致。髓样静脉多起自脑室周围区域,中央引流静脉干向大脑表面浅静脉系统或室管膜下深静脉系统引流;幕下病灶多直接向硬膜窦引流。中央引流静脉干较正常的静脉粗。显微镜下畸形血管为静脉,管壁少有平滑和弹力组织,管壁也可发生透明样变而增厚。血管间散布有正常脑组织,病灶内没有畸形动脉,很少有血栓、出血或钙化。这些特点均明显不同于其他的血管畸形,如动静脉畸形、海绵状血管畸形和毛细血管扩张症。

三、临床表现

多数患者很少有临床症状,经常为偶然发现脑内病灶,但颅后窝的静脉畸形常引起临床症状。幕上病变为慢性头痛、出血、癫痫、运动或感觉障碍。幕下病灶多表现为步态不稳等,小脑病灶相对更容易出血(图14-3)。

四、诊断

对脑静脉畸形的诊断主要依靠神经影像学检查。

1.脑血管造影

病灶只在静脉期显影,可见数条扩张的髓静脉扇形汇集成 1 条扩张的中央静脉干,从中央静脉干再向浅静脉系统、深静脉系统或硬膜窦引流(图 14-4)。动脉期和脑血液循环时间正常。

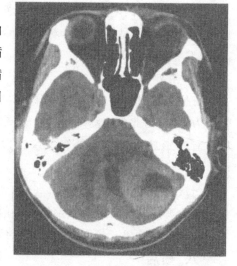

图 14-3　小脑静脉畸形出血 CT 扫描

2.CT 扫描

平扫多正常。在增强扫描上可见脑实质内 1 条粗线般的增强影(中央静脉干),周围无水肿和团块占位。

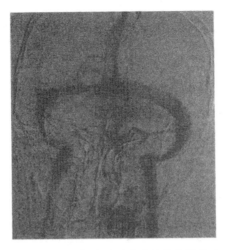

图 14-4　小脑静脉畸形全脑血管造影检查

3.MRI 扫描

在 T_1 加权像上病灶为低信号，T_2 加权像上病灶为高信号，呈放射样星形或蜘蛛样增强。

五、治疗和预后

多数病人无临床症状，自然预后良好。静脉畸形很少导致并发症或死亡。因为静脉畸形引流正常的脑部引流，治疗可能导致严重的静脉梗死。因此这种病变多数没有手术指征。对于癫痫者药物治疗效果良好，其他症状也主张对症治疗。也有学者对颅后窝出血性静脉畸形给予积极的手术处理，但手术一般只是清除血肿，静脉畸形不予夹闭或切除（图14-5）。静脉畸形不主张放射治疗。

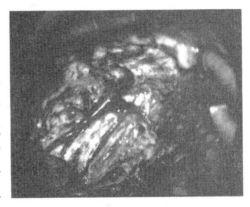

图 14-5　小脑静脉畸形出血手术所见

第四节　脑毛细血管扩张症

一、流行病学

脑毛细血管扩张症是指正常脑组织中有扩张的毛细血管的一种血管畸形。尸检发病率为 $0.06\%\sim0.4\%$。脑毛细血管扩张症最常见于脑桥，也可见于中枢神经系统其他部位或其他器官。多数为单一病灶，但也有多发病灶报道。脑毛细血管扩张症也可以与其他血管畸形合并发生。

二、病因病理

脑毛细血管扩张症的病因有争议。一些学者认为脑毛细血管扩张症是先天性病变，而一些学者认为脑毛细血管扩张症和其他血管畸形合并发生，脑毛细血管扩张症的发病年龄也支持其为后天获得性疾病。脑毛细血管扩张症和海绵状血管畸形的病理区别是血管间隙内有无正常脑实质,显微镜下脑毛细血管扩张症为正常脑实质中扩张的薄壁毛细血管,周围没有胶质增生带或含铁血黄素沉积。

三、临床表现

脑毛细血管扩张症多数没有任何临床症状.在偶然检查时发现。少数个例报道有出血、癫痫、脑神经功能障碍和局灶性神经功能障碍。

四、诊断

脑毛细血管扩张症通常较小且没有出血症状,常规影像学检查难以诊断。CT 扫描平扫正常,而增强扫描可见没有占位效应的增强病变。MRI 扫描 T_1、T_2 加权扫描通常也正常,而增强扫描可见脑桥内没有占位效应的小的增强病灶,应与肿瘤、亚急性脑梗死及脱髓鞘或炎性疾病鉴别。

五、治疗和预后

脑毛细血管扩张症没有任何临床症状,无须任何治疗,自然预后良好。

第十五章　硬脑膜动静脉瘘

硬脑膜动静脉瘘(dural arteriovenous fistulas,DAVFs)是指硬膜上的动脉与静脉出现直接交通的一类血管性疾病,主要或全部由硬膜动脉供血,引流至静脉窦、硬膜或蛛网膜下隙的静脉。

硬脑膜动静脉瘘 DAVFs 可发生在颅内任何部位,但以海绵窦、横窦、乙状窦、小脑幕及上矢状窦多见:其多数发生于成年人,占所有颅内血管畸形的 10%～15%,其中 61%～66% 为女性,发病年龄为 40～50 岁,成年患者年检出率为 0.16/10 万。DAVFs 在儿童中少见,如为儿童 DAVFs,则多为高流量型,且具有多发、侵袭发展的特点,病情复杂。

硬脑膜动静脉瘘的病理生理学表现为脑静脉压力逐渐增高,引流静脉动脉化,同时可能继发狭窄,使脑膜细小血管逐步发生动静脉转换,静脉充血、毛细血管渗出和脑水肿,最后导致慢性伴或不伴有出血的脑梗死。静脉压增高可能造成颅内压升高继发脑积水。

DAVFs 最早由 Sachs 在 1931 年描述,Verbes 于 1951 年行第一例 DAVFs 手术。DAVFs 是先天性还是后天性疾病早期存在争议。一方面,DAVFs 在婴幼儿期即可发病,以及其可与脑动静脉畸形或囊性动脉瘤并存的临床特点,支持该疾病具有先天性的特点:另一方面,不少临床研究显示该病与颅脑外伤、炎症、妊娠、分娩及血栓形成有关,又支持后天性发病学说,其理由是上述疾病可能造成硬脑膜上正常动静脉压力梯度的改变,尤其是静脉压力的增高.致使硬脑膜上"正常的动静脉微小交通"开放,或者通过血管再生形成新的"血管交通",从而形成 DAVFs,这些已在众多动物实验研究中获得证实。目前,多数 DAVFs 的形成被认为是后天"获得性"的,脑静脉窦血栓形成或狭窄可能是引起 DAVFs 最主要的原因,在血栓机化再通的过程中,静脉窦上的动脉穿透壁内机化的血栓,从而形成了动脉与静脉窦间的交通。临床中 DAVFs 的确常被发现合并有引流静脉窦的狭窄或闭塞。其中,枕动脉常为供血动脉。当然,对于静脉窦血栓形成究竟是 DAVFs 形成的原因还是结果目前仍存在争议。另外,其他研究也显示,颅内肿瘤压迫或人为结扎引起静脉窦狭窄但并没有血栓形成也可引起 DAVFs,其原因被认为可能是静脉淤滞、压力升高刺激小血管再生。

目前公认 DAVFs 病因包括血栓症和血栓静脉炎、开颅手术损伤、颅内感染、创伤、静脉窦炎、妊娠、解剖异常及 OsLer-Weber-Rendu 病。

硬脑膜动静脉瘘的部位一定程度上决定了其临床症状和体征,也影响了其自然病程。常位于静脉窦附近,常见位置包括:①横窦,63%DAVFs 位于横窦,为最常见位置,以左侧为主,中心通常为横窦与矢状窦交点:②小脑幕。③起源于海绵窦后部,供血动脉为脑膜垂体干,常引流至横窦与矢状窦交界处,或离交界处 1cm 的静脉窦中。④由椎动脉的脑膜后支供血。

一、临床表现

Herber 将 DAVFs 发生部位大致分为四类:①颅后窝 DAVFs,供血动脉主要为枕动脉、咽升动脉、脑膜中动脉、脑膜后动脉、耳后动脉以及同侧甚至对侧颈内动脉发出的天幕动脉等。

②颅中窝 DAVFs,供血动脉主要为脑膜中动脉分支等。③颅前窝 DAVFs,供血动脉主要为眼动脉和脑膜中动脉的分支及颌内动脉的远端分支等。④海绵窦区 DAVFs,供血动脉主要为同侧或对侧颈内动脉的海绵窦分支、颌内动脉的远端分支、脑膜中动脉的海绵窦分支及咽升动脉的前支。Lasjaunias 和 Be-renst ein 则对 DAVFs 的解剖部位及相应的静脉引流途径做了更具体的描述(表 15-1)。

表 15-1　DAVFs 的不同部位及相应的静脉引流途径

DAVFs 发生部位	DAVFs 可能的静脉引流途径
颅前窝	嗅静脉、额静脉
海绵窦区	对侧海绵窦、眼静脉、岩下静脉、颞静脉
横窦、乙状窦	乙状窦、颈静脉、直窦、岩上窦、颞枕静脉
窦汇区	上矢状窦、直窦、横窦、枕静脉、颞静脉
天幕区	岩上窦、岩静脉、基底静脉、外侧中脑静脉、椎管内髓周静脉
枕大孔区	斜坡静脉丛、椎管内髓周静脉

DAVFs 的临床表现复杂多样,轻者可自愈,重者可表现为致命性颅内出血;主要与其瘘口部位、静脉引流方向及流量有关。引起临床症状可能的致病机制包括:静脉淤滞、静脉高压引起的周围脑组织血流灌注降低及动脉盗血等。总体而言,DAVFs 如果静脉淤滞累及软脑膜(皮质)静脉,其出血和非出血性神经功能障碍的风险相对升高,临床症状较重。常见的临床表现如下。

1.搏动性耳鸣及血管杂音

约 60% 患者伴有搏动性耳鸣,耳鸣程度与动静脉分流的速度有关,病变的血流速度越快,耳鸣越明显。50% 的患者伴有主观和客观的血管杂音,杂音呈吹风样,与心搏同步,常在同侧,有时对侧亦可闻及,压迫同侧颈动脉时同侧杂音减弱,杂音既可在病变部位,也与可遍及整个头部,杂音高低动静脉短路情况相关,若血流量大,瘘口小则可闻及高调杂音,反之杂音较小或无杂音。

2.头痛

头痛也是 DAVFs 的常见症状,可局限亦可遍及整个头部。多表现为持续钝痛或阵发加重的偏头痛。静脉窦内压力增高所致的颅内压升高、血流对硬脑膜的刺激或者硬脑膜下或蛛网膜下腔出血均可引起头痛。

3.蛛网膜下腔出血

约 20% 的患者以蛛网膜下腔出血为首发症状,以男性为主。蛛网膜下腔出血是由于负担引流的蛛网膜下腔或皮质静脉扩张、无法耐受高流量造成的血管内压力改变的结果。DAVFs 出血的风险低于脑动静脉畸形。

4.颅内压升高

静脉窦内压力升高甚至血流逆流会影响正常颅内静脉的回流和脑脊液的吸收,继发性静脉窦血栓形成会导致颅内静脉回流障碍或脑脊液吸收障碍,甚至导致脑积水。巨大的硬脑膜下静脉湖可引起占位效应,这些都可引起颅内压升高,表现为头痛、视盘水肿、进行性痴呆、假性脑瘤和帕金森病等。

5.神经功能障碍

由于静脉回流受阻造成的充血性脑缺血及扩张的静脉或静脉湖造成的占位效应常会造成精神错乱、痴呆、癫痫、语言障碍、偏瘫、运动障碍和视野缺损视力受损等。视力受损包括视物朦胧,甚至有患者因慢性升高的颅内压而出现失明。

6.其他表现

扩张的静脉或静脉湖的压迫、刺激可诱发癫痫;如果伴有向脊髓表面静脉的引流还会出现脊髓功能障碍;高流量的硬脑膜动静脉瘘,特别是婴幼儿,还会造成心脏损害。

二、分类分型

DAVFs 有多种分型方法,一类是根据其症状和体征简单分为良性 DAVFs 和进展性(恶性)DAVFs。仅有眼球症状、搏动性耳鸣、颅内杂音和(或)局限性脑神经功能障碍属于良性 DAVFs,而表现为颅内出血或非出血性的神经功能障碍则属于进展性 DAVFs。另一类是根据其血管构筑学特征(如静脉引流形式)及其自然病程或预后进行分型。越来越多的证据显示 DAVFs 的临床症状主要与其解剖部位相关,而其自然病程则主要由其静脉引流方式决定;静脉内血流反向甚至反流至皮质静脉与临床症状更重及自然病程更差呈正相关。因此,血管造影中对 DAVFs 血流动力学特征的详细分析对于制订合理的治疗方案具有决定作用。

自 20 世纪 70 年代起,多种基于静脉引流形式的 DAVFs 分型方法被提出,其中最早被广泛认可的是 Djindjan 分型,其将 DAVFs 分为 4 型:1 型为引流到静脉窦或硬脑膜静脉;2 型为引流到静脉窦或硬脑膜静脉后逆行充盈蛛网膜下隙(含皮质)静脉;3 型为直接引流到蛛网膜下腔(含皮质)静脉;4 型为引流至扩大的静脉湖。随后 Cognard 对其进行了细化分型,与此同时,Borden 提出了一种简化的分型(表 15-2)。目前,Cognard 和 Borden 两者的分型方法较为常用。Borden 分型能够很好地区分良性 DAVFs 和和进展性 DAVFs 的自然病程,但划分得没有 Djindjan 分型和 Cognard 分型详细。Barrow 曾对海绵窦区的 DAVFs 提出单独的一种分型,但由于其将颈动脉海绵窦瘘(carotid-cavern-ous fistula,CCF)也包括在内,容易混淆,因此并不被大多数医生所认可。在临床工作中常需要综合以上各种方法对 DAVFs 进行描述,这样可以有利于制订治疗方案和正确评价预后。

近期,Geibprasert 从中枢神经系统静脉及其周围骨性结构的胚胎发育学角度出发,提出了一种新的 DAVFs 分型方法,其将颅内和椎管内硬膜外间隙共同划分为 3 个区域,即腹侧区域、背侧区域和外侧区域,不同区域的 DAVFs 其静脉引流方式亦不同;腹侧区域 DAVFs 以女性患者为主,症状偏良性,皮质和脊髓表面静脉反流较少,如果没有静脉回流受阻则不会出现皮质和脊髓表面静脉反流;外侧区域 DAVFs 以男性患者为主,发病年龄偏大,症状更具进展性,有皮质和脊髓表面的静脉反流,而没有静脉回流受阻。Geibprasert 认为,上述不同区域具有不同的生物学和(或)发育特点,其 DAVFs 的病因亦不尽相同,因此,DAVFs 实际上包括了一组性质不同的疾病。

表 15-2　根据静脉引流方式制订的 3 种 DAVFs 分型

DAVFs 静脉引流方式		DAVFs 分型	
瘘口的位置	静脉回流部位及方向	DjindjanCognard	Borden
静脉窦/硬脑膜静脉	静脉窦,正向	1　1	1
静脉窦/硬/脑膜静脉	静脉窦,正向或反向	1　2/A	1
静脉窦/硬脑膜静脉,静脉窦闭塞	静脉窦,正向	1　2/A	1
静脉窦/硬脑膜静脉	静脉窦,正向＋反流至蛛网膜下隙静脉	2　2/B	2
静脉窦/硬/脑膜静脉	静脉窦,正向/反向＋反流至蛛网膜下隙静脉	2　2/A＋B	2
蛛网膜下隙静脉	蛛网膜下隙静脉	3　3	3
静脉窦孤立,反流至蛛网膜下隙静脉	蛛网膜下隙静脉	3　3	3
静脉湖形成	蛛网膜下隙静脉	4　4	3
椎管内髓周静脉	蛛网膜下隙静脉	5	3

三、诊断

依据该病的临床表现,结合 CT、CTA、MRI、MRA、TCD、脑血管造影等检查的结果,诊断该病并不困难。数字减影血管造影(DSA)是目前确诊和研究该病治疗最可靠的手段。

(一)数字减影血管造影(DSA)

DAVFs 的血供相当丰富,全面的 DSA 造影是必需的。DSA 检查不仅常规行双侧颈内动脉、颈外动脉及其分支和双侧椎动脉造影,有时还需行双侧甲状颈干、肋颈干,甚至双侧锁骨下动脉造影,从而全面了解瘘的供血动脉、瘘口的具体位置、大小、类型、引流静脉及流速,以防漏诊。部分病例的引流静脉可呈瘤样扩张或湖样扩张,而瘘口部位的供血动脉则较其他部位狭窄,这是 DAVF-s 的一个特征性 DSA 表现。

DAVFs|血管造影的基本表现如下。

(1)硬脑膜上出现异常的动静脉交通,供血动脉常来自颈内动脉、颈外动脉和椎动脉的分支,瘘口多位于静脉窦壁或者其附近的硬脑膜上。

(2)供血动脉、引流静脉均有不同程度的迂曲扩张,当静脉窦压力过高,皮质静脉回流不畅时,特别是直接由皮质静脉引流的 DAVFs,可见有弥漫性皮质静脉扩张、迂曲呈蚯蚓状或动脉瘤样扩张。

(3)引流静脉或静脉窦在动脉晚期即可显影,正常脑组织引流则多在静脉晚期显影,且廓清时间延长明显,提示静脉淤滞。

(4)供血动脉的许多分支,常因瘘口"盗血"而不显影或显影浅淡。

血管造影要达到的目的:①全面弄清瘘口的供血动脉。②明确瘘口的部位、引流类型。③

基本了解瘘口的流量、大小。④评价瘘口存在对脑血流的影响。⑤了解可能存在的"危险吻合";⑥根据瘘的特点制订治疗计划,包括介入入路、栓塞材料及治愈的可能性、治疗的危险性等。

(二)其他检查

头颅 X 线平片可显示 DAVFs 供血动脉迂曲增粗后压迫颅骨使其血管压迹增宽加深。而 CT 扫描的表现与引流静脉的类型有关。无软脑膜引流者 CT 多正常,有软脑膜静脉引流者常有阳性表现:①骨质异常,颅骨内血管扩大。②硬脑膜窦异常扩张。③脑白质密度明显降低。④梗阻性或交通性脑积水。⑤有出血者则可见硬脑膜下血肿或蛛网膜下腔出血。增强 CT 可见:①斑片状或蠕虫样血管扩张影,为大脑皮质静脉广泛渔区扩张所致。②脑膜异常增强。③静脉窦内血栓形成导致的充盈缺损影。CTA 可显示异常增粗的供血动脉及扩张的回流静脉和硬脑膜窦.亦可显示狭窄的硬脑膜窦的情况,但对瘘口的显示及潜在的危险吻合和细小的供血动脉则显示欠清。磁共振检查(MRI)分辨率较 CT 及 CTA 高,可提示蛛网膜下腔出血及脑实质情况,能较清楚显示瘘口,增粗迂曲的供血动脉,迂曲扩张的引流静脉及静脉窦情况,并对血栓形成的静脉窦,扩张的炎性静脉等继发性改变检出率高。

四、治疗

治疗原则:当出现神经功能障碍,出血或顽固性症状时才可进行干预。最初认为所有的 DAVFs 均应积极治疗,但随后有随访研究显示,约 10% 的海绵窦区 DAVFs 能够自愈。Byrne 认为,对于症状能够耐受的 1 型 DAVFs 可以观察,只有症状进展或者患者不能耐受时才推荐积极治疗。对于无症状的 1 型或 2a 型 DAVFs 可进行供血动脉压迫,主要是坐位或卧位时用对侧手指压迫同侧的颈内动脉或枕动脉,这样可使 20%~30% 的患者出现 DAVFs 内血栓形成,当然这种方法不适用与动脉粥样硬化严重的患者。而 DAVFs 的干预方法包括颈动脉压迫、外科手术、放射治疗及血管内治疗或综合采用上述措施等。

1.颈动脉压迫

约有 22% DAVFs 通过颈动脉压迫后产生栓塞,33% 的患者临床症状可得到改善。建议患者用可能产生缺血症状的对侧肢体压迫颈动脉,即如 DAVFs 位于左侧,采用右手压迫左侧颈动脉。这样如果产生了缺血发作,右手会因缺血症状而自动落下。建议开始时每天压迫颈动脉 10min,之后逐渐增加时间和频率。

2.外科手术

单纯手术结扎 DAVFs 的供血动脉是不合理的。但有时需要对 DAVFs 周围的硬脑膜进行骨骼化,切断瘘口、静脉窦和静脉引流,如横窦孤立术、海绵窦填塞术等。这种方法可用于有直接皮质静脉引流的情况,如颅前窝 DAVFs。

3.放射治疗

研究显示,立体定向放射治疗能够达到 44%~87% 的完全闭塞率,且没有严重并发症。它的缺点是起效慢,因此适用于流量较低或栓塞后残留而瘘口又比较集中的、风险较低或者其他方法不太适合的病例。

4,血管内治疗

血管内治疗是目前 DAVFs 最主要的治疗方法。Byrne 认为,对于 2 型 DAVFs,通常推荐

m 管内治疗;对于 3 型和 4 型 DAVFs,推荐尽早行手术或血管内治疗。笔者的经验为,对于有出血史者、有难以耐受颅内血管杂音者、进行性神经功能缺失者、局部压迫症状者和颅内压增高者,尤其应早期行血管内治疗。

五、血管内治疗技术、理念的发展与存在的问题

(一)栓塞材料

1.真丝线段

较早用于治疗 DAVFs 的材料之一,其优点是取材方便、价格便宜,可根据瘘口情况随意掌握线段的粗细、长短,适应范围较广。缺点在于不能很好地向细小瘘口弥散,而且远期效果欠佳。

2.PVA(Polyvinyl alcohol,聚乙烯醇)颗粒

与线段相比.PVA 颗粒更容易向微小瘘口弥散,更有利于选择微导管进行栓塞,使颈内动脉的超选择栓塞成为可能。PVA 颗粒利用血管的炎性反应闭塞瘘口。其术后再通率较高,因此目前仅用于外科手术前栓塞或用于缓解临床症状。由于颗粒较小,容易通过"危险吻合"造成误栓,所以选用颗粒要严格,术前对可能存在的"危险吻合"要有充分估计。Byrnc 的经验是:如选用 PVA 颗粒的直径大于 150pm,脑神经麻痹极少出现。

3.NBCA(N-butyl-2-cyanoacrylate,α-氰基丙烯酸正丁酯)胶

优点是治疗可靠,栓塞后极少再通。该材料适用于中、小型的 DAVFs,对栓塞技术要求较高,使用时应根据瘘口大小、血流速度,选择合适的浓度,推注速度要恰到好处,否则极易误栓或闭塞引流静脉远端,或者胶仅在供血动脉近端铸型,不能弥散入瘘口而影响栓塞效果。

4.微弹簧圈

主要用于栓塞瘘口较大、流量较高的 DAVFs,常常与其他材料配合使用,如先行弹簧圈栓塞流速降低后,再用 NBCA 胶进行栓塞。另外,微弹簧圈是经静脉途径进行栓塞最常用的材料。

5.Onyx 胶

注射操控容易,能够相对较慢但很好地弥散至 DAVFs 及其静脉端,以达到永久性治愈的目的。现在经常被用于 DAVFs 的栓塞,既可经动脉途径,也可经静脉途径。使用 Onyx 胶栓塞时要注意避免胶逆流误栓正常动脉,必要时可采取保护措施,如栓塞海绵窦区 DAVFs 时,可用球囊在颈内动脉海绵窦段实施保护。

(二)栓塞治疗的入路选择与操作技术

DAVFs 的栓塞入路有经动脉入路和经静脉入路两种,其选择取决于 DAVFs 的位置和静脉引流形式等,3 型和 4 型 DAVFs 有时需要联合应用两种入路。

1.经动脉入路栓塞

动脉入路是常选择的途径之一,大多数的 DAVFs 可以经此途径进行栓塞。DAVFs 供血动脉多明显扩张,因而微导管可随高速血流或在微导丝导引下达到瘘口进行血管内治疗。但由于 DAVFs 供血动脉通常为多支且存在多个微小瘘口,早期经动脉途径应用 NBCA、颗粒或弹簧圈栓塞有一定风险且很难达到完全栓塞,通常需要经静脉途径使用纤毛弹簧圈、NBCA或者球囊进行栓塞。近年来,弥散性更好的 Onyx 胶使得许多以往经动脉途径不能治疗的病

例变得可以治疗。

经动脉入路的基本步骤如下。

(1)常规穿刺股动脉并放置 6F 导管鞘,全身肝素化。

(2)用 4F 或 5F 造影导管行双侧颈内、外动脉及椎动脉造影,全面了解瘘口部位、供血动脉、流量和引流静脉。

(3)绝大多数 DAVFs,除非颈内或椎动脉供血急需栓塞,为安全起见,常规应从颈外动脉的供血开始栓塞。

(4)颈外动脉的供血,如咽升动脉、脑膜中动脉等,供血动脉常为数支,且较细小或丛状,可以直接用 4F 造影导管超选进入咽升动脉、脑膜中动脉主干或主要分支,用固体颗粒进行栓塞。

(5)颈内动脉或椎动脉的瘘口,常用微导管经 6F 导引导管超选进入供血动脉,并行超选造影后用 NBCA 或 Onyx 胶或固体颗粒进行栓塞。如果流量较大,可先用弹簧圈栓塞供血动脉远端,将流量降低后再用 NBCA 胶进行栓塞,效果会更好。

(6)栓塞岳进行全面脑血管造影复查,以明确治疗效果。如果存在无法一次性治疗的残留,可考虑二次治疗或选用其他途径进行治疗。

2.经静脉入路栓塞

部分患者由于种种原因,经动脉入路无法将导管送至瘘口处进行栓塞,或经动脉途径无法达到彻底栓塞,可经静脉途径进行栓塞。现在,经静脉途径栓塞已是经常选择的途径,因为多数研究显示,DAVFs 的病理结构主要位于静脉窦的硬脑膜壁、引流静脉及软脑膜(皮质)静脉上,动静脉分流的病理生理作用也主要是作用于静脉系统,只有闭塞所有动脉端与静脉端的病理性交通才能达到完全和永久性的治愈。因此,经静脉途径栓塞的目的在于闭塞瘘口及其引流(通常为静脉窦)。尽管静脉窦内压力可能暂时性增高,但极少出现破裂出血,因为 DAVFs 的瘘实际上位于硬膜之间,而硬膜壁较厚并且周围结缔组织通常呈增生样改变,这一点与动静脉畸形有所不同。

经静脉入路的基本步骤如下。

(1)穿刺股静脉置入 6~8F 导管鞘,同时应放置股动脉导管鞘,全身肝素化。

(2)经股静脉、下腔静脉和上腔静脉将 6~8F 导引导管送至颈内静脉颈 2 椎体水平,因静脉壁较薄弱,操作时须轻柔,以防戳穿静脉壁。

(3)根据病变情况选择适当的微导管进入相应的目标静脉/静脉窦,如经岩上窦、岩下窦人海绵窦,经乙状窦入横窦、上矢状窦等。

(4)栓塞材料可选择球囊、弹簧圈、NBCA、On-yx 胶等。其他操作同动脉入路的。

需要注意的是经静脉途径栓塞 DAVFs 时应认真评价被栓塞的静脉/静脉窦的功能,其应该是完全丧失正常生理功能的。血管造影时应评估双侧前循环和后循环的静脉引流情况,造影时间也应相应延长。如果同一静脉窦(或皮质静脉)在造影早期和晚期均显影,提示该结构内有正常的脑组织静脉引流,如果栓塞该静脉窦(或皮质静脉).则可能出现静脉高压及静脉淤血性梗死。

另外,因静脉走行迂曲成角、发育低下或血栓形成等原因,有时通过该途径难以进入静脉窦.部分医生采用直接的静脉窦入路。如乙状窦、横窦或上矢状窦的 DAVFs 在无法经颈内静脉进入时,通过颅骨钻孔或小骨窗开颅,直接穿刺乙状窦、横窦或上矢状窦进行栓塞。同时,也有学者尝试单纯采用导丝或微导丝血管内穿通造影上不显影、已经闭塞的"路径"静脉.从而到达病变的静脉窦。Krings 报道 1998 年至 2010 年间采用 0.035in 导丝穿通闭塞静脉治疗了 62例 DAVFs,51 例获得技术成功,其中 46 例是作为首选的治疗方法,无永久性操作并发症。

(三)绵窦区硬脑膜动静脉瘘的栓塞

海绵窦区的 DAVFs 由于该区域解剖复杂而相对特殊,在此单独进行描述。海绵窦区 DAVFs 通常可以选择的静脉入路有经岩下窦入路、经岩上窦入路、经眼上静脉入路及海绵窦直接穿刺入路等几种。

1.经岩下窦入路

理论上经岩下窦入路栓塞治疗海绵窦区 DAVFs 最便捷,经过同侧岩下窦逆行将微导管头端插至海绵窦与同侧眼上静脉的汇合处,采用纤毛弹簧圈由前向后填塞海绵窦。在实际临床中,多数 DAVF,s 岩下窦发育低下或者血栓形成,血管造影上并不显影,但仍可使用微导丝试行"打通"并将微导管送至海绵窦;如同侧岩下窦不能打通,也可尝试经过对侧岩下窦-对侧海绵窦-海绵间窦或者经过同侧岩上窦到达同侧海绵窦。

2.经眼上静脉入路

(1)切开法:局部麻醉或全身麻醉下,于眉缘下内 1/2 处切开皮肤、眶隔,显露内眦静脉,仔细分离,游离 1～1.5cm,判断远心端和近心端,穿两条线以备阻断或结扎;结扎远心端,套管针向近心端穿刺,退出针芯,导入超滑导丝,将套管推入,造影或透视下推注造影剂证实无误后,活扣结扎近心端并固定套管。套管尾端连接 Y 阀、三通阀并连接滴注。然后可经其选用弹簧圈、NBCA、Onyx 胶等进行栓塞。栓塞后拔除套管并结扎眼上静脉,然后逐层缝合切口。

(2)穿刺法:在眉缘下内 1/2 处触及"动脉化"之眼上静脉搏动,用细穿刺针(16G 或 18G)直接穿刺。喷血后经穿刺针导入导丝,然后置入导引器。其余操作同"切开法"。直接穿刺法失败率较高,一旦形成血肿很可能导致眶内高压、视力丧失,所以应慎用。

(3)经面静脉-内眦静脉-眼上静脉入路:面静脉明显扩张的患者,可以考虑此入路。可以经颈外静脉进入面静脉,也可以在下颌角处切开/穿刺面静脉进入。

(4)直接穿刺海绵窦:此方法目前主要用于治疗难治性 CCF,其基本操作是在 X 线导引下,经外眦穿刺眶下裂,然后进入海绵窦。这种方法技术要求较高,难度较大。

(四)血管内治疗的并发症

DAVFs 血管内治疗的并发症主要是由于"危险吻合"的存在而在栓塞时未有效避开造成的,少部分是因血流动力学的骤然改变而造成的,也有的是在手术入路时损伤所致。

1.神经功能障碍

经动脉途径栓塞 DAVFs 时尤其需要警惕"危险吻合"的存在,即使超选择造影未能发现,潜在的吻合仍可能存在于颌内动脉与眼动脉之间、脑膜中动脉与眼动脉及颈内动脉之间、咽升动脉前支与颈内动脉之间、咽升动脉后支与椎动脉之间及枕动脉与椎动脉之间等。栓塞材料可通过"危险吻合"进入正常的脑供血动脉,从而导致相应的神经功能障碍。

2.脑神经麻痹

主要是填塞海绵窦治疗 DAVFs 时出现的滑车神经和动眼神经麻痹,也有栓塞剂经"危险吻合"误入脑膜中动脉颞骨岩部后支,栓塞同侧面神经的供血动脉,造成同侧面瘫。

3.出血

因较大流量的瘘口突然堵塞,血流动力学改变较大,造成过度灌注;或栓塞时没有很好地控制,在供血动脉未有效栓塞以前闭塞了引流静脉,引流静脉壁薄,耐受不了血流而破裂出血。

4.失明

眼静脉入路操作时出血、栓塞材料通过"危险吻合"进入眼动脉均可导致失明或视力下降。

5.迷路功能障碍

填塞乙状窦治疗 DAVFs 时可能会引起内淋巴囊积水,从而引起眩晕、呕吐、耳鸣、听力下降等症状。

第十六章 脑出血

脑出血(intracerebral hemorrhage,ICH)是指源于脑实质内或脑室内血管的非创伤性自发出血.ICH 占所有卒中的 10%~15%。原发性 ICH 占整个 ICH 的 85%,通常是在长期高血压或淀粉样脑血管病(cerebral amyloid angiopathy,CAA)作用下发生病理改变的小血管或小动脉自发破裂造成的。继发性 1CH 则与动脉瘤、血管畸形、肿瘤、凝血异常等有关。ICH 临床特点是突然发作的神经功能异常和颅内压增高表现如呕吐和意识水平下降。脑出血后引起机体和脑组织局部一系列病理性反应,其中最重要的是血肿本身、血肿再扩大及其周围继发性损害致脑缺血、脑水肿和神经损伤。

一、流行病学

全球每年约 1530 万人发生卒中,其中有 200 万~300 万为 ICH,占所有新发卒中的 10%~15%。美国每年有 6 万新发脑出血患者,中国每年是 40 万,年发病率为 24.6/10 万,占所有卒中的 17%~54%,高于西方发达国家,其致残率与死亡率居所有脑血管疾病的第一位。由于超过 2/3 的 ICH 都发生在老年人群,因此随着入口老龄化.ICH 发病率也随之升高。随着经济的发展,尽管医疗卫生条件有所改善,但 IcH 的死亡率和致残率并未降低。

多数患者,特别是原发性脑出血的许多患者存在易发生脑出血的危险因素,这些危险因素也对有明确病因的患者有促发出血作用。因此,了解危险因素,尤其是可控制的危险因素对脑出血再发的预防非常重要。近年一些研究报道了脑出血与脑梗死危险因素的比较。在卒中的各危险因素中,糖尿病、心房颤动、冠状动脉粥样硬化性心脏病在脑梗死患者中的比例明显较高,而高血压更常见于脑出血患者。不同部位的出血,其危险因素也不相同。脑叶出血通常认为与非高血压因素关系密切,而深部脑出血被认为与高血压密切相关。与非高血压者相比,高血压患者的脑出血风险显著增加。最近的一项 meta 分析显示,自诉高血压病史或血压高于 160/90mmHg(1mmHg=0.133 kPa)的患者,脑出血的风险增加 9.18 倍。脑出血可控制的危险因素主要包括高血压、吸烟、饮酒、糖尿病、血脂水平、其他如药物使用史等,高血压仍是目前预防脑出血发生和复发最重要的可干预因素。华法林、高剂量的阿司匹林与 ICH 的危险性增高有关,ICH 发生率随着年龄、抗凝强度增加而增高。

二、分子生物学

近年来,关于 ICH 基因的研究越来越多。有学者测定磷酸二酯酶 4D 基因中 3 个单核苷酸多态(rs966221,rs456009 和 rs2910829),结果发现只有 SNP83(rs966221)与卒中相关。等位基因 C 是风险等位基因,与动脉粥样硬化性卒中有关。Park 等发现白介素-4 单核苷酸多态及其单倍体与 ICH 有相关性。携带 APOEe2 和 e4 基因的患者发生脑叶出血的风险增加,Biff 等研究发现携带 APOEe2 等位基因的脑叶出血患者出 ifn 体积与不携带该基因的患者相比明显增大,且前者死亡率增加,功能预后更差。

同时研究发现,ICH 中可观察到基质金属蛋白酶的(matrixmetalloproielnases,MMPs)上调,而 MMPs 主要负责细胞外基质的重塑、趋化性和前体分子的蛋白裂解。MMPs 损害作用主要是通过细胞分离和整合素信号丢失激发细胞凋亡反应。Alvarez-Sabin 等研究急性 ICH 中 MMPs 和它们的天然抑制剂 TIMPs 的关系,证明 MMP9 与血肿周围水肿呈正相关,而 TIMPs 与周围水肿呈负相关。

三、病因病理

(一)病因及分型

长期以来,脑出血的研究相对于脑梗死较为滞后。近年来国际上已给予极大重视,发表的脑出血研究报道显著增加。对脑出血采用国际公认的标准进行分型,有助于脑出血临床观察性研究和临床试验纳入标准的规范化,有利于各研究结果之间的比较和交流,同时也有助于临床更好地针对不同亚型选择适宜诊治的措施及制定防治策略,从而改善脑出血的预后和预防再发。近年来学者们提出了原发性脑出血(primary ICH)与继发性脑出血(sec-ondary lCH)之分,是因近年诊断方法敏感度提高、流行特点变化和新危险因素的发现而提出的分类.目前得到较多认可。

1.原发性脑出血

指无明确病因直接引起的脑出血,是起源于小血管自发破裂的脑内出血。主要指由长期高血压或淀粉样血管病引起的小血管(或穿支动脉)自发破裂导致的脑出血,占所有脑出血的78%～88%。原发性脑出血患者约 50% 以上由高血压、约 30% 由脑淀粉样血管病引起,其余为原因不明。脑淀粉样血管病是老年人散发性脑叶出咀的常见病因。与继发性脑出血的病因直接导致出血不同,高血压和脑淀粉样血管病是对小血管壁长期影响导致其逐渐发生病理改变而发生的出血。目前根据高血压病史、出血部位和影像学(磁共振梯度回波或磁敏感加权成像显示的微出血和铁沉积等)表现可以区别高血压或脑淀粉样血管病相关的脑出血。波士顿标准是当前使用最多的脑淀粉样血管病相关脑出血的诊断标准。

2.继发性脑出血

指由血管病变、血液成分异常或其他原因直接引起的脑内出血,占全部脑出血的 20% 左右。常见病因包括血管畸形、动脉瘤、凝血功能障碍、抗凝或抗血小板药物使用、血液病、拟交感神经药物使用、烟雾病、原发性或转移性肿瘤、静脉窦血栓形成、血管炎、妊娠及其他明确病因导致的脑出血。查明继发性脑出血的病因对于更好地治疗和预防再发有极其重要的临床意义。因此,对临床怀疑存在潜在血管病变的患者,应该进一步行磁共振血管成像(MRA)、CT血管成像(CTA)或数字减影血管造影(DSA)检查。随着诊断方法敏感度的提高,继发性脑出血的病因检出率将不断提高。

3.其他病因分型

SMASH-U 分型是 Mere-toja 等 2012 年新提出的脑出血病因分型方法,即 SMASH-U (structural lesion, medication, amyloidangiopathy, systemic/other disease, hypertension, undetermined)分类法。将脑出血病因分为:①血管结构病变,包括动脉瘤、动静脉畸形、海绵状血管瘤等。②药物使用,发病前 3d 内使用过华法林(且国际标准化比值＞2.0)或全剂量肝素,或非缺血性卒中(如深静脉血栓及肺栓塞等其他疾病)的系统性溶栓。③淀粉样血管病,脑叶、皮质或皮质-皮质下出血,年龄≥55 岁,且排除其他病因。④系统性或其他疾病,全身性或其他明确病因引起的脑出血,不包括抗凝、高血压或淀粉样血管病。⑤高血压,深部或幕下脑出血,且此次发病前具有高血压病史;⑥不明原因型脑出血。

(二)发病机制

(1)高血压脑出血多发生于主干动脉发出的穿支动脉分布区。在长期高血压的影响下,这些穿支动脉会发生透明脂质样变性、小动脉硬化、粟粒状微动脉瘤形成等一系列改变。

1)脑小动脉的透明脂质样变性是高血压脑出血病人的最常见的病理基础,持续高血压会造成小动脉通透性增加,血浆外渗,导致透明样变性,纤维蛋白样坏死,从而破坏血管壁结构导致脑出血。

2)另外脑小动脉硬化通常发生于分支动脉末端,其病理特征为血管内膜下成纤维细胞增生,并伴有充满脂质的巨噬细胞沉积,富含胶原的中膜平滑肌细胞被替代,使血管顺应性下降和管腔狭窄,容易发生血管闭塞(如腔隙性梗死)或脑出血。

3)在长期高血压刺激下,小血管的内弹力层断裂,在脑小动脉硬化和透明样变性的基础上,血管的张力改变在局部薄弱处形成微小动脉瘤(Charcot-Bouchard 动脉瘤)。不过,最近一些学者对这种微动脉瘤的存在提出了质疑,认为这些结构大多是复杂的血管团、外膜下出血或血肿损伤内膜后引起的血管外凝血块。

(2)脑淀粉样血管病是脑出血的一个重要危险因素。脑淀粉样血管病是指 β-淀粉样蛋白积累于病变血管壁的中膜和外膜,导致血液渗过血管壁。CAA 所引起的脑出血多为皮质—皮质下出血,尤其是颞叶和枕叶的出血。其损伤机制包括:①血管平滑肌的减少。②管壁变厚,管腔狭窄。③内皮细胞功能受损。④血管壁顺应性下降,弹性降低。一旦血压突然升高,或头部轻微受伤即会出现血管破裂引起脑出血或蛛网膜下腔出血。

(三)病理生理

1.病理

ICH 后可见大片出血,红细胞多完整,约 3h 后,血液开始凝固,常有多形核白细胞浸润,毛细血管充血及管壁肿胀,并可破裂形成点状出血灶。血肿边缘的脑组织受血肿压迫,局部灌注压下降,神经细胞消失或呈现局部缺血改变,严重者出现软化坏死。出血后 24~36 h,血肿周围出现大量多核白细胞浸润。随着时间的延长,血肿发生液化,红细胞破溃,释放出含铁血黄素,同时出现胶质细胞增生.尤其是小胶质及部分来自血管外膜的细胞形成格子细胞,红细胞破碎成分连同血肿周围液化坏死的脑组织,一并被小胶质细胞和血管外膜来源的细胞吞噬,血肿逐渐吸收。患者在恢复期时坏死的脑组织、血肿等被吞噬细胞清除,由胶原纤维、胶质纤维、胶质细胞等代替其形成瘢痕。

2.损伤机制

ICH 的损伤机制主要包括:①原发性脑损害,是指 ICH 后血凝块对脑组织造成物理损伤.在发病的最初几天血肿扩大使颅内压增加,压迫大脑相关区域导致脑血流障碍(脑缺血).最终可形成脑疝。②继发性脑损害,主要是指大脑原发性损伤激发级联反应,主要是血肿的生理反应及释放的凝血成分。ICH 后 0~4 h,神经损伤主要与血肿造成的物理损伤有关,4h 后主要是血肿释放的物质引起。

(1)出血继续扩大:传统的看法认为 ICH 是血管破裂后一次性出血,通常在发病后 20~

30min 即形成血肿停止出血。Herlastein 等将 Cr 标记的红细胞注入患者体内.Sh 后尸检时未见标记的红细胞进入血肿,提示出血已止,但是发病后病情不断恶化以及 CT 在临床应用后,许多学者报道了出血继续扩大。Kani 等通过 204 例 HICH 患者的 CT 影像分析及两次 CT 差≥12.5mL 为标准。认为发病 3h 内血肿继续扩大者占 36%。6h 后仍占 17%,但 24h 后降至 0,其原因多与出血后血压过高,频繁呕吐,呼吸道梗阻,过度脱水等有关,CT 显示血肿深在,形态不规则多见。此外,既往有酗酒,肝功能障碍者也易发生再出血。至于血肿扩大是由于持续出血,再出血抑或多源性出血,目前尚不清楚。不过它改变了对病后早期神经系统症状体征单纯由于反应性水肿所致的传统看法,同时也表明了早期手术干预的必要性。

(2)血肿对脑组织的毒性作用:ICH 除占位效应外,还因其毒性作用而致脑组织损伤。众所周知,脑水肿是脑损伤,重要的标志之一。血块形成时,凝血酶原被激活转变为凝血酶,而后者具有较强的神经毒性作用,是导致脑水肿的主要原因。临床上当脑出血患者伴有凝血障碍或曾接受过抗凝治疗者其血肿周围水肿较轻微。目前已知凝血酶对神经组织的毒性作用包括:①在 C6 胶质瘤细胞培养液中加入凝血酶.24h 后标志恼细胞损伤的乳酸脱氢酶增加。②将凝血酶注入动物脑出血模型内,30min 后脑电波呈癫痫样发作,提示对脑细胞有直接毒性作用。③实验中可抑制动物的脊髓运动神经元,诱发其退变、死亡。④当培养液中凝血酶≥500mmol/L 时可致星形细胞和海马神经元死亡。上述研究表明,凝『In 酶所致的细胞死亡属于凋亡,而细胞凋亡与细胞内钙离子浓度持续升高有关。综上所述,目前,在 ICH 后凝血酶对脑组织的毒性作用日益受关注,及时清除出血将有助于减轻上述不良反应。

(3)血肿的占位效应:ICH 除出血部位外,出血量的多少同样是决定预后的重要因素。解除血肿对脑组织的压迫无疑可以降低增高的颅内压,防.止危及生命的脑疝发生,提高脑灌注压以及清除血块分解产物,减轻毒性作用及脑水肿。动物实验及临床运用 SPECT 及 PET 观测结果表明,脑出血后血肿周边存在着血流下降,程度与血肿大小密切相关,小量出血多使局部血流短时下降,大量出血则可致同侧半球长时间缺血。在鼠小量脑出血实验中,血肿周围每百克脑组织血流可降至 25mL/min,但 10min 后恢复,并不出现脑梗死,当猴 CBF>23mL 时,即使时间较长也无脑梗死,但当 CBF<10～12mL 时,2～3h 后即产生脑梗死。此外,不同部位的出血,影响血流下降程度和范围也不同,丘脑出血引起的双侧半球血流下降较之壳核更为明显,且持续时间长,表明出血部位越靠近中线,脑血流改变也越明显。研究还表明,脑出血周边出现不完全性缺血,同样可以诱发神经细胞凋亡,在此过程中,存在着 DNA 可修复的时间窗,如能尽早进行有效干预,可望改善其预后。

四、临床表现

(一)高血压脑出血的临床特点

多发生于中老年人,男性多于女性,春冬两季发病率较高,多有高血压病史。在使血压骤然升高的因素下(如情绪激动、剧烈活动、饮酒过度、排便用力等情况)诱发疾病。发病后病情常于数十分钟或数小时达高峰。表现为失语、偏瘫,重者意识不清,50% 以上患者伴有头痛、呕吐。

1.壳核出血

壳核出血为高血压脑出血的最好发部位,其典型临床表现为对侧"三偏"(偏瘫、偏身感觉障碍、偏盲),出血少可仅有嗜睡和偏瘫,患者说话含糊或失语。

2.丘脑出血

一般出现对侧半身感觉障碍。当内囊出血时也出现偏瘫症状。如果向脑干上方扩展,则出现垂直凝视不能,眼睑下垂,瞳孔缩小,瞳孔大小不等。当脑脊液循环受阻,可出现脑积水。

3.小脑出血

多数病人起病稍缓,出血早期意识清楚,患者诉枕部头痛、眩晕复视、频繁呕吐而无瘫痪。由于对脑干的直接压迫,少数患者可能先出现昏迷而不是先出现偏瘫,病情进展迅速,短时间内呼吸停止。

4.脑叶出血

症状与血肿所在的 4 个脑叶不同而有所不同。

(1)额叶:可出现对侧偏瘫。偏瘫多发生于上肢,下肢和面部较轻微。

(2)顶叶:对侧半身感觉障碍,较轻的偏瘫。

(3)枕叶:同侧眼痛和对侧同向偏盲,有些可扩展至上 1/4 象限。

(4)颞叶:在优势半球者,出现语言不流利和听力障碍,理解力差,但重复性相对较好。

5.脑干出血

①脑桥出血,约占脑出血的 10%。轻症者或早期检查时可发现单侧脑桥损害的体征,如出血侧的面和展神经麻痹及对侧肢体弛缓性偏瘫。重症脑桥出血多很快波及对侧,患者迅速进入昏迷、四肢瘫痪,大多呈弛缓性,少数呈去大脑强直,双侧病理征阳性,双侧瞳孔极度缩小呈"针尖样"。持续高热,明显呼吸障碍等,病情迅速恶化,多数在 24～48 h 死亡。②中脑出血,少见。③延髓出血,更为少见。

6.脑室出血

继发性脑室出血多数由壳核、丘脑出血破入脑室。小脑、脑桥出血也可破入第四脑室。原发脑室出血,约半数患者出血量较少,表现为头痛、呕吐、颈强、意识清楚或一过性意识障碍,预后较好。出血量大者,出现昏迷、瞳孔极度缩小,两眼分离性斜视或眼球浮动,四肢软瘫,有阵发性强直性痉挛或去大脑强直,病情危重,预后极差。

(二)淀粉样脑血管病相关脑出血的临床特点

CAA 相关脑出血占老年脑出血的 10%～20%,为老年人自发性、非外伤性、非高血压性脑出血的常见原因之一。随着年龄增长,CAA 相关脑出血发病率和严重程度均增加。CAA 相关脑出血患者一般在安静时起病,发病与情绪激动及活动无明显相关性。CAA 相关脑出血的部位以脑叶多见,常见部位为额叶和顶叶,颞叶和枕叶次之;随着病程进展,双侧多个脑叶均可受累。脑出血多呈反复性、多灶性、叶性分布;白质深部结构如胼胝体、基底核、小脑受累亦罕见。血肿形态不规则,周围水肿。脑出血可呈双侧,多灶性和反复发作;可见白质软化、局灶性脑室扩大、白质疏松等非特异性改变。其临床主要表现为有精神症状、进行性智能减退、合并多发性、自发性复发性浅表脑叶出血。

五、辅助检查

1.CT

CT 是诊断脑出血的首要措施,可以显示血肿的部位、大小、有无破溃入脑室及脑组织周围水肿情况等,诊断明确,确诊率较高。根据 CT 表现上的出血部位,分为丘脑、小脑、脑干、枕叶、额叶、颞顶叶、基底核区。其中基底核区分为三型:壳核外侧型、壳核内侧型、混合型,其中壳核外侧型的血肿位于内外囊之间,包括苍白球、壳核和外囊.血肿常从尾状核头部破溃进入脑室,多为肾形。壳核内侧型包括内囊前肢、膝部和尾状核头部的血肿。混合型是指内囊内外都存在血肿,易破溃入脑室,截断内囊,血肿面积大.预后较差。

CT 检查可以显示血肿的部位、大小、有无破溃入脑室及脑组织周围水肿情况等,诊断明确,可以指导病情的判断、治疗方法的选择、疾病预后的评估等,以便及时采取有效预防及处理措施,防止并发症及死亡的发生。但是临床医生在疾病治疗过程中应加强鉴别诊断,不可过于依赖 CT 结果,注意影像学上的异病同像和迟发性脑出血的发生,防止误诊。

2.MRI

血肿的 MRI 影像多变,并受多种因素影响,除血红蛋白状态外,其他因素包括:磁场强度、脉冲序列的选择、红细胞状态、血液凝固的时间、血块大小及氧合作用等。MRI 影像的优点是可以观察出血的溶解过程,清晰地了解出血的生理学改变,是理解出血在 MRI 影像中变化的基础。简单地说,急性出血时由于其含有氧合血红蛋白及脱氧血红蛋白,在 T_1 加权像表现为等信号至轻度低信号,而在 T_2 加权像表现为灰至黑色(低信号)区;亚急性期出血(3d 至 3 周)时由于正铁血红蛋白形成,在 T_1 及 T_2 加权像均显示为高信号区。随着正铁血红蛋白被巨噬细胞吞噬转化为含铁血黄素,T_2 加权像可见到在出血周围形成一低信号环。以上出血过程的变化,在高磁场强磁共振仪显像时表现尤为明显。详见表 16-1。

表 16-1　出血后 MRI 信号的改变

出血期		血块寿命	血红素情况	T_1WI	T_2WI
超急性期		<24h	氧化血红蛋白(细胞内)	等 T_1 信号	略高信号
急性期		1~3d	去氧血红蛋白(细胞内)	略低 T_1 信号	极低信号
亚急性期	早期	>3d	甲基血红蛋白(细胞内)	极高 T_1 信号	极低信号
	晚期	>7d	甲基血红蛋白(细胞外)	极高 T_1 信号	极高信号
慢性期	中央区	>14d	血色素(细胞外)	等 T_1 信号	略高信号
	周边区含铁血黄素(细胞内略低 T_1 信号			极低信号	

3.其他

对于继发性脑出血,除了行 CTA 以及 DSA 检查,明确有无颅内动脉瘤、血管畸形及烟雾病等疾病外,还应行全身检查以排除其他引起脑出血疾病的存在。

六、诊断及鉴别诊断

(一)诊断

1.高血压脑出血的诊断目前尚无统一的标准

过去诊断高血压脑出血,大部分靠经验,并结合患者的病史特点、体检及头部 CT 等做出诊断。一般认为年龄在 50 岁以上,多有高血压病史,在白天活动过程中或兴奋激动时突然发病;头痛、呕吐、昏迷和偏瘫等脑局灶体征;脑脊液呈血性即可确诊;影像学检查有阳性发现可考虑高血压脑出血;然而部分高血压患者合并动脉瘤、血管畸形等其他脑血管疾病;又如海绵状血管瘤出血,只能在超早期或晚期行强化 MRI 才能诊断。故常使临床上出现误诊、误治的情况。四川大学华西医院神经内、外科血管组初步确定了如下诊断标准,可供参考:①典型的脑出血部位,特别是基底核区血肿。②明确的高血压病史。③CT 血管成像(CTA)、MR 血管成像(MRA)或 DSA 检查排除其他脑血管病。④超早期或晚期强化 MRI 排除海绵状血管瘤或其他肿瘤卒中。其中对病因的排除诊断相当重要,对疾病确诊和制订治疗方案起着极其重要的作用。

2.国际上尚未就 CAA 脑出血的诊断达成共识

迄今为止,病理检查结果证实脑血管淀粉样物质的存在仍是 CAA 脑出血临床诊断的基础。但在临床上,CAA 与其他原因(如外伤、出血性梗死、肿瘤卒中、高血压性脑出血、血管畸形等)引起的脑出血仍然难以鉴别,需借助其他方法。

波士顿 CAA 研究组制订了详细的 CAA 脑出血诊断标准:①尸检确诊的 CAA。完整尸检证实为脑叶、皮质或皮质-皮质下出血和严重的 CAA 血管性病变,无其他诊断的病变。②有病理学支持的很可能的 CAA。临床资料和病变组织(血肿清除或皮质活检标本)显示脑叶、皮质或皮质-皮质下出血,标本存在一定程度的 CAA,无其他诊断的病变。③很可能的 CAA。临床资料和 MRI 显示局限于脑叶、皮质或皮质-皮质下区域的出血(也可为小脑出血),年龄>55 岁,无出血的其他原因。④可能的 CAA。临床资料和 MRI 或 CT 显示脑叶、皮质和皮质-皮质下单个出血灶,年龄>55 岁,无出血的其他原因。

根据临床表现,老年人发生多发性、复发性脑叶出血时,尽管患者当时血压升高,但排除其他原因引起的脑出血后,就要考虑 CAA 相关脑出血的可能。单发的 CAA 相关脑出血更常见于老年患者。

(二)鉴别诊断

主要与继发性脑出血相鉴别,如血管畸形、动脉瘤、凝血功能障碍、抗凝或抗血小板药物使用、血液病、烟雾病、原发性或转移性肿瘤、静脉窦血栓形成、血管炎、拟交感神经药物使用、妊娠及其他明确病因导致的脑出血。对于单纯脑室出血、出血形态不规则、出血位于非基底核区、存在蛛网膜下腔出血等患者,除了行 CTA 及 DSA 检查,明确有无颅内动脉瘤、血管畸形及烟雾病等疾病外,还应行全身检查以排除其他引起脑出血的疾病存在。

七、治疗

(一)内科治疗

一般原则为安静卧床、脱水降颅压、调整血压、防治继续出血、加强护理防治并发症,以挽救生命,降低致死、残疾率。

1.一般处理

应绝对卧床休息,严密观察体温、脉搏、呼吸和血压等生命体征,注意瞳孔变化和意识改变;保持水、电解质平衡,加强营养和对症支持治疗,过度烦躁不安的患者可适量用镇静药。重视消化道出血的预防和治疗。加强口腔护理,及时吸痰,保持呼吸道通畅;留置导尿时应做膀胱冲洗;昏迷患者可酌情用抗生素预防感染;预防深静脉血栓和肺栓塞发生。病危患者的监测和治疗在神经重症监护病房或专门的卒中单元进行。

2.控制高血压

高血压是脑出血最重要的危险因素之一。75%的脑出血患者发病后收缩压高于140mmHg,并且脑出血后血压升高与不良预后相关。研究发现脑出血早期,尤其是48h内过高的收缩压可引起血肿扩大,加重脑损伤。2010版美国ICH治疗指南意见修改后建议:对于收缩压介于150～220mmHg的ICH患者,立即将血压降至140mmHg比较安全(Ⅱa级,B类证据)。

3.降低颅内压

脑出血后脑水肿约在48h达到高峰,维持3～5d后逐渐消退,可持续2～3周或更长。血肿合并脑水肿可使颅内压增高,积极控制脑水肿、降低颅内压是脑出血急性期治疗的重要环节。常用药物:①甘露醇,通常125～250mL,每6～8小时1次,疗程7～10d。与呋塞米合用,可增加疗效。使用期间需要监测肾功能,并调整水、电解质平衡,尤其是钾的补充。②甘油果糖,甘油果糖脱水作用较甘露醇缓和,具有反跳较轻,对水、电解质影响小,对肾负担轻及明显的利尿等特点,临床上应用于少量脑出血、脑水肿轻的患者或脑出血伴有肾功能不全的患者。③激素,尚有争议,对高血压脑出血患者,激素治疗无明显益处,而且会出现更多的并发症(感染、消化道出血,血糖升高),应用宜慎重。

4.超早期止血治疗

近年来,人们开始重视对脑出血的研究。目前临床研究的热点之一是超早期止血治疗。止血药的应用可有效控制血肿扩大,理想的止血药应具备以下条件:①能增强凝血功能正常患者的止血功能。②在内皮细胞破裂或血管损害的局部起作用。③具有抗纤溶作用。④起效快。⑤无全身性不良反应。候选药物包括氨基己酸、氨甲苯酸、抑肽酶和重组活化Ⅶ因子等。氨基己酸和氨甲苯酸具有抗纤溶作用,但不能激活凝血、凝血酶的产生和血液的凝固,因此仅起到稳定血凝块的作用。抑肽酶是纤溶酶抑制药,但可通过抑制激肽释放酶间接地抑制Ⅻ因子的形成,能减少外科手术引起的失血。近年来凝血因子的应用受到了人们的广泛重视,活化Ⅶ因子是止血的天然起始因子,主要在损伤的血管和内皮细胞局部起作用,起效快,在治疗血友病中发现,其引起高凝状态和血栓形成的风险较小,能增强凝血机制正常者的止血功能,是脑出血超早期止血治疗的理想药物。

5.血糖管理

不论是否合并糖尿病的脑出血患者,入院时高血糖均提示更高的病死率和更差的临床预后。目前高血压患者血糖控制的最佳方案以及血糖控制目标仍未明确。2010年美国心脏协会/美国中风协会《自发性ICH诊疗指南》建议ICH患者静脉应用胰岛素,将血糖控制在4.4～6.1mmol/L可改善ICH患者血肿周围区域的脑血流动力学、氧合作用及神经化学方面的变化,但应避免低血糖的发生。

6.血脂管理

流行病学研究证明胆固醇水平和ICH发生负相关。在一项日本人群的研究中,低密度脂蛋白胆固醇(low-density lipoprotein cho-lesterol,LDL-C)水平与ICH的死亡风险的增加明显相关,高LDL-C水平患者ICH风险增加。

7.低温治疗

亚低温对脑出血的保护和治疗机制主要在以下几个方面：①抑制代谢率，维持脑血流量。②保护血-脑屏障，减轻脑水肿及降低颅内压。③减少钙离子内流，阻断钙对神经元的毒性作用。④减少脑细胞结构蛋白的破坏，促进脑细胞结构和功能的修复。⑤促进细胞间信号传递的恢复，刺激再生；⑥抑制脑损伤后内源性有害因子的生成、释放和摄取。亚低温一直被人认为是减轻脑水肿降低颅内压有效的措施，国内外亚低温治疗时间窗。开始时间越早越好，最好在12h内开始实施；持续时间应在颅内高压降至正常后再维持24h，如无颅内高压，亚低温持续24h即可复温。病情危重者可相应延长治疗时间，但一般不应超过1周，因为长时间低温将降低机体抵抗力，导致继发性感染等并发症。但亚低温治疗不良反应较大，其治疗存在较多争议，相关研究仍需要进一步深入。

8.卒中单元和神经重症监护病房

卒中单元能够有效地降低ICH患者的死亡率，改善预后，提高生活质量，尤其在ICH急性期的治疗方面优势明显。近来研究表明，在专门的神经重症监护病房治疗可改善患者的预后。ICH最初的管理应关注心肺功能的稳定和治疗颅内并发症。也应关注患者液体量和血糖，将肺炎的风险最小化，控制发热、提供肠内营养、预防血栓栓塞。

(二)外科治疗

脑出血后可出现一系列病理生理学改变，血肿的占位效应造成颅内压升高和脑水肿危及生命，同时血肿使神经元受压、血肿本身释放的有害物质等因素导致脑组织损伤，造成一系列神经功能缺失。早期手术治疗高血压脑出血不仅能清除血肿，减轻脑水肿，防止血肿进一步扩大引起脑损伤，还可防止血肿本身释放各种毒性物质导致脑组织损伤.有利于抢救患者生命和减轻后遗症。显微外科技术使术者在良好照明及放大条件下准确识别局部神经、血管解剖，精细地清除脑内血肿，并保护周围重要结构，减少对周围脑组织及血管损伤，促进脑神经功能最大限度的恢复。现代神经外科要求神经外科手术精确化、微创化、并达到完美的治疗效果，因此应根据患者不同出血类型、不同出血量采取个体化手术方式和入路，避免手术方法入路单一，致残率高的局面。选择适宜的手术入路，能够最大限度地保护脑组织，使患者尽快度过水肿高峰期、降低死亡率、降低病残率、减少并发症、缩短住院时间、降低住院费用、减轻病人及其家属的负担。

1.手术适应证和禁忌证

在高血压脑出血的手术疗效尚未明朗的背景下，目前世界上各国医疗组织没有足够证据可以提出一个全两详尽的高血压脑出血手术适应证指南，手术与否被迫逐案决定。美国心脏协会(American Heart Association,AHA)的ICH治疗指南也只对极少数的情况做了指导：对于直径>3cm的小脑出血.并且神经功能进行性加重或存在脑干受压和(或)脑室梗阻引起脑积水的患者，应尽早进行外科手术清除血肿，I级推荐，B级证据。除此之外，目前最为公认临床经验是，出血量小、意识清醒、神经功能障碍轻者不需手术；深昏迷、双瞳孔散大、呼吸不规则的病例手术亦无太大帮助。各国医师还从临床上总结了很多被广泛承认的手术适应证要点。有一些学者提出相似的开颅外科手术适应证：①出血较为表浅，血肿量介于20~80mL；②神经系统症状持续加重。③患者年龄相对较轻(≤75岁)。④出血导致中线结构移位和颅内压明显升高。⑤幕下血肿＞10mL,直径＞3cm 或引起脑积水的患者。我国王忠诚等总结手术经验的要点:①出血量。通常幕上出血量＞30mL,小脑出血量＞10mL,即为有手术指征。②出血部位。浅部出血要优先考虑手术,如皮质下、壳核及小脑出血,急性脑干出血者其手术疗效多不理想。③病情的演变。出血后病情进展迅猛,短时间内即陷入深昏迷或脑疝者多不考虑手术。④意识障碍。一般情况下,对意识清醒的患者多不需手术,如果发病时意识障碍较轻,其后逐渐加深,以及入院时中度意识障碍者,应积极行手术治疗。⑤其他。年龄不应作为考虑因素。发病后血压过高,≥200/120mmHg,眼底出血,病前有心、肺、肾等严重疾病者,手术风险大,需慎重考虑手术。⑥手术前需征得家属同意,理解手术效果。近年来,随着微创手术的发展,手术适应证已不断扩展,手术患者的年龄范围也逐渐放宽。国内学者总结微创手术适应证:①脑叶出血≥30mL。②基底核出血≥30mL。③丘脑出血≥10mL;④小脑出血≥10mL。⑤脑室出血,引起阻塞性脑积水、铸型性脑室积血者;⑥颅内出血量虽未达到手术指征的容量,但出现严重神经功能障碍者。禁忌证为:①意识障碍轻,神经功能缺损小,出血量小于 20mL而无须手术可缓解的患者。②已处于深昏迷、呼吸骤停、双瞳散大的濒死状态患者。③脑干功能衰竭。④凝血功能障碍、有严重出血倾向者。

2.手术时机

诸多研究证明,ICH 手术时机是影响预后的独立危险因素。目前,相关研究也正处于探索阶段。初步试验显示,超早期和早期手术表现出明显的优势。AHA 指南:Ⅰ级推荐,A 级证据。ICH 首选 CT、MRI 等影像学检查,应尽早迅速诊断并给予治疗。基础研究表明,脑出血一般在 30min 形成血肿.6～7 h 血肿周围脑组织由于凝血酶、血清蛋白的毒性作用等出现水肿。脑组织坏死随时间的增大而加重,很多学者将发病 7h 内定义为超早期手术,主张对高血压脑出血行超早期手术治疗。总结其优点为:①手术治疗解除血肿占位效应,减轻血肿本身毒性作用等引起脑水肿和脑缺氧,阻断恶性循环,使脑组织继发性损害降至最小限度。②避免或尽快解除因血肿和继发损害导致的神经功能不可逆损害。③尽早减少血液分解物对脑组织的损害。④可以预防脑水肿及脑疝,对血肿量大的患者,清除血肿可以阻止脑疝的发生。多位国外学者通过影像学分析或试验发现,发病后 6h 继续出血的较少,故支持起病 6～14 h 的手术时机。国外小样本试验也证实,超早期手术对再出血有加速作用,建议使用重组活化凝血因子Ⅶ解决再出血的问题。国内四川大学华西医院研究组,进行了多次大样本非随机临床试验后指出,超早期手术治疗 ICH 可有效降低近期病死率,提高远期恢复良好率。同时研究组总结了降低和应对 ICH 再出血的临床经验:①适当使用镇静药物。②合理控制血压。③避免超早期使用甘露醇。④对有慢性肝病、长期饮酒、凝血功能障碍及服用抗凝药的患者,要注意保肝及改善凝血功能。⑤适量应用止血药;⑥对血肿形态不规则的及有卒中病史的患者更应密切观察其病情变化,复查 CT,必要时行手术治疗。因此,美国 AHA 指南Ⅲ级推荐,B 级证据:超早期开颅手术可能会增加再出血风险;12 h 内清除血肿.特别是微创手术已得到较多证据支持。Ⅲ级推荐,A 级证据:延期开颅手术清除血肿几乎无益。

3.手术方法

血肿清除手术的方式,主要有大骨瓣开颅血肿清除术、小骨窗开颅微创血肿清除术、CT引导血肿抽吸术、立体定向(CT,MR)颅内血肿清除术、神经内镜下脑内血肿清除术、神经导航辅助微创手术、侧脑室穿刺引流术等。

总的原则：手术术式的选择必须适合病情的发展，既要考虑出血部位、出血量、病情演变及意识障碍程度，也要考虑其能有效清除血肿、止血彻底、降低颅内压，在满足以上要求下，尽量减少损伤，达到微创治疗的目的。

(1)大骨瓣开颅血肿清除术：骨瓣开颅血肿清除术是外科治疗脑出血最常用的传统手术方法，其优点是血肿清除彻底、直视下止血可靠，并可视病情去骨瓣减压，降低颅内压，适用于出血量较大、有或无脑疝形成及 CT 示中线移位＞1cm 患者。但是手术时间长，脑组织容易受到牵拉，电凝过程中损伤周围脑组织，而且创伤大，有更多的术后并发症(肺部感染较常见)及较差的手术效果。在显微外科技术条件下，可从外侧裂进入或皮质造口清除血肿，手术过程牵拉脑组织少，可减小脑组织损害。

(2)小骨窗开颅微创血肿清除术：小骨窗开颅显微手术的创面小，具有微创、直切口、手术时间短、住院时间缩短、较快恢复的优点，同时具备快速电凝控制出血血管的优点，有效避免了再次出血。以壳核血肿为例，在耳郭前上方做与外侧裂投影线平行的斜切口。铣开骨窗直径为 2～3cm，可经侧裂或切开皮质直达基底核区血肿腔。完全或大部清除血肿后，找到出血责任血管予以电凝，以防术后再次出血。该术式适用于无须去骨瓣减压者。

(3)CT 导向穿刺血肿抽吸术：在 CT 定位下，将引流管置于血肿中心，在抽吸清除血肿的同时，可注入尿激酶溶解血块。该术式在局部麻下进行，创伤小，操作简便，患者负担轻，可迅速吸出部分血肿，降低颅内压.术后可通过 CT 复查了解血肿残留情况或有无出血，适应于有严重内一科疾病不能耐受全身麻醉手术的患者。该手术的缺点是无法迅速彻底清除血肿，不能有效降低颅内压，而且由于盲目吸引造成血管损伤，及局部注入尿激酶等可出现难以控制的再出血。Tang 等对手术进行改进后建议：6h 以内发病的，第一次手术清除血肿不宜＞20％,6h 以后发病的，清除血肿的范围大约可以维持在 20％～50％(血肿体积＜50mL，圆形或类圆形，密度均匀，没有进行性增加，未破入脑室)，抽吸的压力不宜＞9.3×10⁴ Pa。目前对于尿激酶的使用建议持谨慎态度。

(4)神经内镜锁孔手术：运用内镜手术治疗高血压脑出血缩小了开颅范围，减轻了组织损伤和脑暴露.又能在可视下较彻底地清除血肿和止血，只要定位准确，神经内镜手术的效果依然可达到开颅的手术效果，不需要过分牵拉脑组织就可以找到出血点及责任血管。同时脑室出血是神经内镜治疗的最佳适应证之一，脑室为神经内镜手术操作提供了必需的空间。但不必勉强清除紧贴在脑组织壁上的血肿，用力牵拉可能会导致再出血及更为广泛的损伤。该术式也有一些缺点：①术中遇到较大较多出血时，神经内镜下止血困难。②操作空间局限，视野狭小；神经内镜下解剖与实际解剖结构不能等同，内镜只能显示平面图像，缺少立体感，手术深度难以感触,即使经验丰富的神经外科医师初始操作亦将异常困难。③辅助器材多且不易保持无菌条件，易导致术后感染。④神经内镜手术专业性强,需要术者具有扎实的显微外科基础和长期正规的技能训练才能掌握。神经内镜技术与导航、超声系统、三维 MRI 相结合的应用可以更好地开展手术。目前而言，内镜手术只有在有条件的医院才能使用.操作器械也有待进一步改善。

(5)神经导航辅助微创手术：神经导航技术定位准确，无须头架，操作简便，安全性高且有利于排出血肿,早期解除脑组织受压,同时精确定位可最大限度地减轻医源性损伤,降低病残率,改善患者神经功能提高生存质量。目前术中实时更新导航系统的数据对于神经外科手术是很适合的,超声、MRI、CT 提供的即时影像信息可以及时更新导航系统的数据,提高应用的准确度。术中超声显像的缺点是分辨力和影像质量较差,成像模式不适合导航系统的数据更新,但同时也具有及时发现术中的脑移位、低耗时、低成本的优点。术中 MRI 相对于术中 CT 分辨力较高,但后者具有移动性好、费用较低等优点,术中 CT 可以及时发现术中出血。神经导航系统由于费用昂贵、使用不方便等因素,使其使用受到极大的限制。相信随着经济的发展,其使用会逐渐得到普及。

(6)侧脑室穿刺外引流术:该术式在脑出血中的应用往往是作为有效的辅助手术治疗方案。其优点是:手术方法简单易行,耗时短,脑组织再损伤极小,可在局部麻醉下进行,尤其适合急诊手术,可迅速降低颅内压。近年来,随着技术的不断完善,此术式已成为治疗脑室出血或出血破入脑室的主要手段,尤其是针对出血形成脑室铸型的患者。经额角或枕角穿刺引流加纤溶药物注入结合腰大池置管持续引流或间断腰穿释放脑脊液法,更是一种安全简便、疗效显著的治疗方法。

4.康复治疗

卒中康复是通过治疗由卒中引起的能力丧失,寻找促进最大限度地恢复重建的一个过程。脑出血急性期康复治疗的有效性是任何药物所不能代替的。脑出血的康复治疗应包括肢体康复、语言康复、心理康复等。各指南均推荐对病情稳定的脑出血患者的康复治疗应早期进行,康复介入的时间越早,神经功能恢复越好。早期康复是指患者发病后,只要神志清楚、生命体征稳定、神经系统症状 48 h 内不再进展即可开始康复训练.即在不影响患者抢救措施的情况下,康复几乎与药物治疗同步进行。如康复治疗中肢体摆放、体位变换和肢体被动活动对血压无明显影响,病后应马上开始。早期配合高压氧的运动训练能改善各器官功能,有效预防和治疗并发症,有利于康复的早期介入。

八、并发症

1.肺部感染

脑出血患者病情危重.多伴有不同程度的意识障碍,而肺部感染是脑出血患者常见而严重的并发症,它不仅会加重患者的病情,也是脑出血患者合并多器官功能衰竭的首要诱因和死亡的主要原因之一,因此做好脑出血患者肺部感染的防治,可减少脑出血患者死亡率,降低其致残率、提高治愈率。由于患者多为中老年人.大多存在基础疾病,常出现意识障碍、吞咽困难等增加误吸的可能性,导致吸入性肺炎;卧床时间相对延长则易引发坠积性肺炎;脑部功能受损,神经体液调节功能紊乱,易产生神经源性肺水肿、肺淤血,使得病原菌易于在肺部繁殖而致感染,这些因素的共同作用,使肺部感染发生的机会大大增加。

肺部感染的预防应针对易致感染的原因进行。除加强口腔、呼吸道护理外,营养支持、基础疾病及并发症的治疗、脑功能的恢复至关重要。对于肺部感染治疗通常行采集痰标本检查,根据致病菌的检查结果及药敏试验,明确病原菌,正确地使用抗生素。在未能获得明确的病原菌前,应根据病人的身体状态、基础病变的轻重经验性选择广谱抗生素以覆盖多种致病菌。

2.应激性溃疡

重度 ICH 时,常规应用抑酸药和质子泵抑制药可减少消化道出血的发生率。上消化道出血多见于脑干出血患者,其防治重点是保护胃黏膜,中和胃酸,积极治疗脑出血。及早给予肠内营养,使用止血药,或用冰水 100～200mL 加去甲肾上腺素 4～8mg 胃管注入。上述止血措施无效时,应及早行内镜检查,试行镜下止血或外科手术治疗。

3.脑出血急性期的癫痫发作

癫痫是脑出血常见的并发症,首次发作应治疗 1 个月;脑出血早期经有效抗癫痫治疗不再发作者,不必长期应用抗癫痫药;频繁抽搐或时间较久者,应按癫痫长期服药,并寻找引起癫痫的病灶,必要时进行手术治疗。顶叶出血者早期抽搐发生率高,应预防性应用抗癫痫药物治疗。多数患者只需一种药物,可选择苯妥英钠、卡马西平或丙戊酸钠等,必要时可联合用药。

4.高血糖

脑出血常伴血糖升高,目前认为与以下因素有关,如发病前已有糖尿病或糖耐量异常、发病后机体对胰岛素的反应性和敏感性下降、应激反应。过高的血糖加重脑水肿、造成颅内压增高、脑细胞损害。

5.神经源性肺水肿

神经源性肺水肿是急性中枢神经系统损伤后,突发性颅内压升高引起的一类肺水肿,可发展至充血性肺不张、呼吸衰竭及成人呼吸窘迫综合征,起病急、进展快、病死率高。对于潜在发生神经源性肺水肿的患者,应及早给予高浓度吸氧。近年推荐使用的硝苯地平 10～20mg 舌下含化可迅速降低患者周围和肺动脉压力,对神经源性肺水肿有良好效果。多巴酚丁胺可提高心肌收缩力,同时也能加快心脏血流,是治疗神经源性肺水肿的首选药物。

6.常见并发症还包括

多器官功能障碍、深静脉血栓形成、电解质紊乱、褥疮等,对并发症积极的预防和治疗对改善预后同样有重要意义。

九、预后

脑血管病在全世界范围内都是致死、致残的主要原因之一,其中又以 ICH 死亡率最高。该类患者由于年龄大,多合并高血压、糖尿病、冠心病、慢性支气管炎等多种疾病,发病后易发生多器官功能衰竭。在 ICH 急性期预测患者的预后,可为确定最佳的治疗和康复策略提供重要的信息。

1.血肿体积及血肿扩大

研究表明,小血肿扩大概率小,预后较好。血肿扩大是 10H 预后的强大的预测因子。脑室内出血是 ICH 患者不良预后的独立预测因子,脑室内出血体积大,累及脑室多者,预后不良。Slaykov 等研究表明,尽管血肿尽快清除,最初发生在第三脑室的血肿体积成为较强的独立的负面预测因子。

2.体温

发热和血肿增大是 ICH 后不良预后的独立预测因子,Rincon 等的研究结果表明发热与血肿增大有暂时的独立的相关性,ICH 后发热与 90d 的不良预后有关。关于这一现象的机制及 ICH 后早期的温度调节是否能改善患者预后需要进一步研究。

3.血糖

应激性高血糖在 ICH 患者中常见,是不良预后和高死亡率的标志,尤其对于既往没有糖尿病史的患者。Lee 等也发现,入院时血糖水平与 ICH 后早期的死亡率有关,对于没有糖尿病史的患者,入院时的血糖水平与长期的死亡率有关。

4.标准临床评分量表

Huang 等对伴有血液透析 ICH 患者的研究显示,与死亡率独立相关的预后因素包括:GCS 评分,年龄逾 70 岁,收缩压<130mmHg 或>200mmHg,血肿体积>30mL,出现脑室出血及血清葡萄糖水平>8.8 mmol/L;并制定标准临床评分量表,患者 30d 的死亡率随此评分的增加而增加,并可根据此量表对伴有血液透析的 ICH 患者进行危险分层。

5.血液中生化标志物

Tu 等的研究表明.ICH 患者血浆白介素-11 水平可能会成为 ICH 患者死亡率的新的独立预测因子,成为危险分层的有价值的工具。James 等通过研究表明幕上 ICH 后第 1 个 24 h 内血浆 S100b 和脑钠肽水平可准确预后患者的神经功能。

6.ICH 复发的预测

美国心脏协会/美国卒中协会《自发性脑出血诊疗指南》指出,脑叶出血常与脑血管淀粉样变性有关,易于复发;而基底核、丘脑或脑干部位出血的再出血风险较低。此外,首次发生的脑叶出血、高龄、服用抗凝药物、载脂蛋白 E2 或 E4 等位基因表达,以及 MRI 上微小出血灶的多少均与再出血有关。

总之,需充分认识相关因素对急性期脑出血患者生命预后的影响。在内科常规调整血压,减轻脑水肿与颅高压,保护主要脏器功能,控制高血糖,防治并发症基础上。选择手术时机清除血肿,使受压的神经细胞尽可能恢复。减轻出血后所致的继发性病理改变,打断危及生命的恶性循环,可最大限度地挽救部分患者的生命,减少生存后的致残率。

第十七章　缺血性脑血管病

在全球范围内,脑卒中是仅次于心血管疾病、恶性肿瘤的第三位导致人类死亡的疾病.更是导致成人残疾的第一位疾病。而根据近期我国卫计委的调查,脑卒中已经成为导致国人死亡的第一位疾病。随着人民生活水平的不断提高,其发病率还在逐年上升。而缺血性脑血管病占 70% 以上,目前对此病死亡率的控制、残疾后的康复以及再次卒中的控制仍然不尽人意;死亡率仍高达 30% 以上,约 1/3 的病人失去了生活自理能力,而存活者中约 3/4 不同程度地丧失劳动力。脑卒中的高发病率、高致残率、高死亡率及高复发率使得脑血管病的防治已经成为亟待解决的课题,并越来越受到政府及国内外医学界特别是神经科学界的重视。

一、急性缺血性卒中的外科治疗

急诊就诊的自发性突发神经功能损害的患者,约 5% 的患者为癫痫、肿瘤或精神心理障碍,15%~25% 为出血性卒中(包括自发性脑出血、蛛网膜下腔出血、静脉梗死、出血性烟雾病、凝血机制障碍等),另外约 70% 以上为缺血性卒中。广义的缺血性卒中包括短暂性脑缺血(transient ischemic at-tack,TIA)发作和脑梗死(ischemic infarct)。下面重点介绍急性缺血性卒中的血管内治疗和外科治疗,有关急性缺血性卒中的静脉溶栓治疗将不做描述。

(一)发病原因和危险因素

急性缺血性脑卒中的病因有多种,但究其深层原因主要有栓塞、血栓形成和系统性或局部的低灌注。缺血性卒中病因学的 TOAST 分型包括大血管粥样硬化性、心源栓塞性、小血管闭塞性、其他原因所致的缺血性卒中及不明原因的缺血性卒中这五大类。缺血性卒中的可控危险因素包括高血压、心脏病、糖尿病、吸烟。高血脂、心房颤动、肥胖、代谢综合征、酗酒等,不可控的因素包括年龄、性别和遗传因素。

卒中的临床方面有 OSCP 分型,分为完全前循环梗死、部分前循环梗死、腔隙性梗死和后循环梗死。

(二)临床和检查评估

急性缺血性卒中的患者需要争分夺秒快速诊治,时间就是大脑是临床医护人员必须时刻牢记的概念,急性缺血性卒中患者的检查评估主要包括一般检查和处理,包括迅速稳定患者的一般情况、快速逆转可能导致患者病情加重的原因、询问患者的发病情况和可能的危险因素、迅速排除出血性卒中、筛查溶栓治疗可能的禁忌证。这样才能缩短时间,挽救患者的生命和神经功能。

在询问病史和体格检查方面需要关注鉴别诊断的方面,突发的神经功能障碍还需要和脑出血、癫痫、晕厥、低血糖进行鉴别。患者是否有糖尿病、是否采用胰岛素或其他降糖药物,以往是否有癫痫病史、近期是否有外伤等都需要特别关注。NIHSS 评分(national institutes of health stroke scale)是目前最常用的评估急性缺血性卒中病情的指标。

快速的平扫头颅 CT 是区别出血性卒中的关键,患者急诊接诊后在 45min 内完成检查和判断以便能够在 60nlin 内进行静脉溶栓治疗是近期指南的标准。急性缺血头颅 CT 的早期征象包括颅内大血管的非对称性高密度（hyperdense arterysign）、灰白质交界的模糊（loss of gray-white inter-face）、脑沟模糊消失（effacement of the cerebralsulci）、岛带征消失（岛叶灰质的低密度）（loss of in-sular ribbon）、灰质低密度灶（focal low atlenuationwithin the gray matter）、豆状核低密度（attenua-iion of the lentiform uucleus）o ASPECTS 评分（the acute siroke program early CT score.or acutestroke prognosis early CT score）正常是 10 分,基底核水平的尾状核、豆状核、内囊、岛带、额叶后部、颞叶前部、颞叶后部（后三者均为 MCA 供血区）、侧脑室体水平的额叶前部、后部、顶叶皮质（这三者也是 MCA 供血区）有低密度病灶或者灰白质分界模糊（不包括脑肿胀）分别减去 1 分,最低为 0 分,ASPECTS≤4 分往往表示已经有大面积脑梗死,预后差。后循环 ASPECTS 评分（posterior circu-lation Acute Stroke Prognosis Earlv CT Score,pc-ASPECTS 的评分）也为 o～l0 分,每分对应每一侧的丘脑、小脑半球、大脑后动脉供血区,中脑及脑桥各为 2 分.10 分表示没有任何低密度病灶,预后往往较好,每个部位的低密度缺血病灶或灰白质交界模糊（不包括脑肿胀）分别减去相应的分数.o 分最低,预后最差,出血转化的发生率也高。这样的半定量评分系统有助于临床预判。

溶栓前的必要检查还包括心电图、包括血小板计数的血常规、心肌梗死的血液学指标、生化电解质、肾功能、血糖、凝血指标、动脉氧饱和度。其他检查可针对患者的不同情况选择进行,包括肝功能、乙醇及毒物检测,妊娠试验,血气分析等,如果高度怀疑蛛网膜下腔出血而 CT 阴性需要做腰穿、怀疑癫痫的患者需要做脑电图。但静脉溶栓前必须有结果的辅助检查只需要头颅 CT 排除出血、血糖（可采用简单的手指血糖试纸检测）和氧饱和度（外置式氧饱和度检测仪）,不需等待其他的检查结果,如果其他检查结果出来后提示有异常,可再终止静脉溶栓治疗。

(三)血管内治疗

目前还没有很好的临床研究证据支持急性缺血性卒中的血管内治疗,因此血管内治疗不能延误静脉溶栓治疗的实施。对于静脉溶栓疗效不佳,超过了静脉溶栓时间窗,或者有静脉溶栓禁忌的患者可以考虑血管内治疗,血管内治疗的方式目前主要有动脉内溶栓,机械取栓再通,急诊支架成形治疗及多种方法的联合治疗。在治疗时间窗方面,目前主张发病 6h 内可进行动脉内溶栓治疗,取栓或者支架成形的治疗可延长到发病 8h 内,对于后循环的急性缺血性卒中,取栓或支架成形的时间窗可延长到 12h,甚至 24h。

(四)机械取栓再通

急性血栓栓塞救治中,血管再通是影响临床结果的重要因素。相对于药物溶栓,机械血运重建方法避免了溶栓药物的使用,可以避免溶栓药物引起的出血并发症。因此对于大血管急性闭塞的患者,机械取栓溶栓治疗的潜力仍待我们尝试和验证。机械取栓碎栓技术包括最初的微导管导丝取栓碎栓、发展到 Merci、Penumbra、支架取栓器等机械取栓系统。其中 Merci 是第一代的取栓装置,是一种螺旋状的导丝取栓装置;Penumbra 为包含导管、碎栓器和冲洗抽吸泵的装置,而新一代的 Soliiaire、Trevo 等多是支架状的取栓器。最新的对照 Soli-taire 和 Merci 取栓装置有效性的 SWIFT 研究显示.Solitaire 取栓支架有更高的血管再通率,临床的预后也更好,最新的指南中也提到.Solitaire 和 Trevo 支架取栓器的疗效优于 Merci 取栓器。目前有多项的取栓治疗急性缺血性卒中的临床研究正在进行中。

(五)急诊支架成形术

中国人急性缺血性卒中伴有颅内狭窄的发生率高于白种人,颅内支架置入可以将血栓贴壁更快地重建血流,在结合球囊扩张成形下可以同时治疗狭窄,减少血管再闭塞,同时减轻闭塞段血管内皮细胞的损害。急性卒中支架辅助血管再通(SA-RIS)研究对 NIHSS≥8 分及发病时间 8h 内的患者进行颅内自膨胀支架置入治疗,总共纳入 20 例,其中支架置入后 60%的患者血流重建达到 TIM1 3 级,另外 40%的患者达到 TIMI 2 级、颅内症状性出血率为 5%,随访 1 个月时死亡率为 25%,45%的患者 mRS≤1 分.表明急诊支架置入进行血运重建取得很高的血管再通率。从目前临床资料来看,支架辅助联合其他血运重建方式将具有广阔的临床前景,但需要技术上的改进探索和随机对照临床研究的证实。

(六)桥接式联合治疗

发病 4.5h 内的静脉溶栓是被循证医学证实的有效治疗急性缺血性卒中的方法,其循证医学证据主要来源于美国的 NINDS 试验和欧洲的 ECASS 试验。而静脉溶栓治疗具有快速简单的特点,因此,在未证实血管内介入治疗优于静脉溶栓治疗的情况下,目前不能因为血管内介入治疗更高的血管再通率而舍弃静脉溶栓治疗,因此人们提出了尽快进行静脉溶栓,然后对于大动脉仍然未通的患者联合进行血管内的介入开通,即所谓的桥接式联合治疗,但最新的研究(1MSⅢ)并未证实后续的介入治疗能够提高患者的临床预后。美国心脏协会和卒中协会于 2013 年正式发布的急性缺血性脑卒中早期治疗指南中,首次推荐对静脉溶栓无效的大动脉闭塞患者,进行补救性动脉内溶栓或机械取栓术治疗,紧急血管成形和支架置入术可用于某些特定情况,如某些颅外段颈动脉或椎动脉粥样硬化或夹层等引起的急性缺血性卒中。

(七)主要并发症和评估

急性缺血性卒中的主要并发症包括缺血性脑水肿、出血转化、癫痫等。颅内出血可来源于机械性的操作引起的出血,这种出血往往位于蛛网膜下腔,而脑实质的出血主要来源于梗死出血转化,溶栓或抗凝药物引起的出血。急性缺血性卒中即使没有进行溶栓治疗,仍然有部分患者发生颅内出血,出血的危险因素包括病情重、梗死面积大、高龄、CT 显示早期缺血梗死迹象、心源性卒中、高血糖等。溶栓或血管内介入开通可能增加患者的出血概率,其症状性颅内出血发生率约 6%。

目前,将急性缺血性脑卒中治疗后的脑出血分为出血性梗死(hemorrhagic infarction,HI)和脑实质血肿(parenchymal hematoma,PH)其中前者出血均在梗死区域内或边缘,没有占位效应,后者均有占位效应。

治疗 24h 内需要严密监测患者的一般生命体征和神经功能状态(应包括 NIHSS 评分),治疗后即刻和 24h 应检查头颅 CT,术后 3d 内出院前完成头颅 MRI 检查,出院前再次评估 NIHSS 评分,3 个月随访时评估患者的 mRS 评分。治疗 3 个月时患者是否能够生活自理 (mRS≤2)是最重要的评价指标。

(八)急性缺血性卒中的去大骨瓣减压术

颅内外大血管的急性闭塞如果缺乏足够的代偿.没能及时再通,就会发生大面积的脑梗死和脑水肿,早期 CT 低密度,弥散加权 MR 显示的病灶或者灌注成像无灌注区域如果超过大脑中动脉供血区的 2/3 的患者容易发生脑疝,这样的患者可出现进展性的意识障碍,死亡率高达 50%～70%,脑疝进一步使脑梗死扩展到大脑前和大脑后供血的区域。是否采用去大骨瓣减压治疗这种恶性脑梗死存在争议,多项研究显示 48h 内的去大骨瓣减压手术能够将死亡率从 80% 降低到约 30%,并有利于存活者的生存质量,但多数存活者伴有重残。因此,对于恶性脑梗死的患者,最新指南推荐进行幕上或幕下的早期去大骨瓣减压术,但对于特别老年的患者需要审慎,术前应充分和家属沟通可能的不良预后。

二、脑动脉粥样硬化狭窄的外科治疗

(一)动脉粥样硬化狭窄的病理生理 病理上可将动脉粥样硬化分为 5 期:内膜-中膜增厚期、斑块形成期、血管重构期、血管狭窄期和血管闭塞期。

粥样硬化斑块的成分主要有细胞外基质、胆固醇结晶、钙化组织、巨噬细胞、泡沫细胞、单核细胞、淋巴细胞、平滑肌细胞、血小板及血栓等组成。粥样硬化斑块由较柔软的脂质核心和外表的纤维帽组成,脂质核心的游离胆固醇及胆固醇结晶来自血液浸润入动脉壁的脂质以及泡沫细胞凋亡所释放的脂质。纤维帽主要由胶原蛋白、纤维蛋白及糖蛋白组成,纤维帽可以避免血液直接和脂质核心接触,随着疾病的发展,特别是炎症破坏及血流的冲击,纤维帽可以发生破裂,血流冲击脂质核心可以造成碎片的脱落,也可以形成夹层或斑块溃疡,脂质核心还可以促进血栓形成,斑块表面释放的多种活性组织因子也容易诱导血小板聚集及血栓形成。

易损(或称为不稳定性粥样)硬化斑块的概念来自冠状动脉粥样硬化的临床研究,目前的研究认为不稳定性粥样板块的特征有:①偏心的管腔边缘。②较大的脂质坏死核心(>40%)。③较薄的纤维帽。④局部内皮功能紊乱、促凝活性增加;⑤巨噬细胞增多活性增强、活化 T 淋巴细胞、肥大细胞增加;⑥新生血管增加;⑦平滑肌细胞减少;⑧言行标志物增加;⑨基质金属蛋白酶表达增强;⑩局部凝血酶及组织因子增加;⑩微血栓形成;⑥局部血流动力学紊乱等。

颅外脑供血动脉狭窄主要位于颈总动脉分叉及颈内动脉起始段、锁骨下动脉、椎动脉的起始段。颅内动脉狭窄最多见的部位为大脑中动脉主干、椎动脉入颅段及椎-基底动脉汇合部、基底动脉中段、颈内动脉床突上段。

脑动脉狭窄引起缺血性卒中主要来源于血栓栓塞事件、狭窄远端的低灌注及穿支血管开口的闭塞等。低灌注性动脉狭窄是目前外科治疗最主要的适应证。

(二)脑动脉狭窄闭塞的临床表现

前循环脑动脉狭窄引起的缺血症状主要有对侧偏身及肢体出现乏力、麻木、失语及发作性黑矇(视网膜或视觉皮质缺血)。后循环椎基底动脉系统狭窄可以导致发作性共济失调、步态不稳、眩晕、猝倒及脑神经损害和交叉性偏瘫。

大脑中动脉狭窄可以表现为发作性的对侧肢体偏瘫、感觉障碍,上肢的偏瘫往往重于下肢,优势侧大脑中动脉狭窄引起上干供血不足、栓塞或上干本身狭窄缺血可以出现运动性失语,和(或)语言形成困难及失写。优势侧大脑中动脉下干的缺血或栓塞可以出现感觉性失语、失读及偏盲。单纯的大脑前动脉狭窄比较少见,可出现以下肢为重的偏瘫及感觉障碍。椎动脉狭窄后的后循环血供可以通过后交通或颅外动脉的吻合支进行代偿,出现失代偿时可以表现为发作性头晕、眩晕、同侧共济失调及对侧肢体乏力、黑矇(amaurosis fugax)、猝倒(dropattack)、语言含糊、眼球震颤、复视及吞咽困难等。严重时可以引起网状激动系统缺血,出现意识障碍。眩晕是后循环缺血常见的临床表现,应注意和其他疾病引起的眩晕进行鉴别,特别是中耳及内耳原因引起的眩晕的鉴别。基底动脉狭窄引起眩晕是常见的临床表现,如果从前循环的代偿不足还可出现枕叶缺血,表现为黑蒙及视野缺损。基底动脉尖部综合征表现为情感和行为障碍、眼球运动障碍、瞳孔异常及构音障碍。如后交通动脉缺如,椎-基底动脉严重供血不足可能导致枕叶梗死,出现皮质性失明。单纯的大脑后动脉狭窄少见,大脑后动脉供血不足主要因为椎-基底动脉供血不足而又没有前循环的代偿.大脑后动脉缺血主要影响枕叶及颞叶内侧,可出现同向偏盲、象限性偏盲、感觉障碍及近记忆障碍。造影中发现小脑后下动脉开口狭窄并不少见,小脑后下动脉缺血还主要来自同侧椎动脉狭窄而对侧椎动脉发育不良,某些患者因为椎基底动脉交界处严重狭窄或闭塞而椎动脉只供应同侧的小脑后下动脉,小脑后下动脉供血区域的缺血可以有同侧小脑上动脉的吻合代偿。小脑后下动脉缺血典型的临床表现为Wallenberg综合征。

狭窄部位听诊杂音:在颈总动脉分叉部听到收缩期增强的连续性吹风样杂音,听诊器适度压迫后听诊可以提高阳性率。锁骨下动脉狭窄也可能听到血管杂音。

双侧上肢的血压测量对比是诊断锁骨下动脉严重狭窄或闭塞的简易有效方法,如果双侧上肢的血压相差超过20mmHg,往往提示低血压侧锁骨下动脉的严重狭窄或闭塞。

(三)影像学评估

颈动脉狭窄患者的筛选多采用双功能颈动脉彩超检查,为避免遗漏彩超无法探测部位的狭窄(C2水平以上、颅内动脉狭窄),可以结合MRA或CTA。双功能彩超检查结合了二维B超及多普勒分析,从超声二维形态学及多普勒血流分析两方面分析颈动脉狭窄,具有简便、经济、快速、可重复性等优点,在临床上得到了广泛的采用,超声检查还可以用于颈动脉狭窄血管成形支架置入后的随访,容易被患者接受。超声检查还可以分析粥样硬化的特征,如斑块的形态、是否有溃疡、是否均质、是低回声还是强回声等。通常均质性、扁平型斑块相对稳定,而溃疡型、低回声、不规则形斑块为不稳定型。经颅超声多普勒是无创的评估颅内动脉狭窄和侧支循环情况的有效方法。

1.CT、CTA及灌注CT

CT检查可以观察是否有颅内出血及较明显的脑梗死,但对较小的梗死难以判断,通常用于急性期排除出血的检查。CTA是一种非创伤性的血管学检查方法,成像简单快速,对颈动脉狭窄的钙化分析尤其有优势;灌注CT可以敏感地显示是否存在狭窄供血区的低灌注,随着多排螺旋CT的采用,可以快速简便地对脑缺血做出早期诊断,特别适合于急诊检查。CTA也可用于斑块切除术或支架成形术后的随访。

2.MR、MRA、弥散及灌注MR

MR检查对梗死最为准确敏感.特别是Flair序列(水抑制反转恢复成像)可以避免脑室及脑沟脑池脑脊液信号的干扰,清晰地显示脑梗死灶;而弥散加权MR(diffu-sion-weighted MR)可以更早地显示急性脑梗死灶,同时可以鉴别急性或慢性脑梗死;灌注MR同样可以分析脑血流量(CBF)、脑血容量(CBV)、平均通过时间MTT等参数,分析脑供血情况。MRA在评估脑动脉狭窄时往往存在过度夸张的现象。高分辨率的MRI管壁成像也被用于颈动脉颅外段和颅内动脉粥样硬化狭窄的评估.用于观察粥样斑块的形态和性状,有利于分析是否为易损斑块。

3.DSA 检查

一直是颈动脉狭窄诊断的"金标准"，颈动脉粥样硬化脑血管造影的最常见表现是管腔不规则，表面光滑的狭窄往往提示为简单纤维型斑块，而表面粗糙不规则提示纤维帽的破裂；当然，最重要的表现是管腔的狭窄，对于狭窄程度的计算有不同的方法，NASCET 法比较的是最狭窄处管径和远端正常血管的管径，而 ECST 法（欧洲颈动脉外科临床研究）比较的是最狭窄处剩余管径和同部位正常管径的估计值。

(四)颈动脉狭窄的外科治疗

症状性及无症状性颈动脉狭窄的自然病史有显著的差异，对症状性颈动脉狭窄的自然病史的了解主要来自两项临床对照研究，即 NASCET 及 ECST，在 NASCET 的研究中发现.症状性 70%～99%颈动脉狭窄患者即使服用阿司匹林或华法林，2 年后脑卒中的概率高达 26%（年发生率 13%），而 ECST 研究中采用药物治疗的狭窄程度大于 80%的患者在 3 年随访期间卒中发生率为 26.5%（年卒中发生率 8.8%，ECST 计算狭窄程度的方法不同于 NASCET）。

无症状性颈动脉狭窄的年卒中率远低于症状性狭窄，年卒中率为 1.2%～2.2%，无症状颈动脉粥样硬化临床研究（asymptomatic carotid arteryatherosclerosis study，ACAS）随访了药物治疗的狭窄程度超过 60%的无症状性颈动脉狭窄.5 年随访期卒中发生率为 11%（年卒中率 2.2%），而 ECST 研究中无症状患者的年卒中率约 1.2%，远远低于有症状组患者。

(五)颈动脉狭窄内膜切除术

颈动脉狭窄内膜切除术（CEA，carolid endar-Terectomy）是一种预防性的手术，开始于 20 世纪 50 年代，随着一系列临床随机对照研究的发表，这种手术在 20 世纪 80 年代后得到了迅速的普及。由于 CEA 是一种预防性的手术，需要术者的手术并发症率足够低才能使患者受益，目前比较公认的症状性患者 CEA 手术的并发症率低于 6%，无症状患者 CEA 手术的并发症率低于 3%。症状性颈动脉狭窄一般指治疗前 6 个月内有过同侧 TIA 或卒中。

最新的美国心脏病和卒中协会指南推荐，如果能够使 CEA 手术并发症率低于 6%，对无创血管影像或造影检查发现的 70%～99%的症状性颈动脉狭窄应该进行 CEA 手术（Ⅰ类推荐，A 级证据）；对症状性狭窄程度为 50%～69%的也推荐进行 CEA 手术（Ⅰ类推荐，B 级证据）；不推荐对狭窄程度小于 50%的狭窄进行手术；如果患者的发病仅表现为 TIA 或者小梗死灶，在排除了禁忌证后，推荐在发病后 2 周内进行手术；而在选择 CEA 还是 CAS 手术方式方面，对于年龄超过 70 岁，特别是近端血管扭曲的患者更倾向于 CEA 手术，而对于不超过 70 岁的患者，CAS 和 CEA 在手术的并发症方面和预防卒中方面类似；如果患者存在外科手术及全身麻醉的危险因素，或者是 CEA 手术后的再狭窄或者放射治疗诱发的颈动脉狭窄，推荐患者采用 CAS 治疗。

CEA 手术的危险因素包括：①年龄超过 80 岁。②CEA 手术后的复发狭窄。③术前 4 个月内有过对侧的 CEA 手术。④放疗后引起的颈动脉狭窄。⑤颈动脉狭窄的远近端有串联的显著狭窄；⑥对侧有严重的狭窄或闭塞；⑦重要脏器的严重功能障碍；⑧无法控制的高血压和高血糖；⑨.显著的冠心病或不稳定心绞痛；⑩高位颈动脉狭窄病变（高于颈.椎体水平）等。如果患者存在上述一种或多种危险因素，可推荐患者采用 CAS 治疗。术前至少 5d 服用 100～

300mg阿司匹林进行抗血小板聚集准备,可以降低血栓栓塞和心肌梗死并发症率;阻断血流前进行肝素化,是否在血管缝合完毕并恢复血流后用鱼精蛋白中和肝素存在争议;术后需要进ICU观察24h,保持足够的液体量,控制收缩压在110～150mmHg水平,对于术后高灌注风险高的患者需要进一步降低血压;术后还需要观察患者的神经系统状态和体征、局部伤口是否有血肿、瞳孔大小和光反射(霍纳综合征)、是否有头痛和癫痫发作(高灌注综合征)、颞浅动脉的搏动(颈外动脉闭塞)、伸舌是否居中(舌咽神经损伤)、是否有面瘫(面神经下颌支的损伤)、是否声音嘶哑(后返神经损伤)等。

CEA手术可采用全身麻醉或局部麻醉。局部麻醉有利于患者神经功能的监测,但目前没有临床研究证实局部麻醉在预防卒中、心肌梗死或死亡方面的优势。全身麻醉有助于患者的制动和脑保护作用,经颅超声多普勒(TCD)、术中脑电图和电生理监测有助于降低手术的并发症。

CEA手术的并发症主要包括TIA或缺血性脑卒中、伤口局部血肿、高灌注综合征、心肌梗死、脑神经麻痹、假性动脉瘤形成、切口感染、颈动脉闭塞、再狭窄等。CEA手术后的高灌注综合征发生率3%～10%,多数表现为同侧的搏动性眼眶周围及前额部疼痛,部分患者发生癫痫症状,严重的患者出现颅内出血;颈动脉的闭塞多数发生在手术后的数小时内,因此,有的学者建议不中和肝素;外翻式手术及补片的使用可能降低再狭窄的发生率,2年内的再狭窄原因归为内膜过度增生,而超过2年后的再狭窄是由于粥样硬化病变加重引起的。脑神经麻痹是CEA手术后的重要并发症,其中术后声音嘶哑多数是因为喉头水肿引起的,少数是喉返神经和喉上神经损伤引起,损伤舌下神经可导致伸舌偏向手术损伤侧,单侧神经损伤可导致发声、咀嚼和吞咽困难,而双侧的损伤可能导致上呼吸道梗阻。

(六)颈动脉狭窄支架成形术

颈动脉狭窄支架成形术(CAS,carolid angio-plasty and stenting)起于20世纪90年代,并逐渐发展,特别是脑保护装置的使用。CREST研究是目前发表的最新最大宗比较CAS和CEA的随机临床对照研究,其结果表明,两者在围术期并发症率和4年预防同侧脑卒中方面没有显著的差异。CAS有更多的小卒中并发症,而CEA有更多的心肌梗死和脑神经麻痹并发症。因此,最新的美国心脏病和卒中协会指南也推荐CAS可作为CEA的一种替代治疗手段。而同样,如果要达到CAS治疗有效预防卒中的目标,也必须达到症状性狭窄手术并发症率低于6%,无症状狭窄手术并发症率低于3%的指标。2009年,欧洲血管外科协会的指南(European Society for Vascular Surgery,ESVS)指出,如果患者有对侧喉神经麻痹、颈部手术病史、颈部放疗、CEA术后再狭窄、高位病变或串联其他病变应考虑CAS手术。

CAS术前准备:①服用抗血小板聚集药物。术前至少3～5d开始服用抗血小板聚集药物,目前最常用的方案是每日阿司匹林100～300mg及氯吡格雷75mg,由于服用氯吡格雷后平均需5～7d才能达到最大药效,近期推荐术前5～7d开始服用抗血小板聚集药物。如果进行急诊支架置入,可以在支架置入前2～6h服用负荷剂量阿司匹林(300mg)和氯吡格雷(300～600mg)。②预防操作并发症的药物及器材准备。为预防或处理并发症,需准备抗血管痉挛药物(罂粟碱或硝酸甘油)、溶栓药物(尿激酶或rtPA)、阿托品、肾上腺素、多巴胺、除颤器及临时起搏器。

目前的 CAS 都采用自膨胀支架,自膨胀支架直径选择的原则是支架直径略大于狭窄前后较大血管的直径.如果狭窄位于颈内动脉起始段或颈总动脉分叉部,支架大小的选择应根据颈总动脉的直径。支架的长度选择根据狭窄的长度,支架必须完全覆盖狭窄并超出,支架的近端及远端都应位于正常血管上。随着技术的进步,支架的性能在逐步改善,理想支架应该是更加柔顺、输送系统外径更小、无缩短率、良好的 X 线下可视性、无致栓性、更佳的贴壁性、合理的径向支撑力、并可预防再狭窄等。CAS 治疗中最令人担忧的并发症是碎片脱落引起的远端血管的栓塞,因此,如何防止术中栓子脱落引起脑梗死是提高疗效的关键。最先出现的是远端球囊阻断保护技术,将球囊通过狭窄后充盈并阻断颈内动脉血流,使后续操作中产生的碎片都流入颈外动脉或积聚在球囊近端的血管中,支架置入血管成形后,用导管抽吸碎片并冲洗,然后回收球囊恢复血流,但远端球囊阻断保护技术存在需要阻断血流、不能保证所有的碎片被清除及球囊可能造成的血管损伤等缺点。滤器保护装置的出现.大大降低了栓塞发生的机会,CAS 操作时血栓栓塞并发症率降低到 0%～1.2%,采用保护技术后卒中及手术相关死亡率已从 6.04% 降低到 2.7%,无症状性狭窄的患者,卒中及手术相关死亡率已从 3.97% 降低到 1.75%。但目前的滤器也存在不能提供全程保护、无法过滤小于网孔直径的碎片及过多的碎片堵塞网孔可能导致血流中断及回收困难等问题。另外,一种保护装置是近端和颈外动脉双球囊阻断的保护装置,可全程提供保护,但也需要阻断血流,少数患者不能耐受。

(七)椎动脉颅外段狭窄的外科治疗

椎动脉颅外段的狭窄是后循环卒中的一个重要因素,特别是椎动脉起始段的狭窄。椎-基底动脉供血不足的主要症状可以归纳为 5 项(5 个 D),包括猝倒(drop attack)、复视(diplopia)、言语含糊(dysarthria)、视觉障碍(defect of vision)和头晕(dizziness)。其中最多见的是头晕,但头晕的病因复杂,包括直立性低血压等,也可能是因为头颈部活动后椎动脉被骨质或退行性病变压迫导致的。另外,锁骨下动脉的严重狭窄或闭塞可以导致同侧椎动脉的逆流,称为锁骨下盗血综合征(subclaviansteal svndrome)。椎动脉狭窄约 75% 位于椎动脉起始段,少数位于椎动脉颅内段和颈段。如果一侧椎动脉发育不良而主供血椎动脉起始段有严重狭窄,患者有较高的脑梗死发生率。

椎动脉颅外段严重狭窄或闭塞的外科手术包括椎动脉内膜切除术,将椎动脉近端切断后移位缝合到颈动脉、甲状颈干或锁骨下动脉,也可采用旁路移植术(bypass grafring)。

除了药物治疗,椎动脉颅外段严重狭窄的另一项治疗还包括支架成形术。目前还没有最佳药物治疗和支架治疗椎动脉起始段狭窄的临床对照研究。但目前已经有大量的单中心回顾性研究报道采用支架治疗,一项综述分析综合了 27 个临床报道,总共有 980 例患者采用支架治疗椎动脉起始段狭窄,技术成功率达到 99%,围术期卒中和 TIA 的并发症率分别为 1.2% 和 0.9%。其中,药物洗脱支架运用后显著降低了椎动脉起始段狭窄支架术后的再狭窄率(药物洗脱支架和普通支架术后再狭窄率分别为 11.2% 和 30%),笔者报道的一组 47 例患者,38 例进行了造影随访? 再狭窄率为 5.3%。

引起发作性椎-基底动脉缺血的另外一个原因是 Bow Hunt er 卒中,是由于被动或主动的旋转头部,造成颈-至颈部位椎动脉的压迫闭塞造成。

(八)颅内动脉狭窄的外科治疗

颅内动脉狭窄的位置和程度决定了患者的预后,目前所知的颅内动脉狭窄的自然病史多来自回顾性的临床报道,如 M(_A 狭窄的年卒中率为 2.8%～4.2%,年死亡率为 3.3%～7.7%,而椎-基底动脉狭窄的年卒中率为 2.4%～13.1%,而年死亡率为 6.1%～9.7%。

颅内动脉狭窄的药物抬疗包括控制引起动脉粥样硬化的危险因素、抗血小板聚集药物、抗凝药物、血管紧张素转化酶抑制药及 Statin,其中研究较多的药物有阿司匹林及华法林,WASID 是一个随机对照的前瞻性临床研究,入选 68 例患者为狭窄程度超过 50% 的颅内动脉狭窄,其中 42 例服用华法林.26 例服用阿司匹林,平均随访 13.8 个月,随访期间卒中发生率平均为 15%,其中双侧椎动脉狭窄卒中率为 40%,单侧椎动脉狭窄 8%,基底动脉狭窄 18%,大脑后动脉及小脑后下动脉为 11%。因此,狭窄程度超过 50% 的颅内狭窄尽管采用积极的药物治疗,预后仍然较差,需要有更为积极的治疗方法。

(九)脑供血动脉狭窄介入治疗的并发症

脑供 m 动脉狭窄介入治疗的并发症包括:①远端栓塞。②支架内血栓形成。③血管破裂出血。④血管损伤夹层。⑤高灌注综合征;⑥低血压和心动过缓;⑦穿支缺血事件;⑧支架内再狭窄。

其中高灌注综合征(hyperperfusion syn-drome,HPS)这一概念是 Sundt 于 1975 年首先提出来的,HPS 是 CEA 或 CAS 后急性(少数为延迟性)的并发症,临床上表现为以头痛、局灶性和(或)全身性癫痫,严重者可出现治疗侧的脑出血,特别是基底核区的脑出血。HPS 发生的机制有多种学说,但最主要的原因是脑血流量的增加,特别是严重缺血侧脑血管的自动调节(autoregulation)功能丧失后,狭窄的解除造成缺血区血流量的显著增加引起临床症状,严重的可以造成出血。另一种学说是正常灌注压突破(normal perfusion pressurebreakthrough,NPPB),这一学说首先由 Spetzler 等提出,用于解释脑动静脉畸形切除后周围缺血区脑出血,有学者认为狭窄远端也处于长期的缺血状态,狭窄解除后这一低灌注区出现了 NPPPB。HPS 的危险因素包括:①严重狭窄(>90%)。②狭窄侧有片状亚急性梗死区。③狭窄远端没有足够的侧支循环,长期处于低灌注状态。④治疗中或治疗后血压没有得到控制等。为防止 HPS 的发生,应避免治疗有亚急性片状脑梗死的患者,术前、术中及术后要合理控制血压。但 Kaku 等分析发现,狭窄的严重程度、缺血症状后间期的长短、术前狭窄远端脑血流并不是 HPS 的危险因素,而患者的年龄、缺血区脑血管对乙酰唑胺的反应性(脑血管储备功能)及脑血流非对称指数(狭窄同侧脑血流/对侧脑血流)是 HPS 的危险因素。

血管损伤夹层是单纯球囊扩张的一个重要并发症,严重的可以造成血管的急性闭塞。随着支架的采用,夹层的发生率降低,但由于导丝、导管的损伤仍然可以造成狭窄近端或远端的血管损伤及夹层,对于出现的夹层,可进行抗凝治疗及随访,如果出现缺血甚至出血就应该立即进行支架置入。

低血压及心动过缓是颈动脉狭窄支架置入的最常见并发症,发生率可高达 40%,但出现严重症状,甚至心搏骤停的较少见。是由于球囊扩张及支架置入压迫刺激颈动脉体引起的反射,对于没有心功能严重障碍、没有严重高血压的颈动脉分叉部狭窄患者,在球囊扩张或支架置入前应给予静脉注射 0.5mg 的阿托品,如果出现心动过缓或低血压可继续给予静脉注射阿托品,仍然无效的患者应注射肾上腺素或多巴胺。多数患者的低血压及心动过缓在 12～24h 改善,少数患者会持续 72h 甚至 1 周以上。对于严重顽固性的心动过缓,可以通过置入心脏起搏器进行治疗。

穿支血管闭塞是颅内动脉狭窄介入治疗最令人关注的并发症,可能来自支架网丝的覆盖及斑块挤压,Lanzino 等试验发现即使支架网丝覆盖穿支血管开口面积的 50%,穿支血管仍然保持通畅。在颅内,比较重要的穿支血管的直径在 200～1000μm,目前球囊扩张支架的网丝直径在 80～120μm,一根网丝难以覆盖超过 50% 以上的穿支开口面积,因此支架网丝覆盖不是穿支血管闭塞的主要原因,而狭窄斑块挤压后堵塞穿支开口可能是更主要的原因,将这种现象称为"扫雪车效应"(snow-plowing)。在治疗颅内动脉狭窄,特别是大脑中动脉、基底动脉的狭窄时应注意可能出现的穿支血管闭塞,而术前排除以穿支血管缺血为主的狭窄可能更为重要。

三、脑供血动脉夹层的治疗

动脉夹层是由于血管内皮的缺陷或损伤后,血液冲入血管壁中形成血肿引起的,如果血肿位于内膜层和中层之间,可能导致管腔的狭窄闭塞,而血肿位于中层和外膜之间,导致管腔的扩张形成夹层动脉瘤,甚至引起破裂出血。自发性的脑动脉夹层可能伴有一些基础疾病,包括纤维肌性发育不良(fibromuscular dysplasia,FMD),马方综合征(Marfan syndrome)、动脉粥样硬化、大动脉炎、梅毒性动脉炎、多囊肾、结节性动脉炎、Ehlers-Danlos 综合征等。外伤导致的动脉夹层也不少见,头颈部的旋转性或挥鞭样损伤都容易导致脑供血动脉的夹层,有些患者甚至是南于头颈部按摩不当引起的动脉夹层。

(一)发病率

多见于中年患者,男性发病多于女性,确切的发病率不清,随着无创的血管学影像检查普及,发现率逐渐上升。有报道动脉夹层约占所有卒中病因的 2.5%。颅外和颅内的脑供血动脉均可能累及,其中最常见的颅内动脉夹层部位是椎动脉。多发的脑动脉夹层约占 10%,其中最常见的是双侧的椎动脉夹层。小于 30 岁的患者比较多见的是颈动脉的非出血性夹层,而大于 30 岁的患者比较多见的是椎动脉的出血性夹层。

(二)临床表现

症状性的动脉夹层主要表现为突发的头颈部疼痛、缺血性的卒中或 TIA、部分患者夹层破裂出血导致急性的 SAH 以及颈动脉夹层可能出现的霍纳综合征。

头颈部的疼痛可能来自动脉夹层损伤本身,部分患者疼痛较剧烈,这种动脉夹层引起的头颈部疼痛常出现在缺血卒中或 SAH 之前的数天到数周,应引起足够的重视。颈动脉夹层的头痛多位于眼眶及周围(60%),也可位于耳及乳突部(39%)、额部(36%)、颞部(27%)。椎动脉的夹层疼痛多位于后枕颈部。

在病史采集方面需要关注是否有头颈部的外伤史,有无上述提到的夹层发病危险因素。

(三)辅助检查

动脉夹层的辅助检查主要有头颅 CT、MRI,用于评估是否有出血及脑梗死,另外,高分辨率和薄层的 MRI 检查可能观察到血管壁内血肿;无创的血管影像学检查包括 CTA 或 MRA,用于观察是否有血管的狭窄闭塞或扩张;而脑血管造影是确诊性的有创辅助检查手段,动脉夹层的典型造影表现包括线样征(string sign)、伴有近段或者远端狭窄的梭形膨大(string and pearl sign)、鸟嘴样的动脉闭塞、双腔征、串珠样征(string of beadS sign,往往提示有 FMD)等,而内膜片征(intimal flap)较难以观察到。脑供血动脉夹层的双腔征在造影上一般不像主动脉等大血管夹层那么典型,主要表现为造影剂在假腔中的滞留.另外,夹层在不同时间造影中的表现可能有较大的改变。

对于创伤性的脑动脉夹层,特别要关注颈内动脉的颈段、椎动脉的颈 1、颈 2 椎体水平段,以及颈。椎体水平段。

(四)治疗

1.非出血性脑动脉夹层

非出血性脑动脉夹层一般采用药物治疗,包括早期的肝素或低分子肝素抗凝,然后过渡到口服华法林的抗凝治疗,抗凝治疗一般持续 6 个月。

随着血管内介入治疗的发展,对于药物治疗无效或随访期间病情进展的病变应采用介入治疗,主要采用支架成形术。对于伴有扩张动脉瘤的夹层需要采用支架辅助栓塞治疗,栓塞扩张的动脉瘤并保持动脉的通畅。多支架或血流导向支架有助于动脉瘤的长期愈合。

2.出血性脑动脉夹层(瘤)

颅内出血性的动脉夹层有较高的死亡率残疾率,对于急性破裂出血的颅内动脉夹层,应争取尽早治疗以防止再出血,特别是椎动脉颅内段的出血性夹层动脉瘤。出血性颅内夹层动脉瘤的目前主要采用血管内的介入治疗,如果侧支循环代偿较好,能够耐受球囊闭塞试验,夹层动脉瘤的介入孤立(endovascular trap)是最确切的治疗手段;对于无法闭塞的出血性夹层动脉瘤,多支架辅助栓塞治疗是目前较常用的一种治疗方法,其他可选的治疗还包括覆膜支架和血流导向支架。

某些累及颅内重要分支血管的出血性夹层动脉瘤(如椎动脉夹层动脉瘤累及小脑后下动脉),可以考虑动脉瘤近端载瘤动脉的闭塞,降低夹层段动脉的血流并使血流逆向有助于动脉瘤的愈合。

出血性夹层动脉瘤的外科手术治疗包括动脉瘤的孤立术、近端载瘤动脉夹闭术、血管旁路或架桥手术结合动脉夹闭术、夹层段血管切除和原位血管吻合术。而血管外的包裹手术目前多弃用。

四、颅内外血管旁路移植

颅内外血管旁路移植最早是由 Donaghy 和 Yasargil 于 1967 年提出的。但在 1985 年由于前瞻性国际多中心 EC/IC 研究结果的公布降至低谷。该研究共纳入 1377 例症状性颈内动脉或大脑中动脉狭窄的患者,接受了颞浅动脉-大脑中动脉旁路移植或者阿司匹林药物治疗。尽管 96％病例术后桥血管通畅,但手术治疗的病例出现缺血性脑卒中的时间更早、概率更大,特别是大脑中动脉重度狭窄或者因颈内动脉闭塞导致持续症状的患者。在平均 55.8 个月的随访过程中,药物治疗组和手术组卒中发生率分别为 29％和 31％。部分学者认为研究的失败是由于:①排除标准内没有区分因血流动力学因素和栓塞引起的卒中(血流改善不会减少血栓栓塞引起的卒中事件,纳入此类病例会人为降低手术治疗的效果)。②并没有真正筛选出有血流动力学障碍的病例,血管的重度狭窄或者闭塞并不等同于该血管供血区域灌注不足。

颅内外血管旁路移植手术主要治疗的是低灌注性脑缺血,随着影像学技术的发展,通过不同方法来检测低灌注相关的卒中称为选择治疗的最重要指征。氙 CT、TCD、SPECT、MR 及 CT 的灌注成像用于分析脑灌注,而静脉注射乙酰唑胺被用来评估脑血管的反应和储备能力。将血流动力学障碍分为两型。第一种通过乙酰唑胺激发试验检测患者血管扩张容量,正常人乙酰唑胺能使 CBF 增加 30%;存在严重血流动力学障碍的患者 CBF 增加量就会比正常少甚至不增加,这种血流动力学障碍称为 I 型血流动力学障碍。另一种是通过 PET 测量氧摄取分数(oxygen extraction fraction,OEF),当血管最大程度扩张、血流持续下降的时候,细胞的 OEF 就会增加,从而满足其基本代谢需要,这类称为 Ⅱ 型血流障碍。目前还没有统一推荐患者进行旁路移植手术的低灌注量化指标。

颅内外血管旁路移植手术的指征:①颅外大血管闭塞或颅内动脉粥样硬化性重度狭窄或闭塞,且患者在最佳药物治疗下仍然有缺血发作。②烟雾病。③部分难治性动脉瘤或肿瘤,估计手术无法保留主要供血脑动脉及主要分支且球囊闭塞试验阳性,可在手术前或手术后进行旁路移植手术。

颅内外血管旁路移植手术根据操作方式可分为:①带蒂血管直接吻合术(pedicled arterialgraft.s),带蒂的颞浅动脉及枕动脉可作为颅外供血来源,吻合到大脑中动脉的分支或吻合到椎动脉、小脑后下动脉等。②旁路移植架桥术,一般取患者自体其他部位的静脉或动脉进行的血管吻合术,多数采用患者的隐静脉或桡动脉,两端分别吻合到颅内外的动脉。

而根据流量的大小可分为:①低流量旁路移植,包括颞浅动脉和枕动脉的带蒂血管吻合术,流量一般在 1 5～25mL/min。②中等流量旁路移植,采用移植桡动脉作为旁路移植,流量 40～70mL/min。吻合到大脑中动脉的 M2 段或大脑后动脉的 Pl 段。③高流量旁路移植,采用隐静脉作为旁路移植,流量为 70～140mL/min。

为确定 EC/IC Bypass 是否降低 2 年同侧缺血性卒中的再发生率,美国研究者设计了颈动脉闭塞手术研究(Carotid Occlusion Surgery STudy,COSS)。这是一项前瞻性、随机、盲终点、对照试验。入选患者近期(120d 或以内)出现因颈内动脉闭塞所致的半球症状,并在采用正电子发射断层扫描(PET)检测氧摄取分数(OEF)≥1.13 作为显著低灌注的指标,98 例患者接受药物治疗,97 例患者接受 EC/IC Bypass。术后 30d,手术组有 14 例患者发生主要终点事件(14.4%),药物组为 2 例(2.0%),手术组 2 年的同侧卒中率为 21%,而非手术组为 23%,手术组和药物治疗组之间的差异无统计学意义。

日本的 EC-IC bypass 研究(JET)设计和 COSS 类似,但其将乙酰唑胺负荷的血管反应作为入选标准。症状性颈动脉或中动脉闭塞或高度狭窄率>70%,无脑梗死或合并小梗死灶,随机分配进入旁路移植手术组和药物组。入选患者同侧中动脉区局部有 CBF 降低(<对照值 80%)及乙酰唑胺负荷降低(<10%)。手术组最初的 206 例患者 2 年内卒中率显著低于药物组。初步试验结果显示颅内外血管旁路移植术对颅内血管动脉粥样硬化并重度 I 型血流动力学障碍患者有保护作用。

第十八章　烟雾病

烟雾(moyamoya)病又称为自发性 Willis 环闭塞症。该病脑血管造影的特点不仅是双侧颈内动脉终末段狭窄或闭塞,而且双侧脑底可见程度不同的异常网状血管。有时一些主要的脑动脉也会出现不显影的情况,如大脑前动脉(ACA)、大脑中动脉(MCA),甚至包括大脑后动脉(PCA)。国际医学界 40 多年已经积累了很多关于烟雾病的研究结果。在当前的技术条件下,诊断烟雾病已不再困难。

1 955 年,日本学者 Shinlizu 和 Takeuchi 首次报道烟雾病的脑血管造影情况。1957 年, Takeuchi 认为,烟雾病是双侧颈内动脉发育不良的结果。其后开始有相同的病例报道,均为先天异常或血管肿瘤.这些病例在今天看来都是烟雾病。1963 年,在第 22 届日本神经外科学术会议上,Shimizu 报道 6 例烟雾病的脑血管造影资料,奠定了现代医学对烟雾病的认识基础。Shimizu 提出,双侧颈内动脉终末段后天性的、慢性进行性狭窄所造成的侧支循环的新生血管,即脑底的异常网状血管是烟雾病最基本的临床特征。

1965 年,Weiclner 报道了第 1 例在美籍日裔烟雾病的女性患者。同年,Krayenbihl 和 Yasargil 将烟雾病的脑血管造影表现编入 Krayenbtihl 的教科书中。随后烟雾病在世界各地逐渐开始被报道,不再被认为是日本民族所特有的疾病。1965 年,Su-zuki 首次将该病命名为 Moyamoya 病,日语中"Moyamoya"一词用于形容如随呼吸喷出、烟雾弥漫、模糊的现象。患者脑底的异常血管网在血管造影中显示正如"烟雾"一样。同时,对年幼患者的长期随访中发现.患者幼年发病时脑血管造影显示烟雾浓重,之后逐渐稀薄,最后颈内动脉及周围网状血管消失,也类似于烟雾的出现和消失过程,故命名为烟雾病。

目前,将典型的烟雾病定义为包括双侧颈内动脉终末段、大脑前动脉起始段、大脑中动脉起始段在内的血管狭窄或闭塞,脑血管造影动脉期,上述部位出现异常的血管网。各国学者一致认为烟雾病患者的血管是因双侧颈内动脉终末段慢性进行性狭窄所造成的侧支循环,但病因还不明确。

白 2003 年以来在日本烟雾病研究委员会数据库注册的烟雾病患者有 1139 例,1994 年全球报道病例为 5227 例,2005 增至 10812 例,至 2003 年在日本诊断烟雾病的患者达 7700 人。日本对烟雾病的诊治积累了丰富的经验,同时在该疾病的流行病学、遗传学等基础研究方面做了大量的工作。2n12 年日本厚生省资助的烟雾病研究委员会公布了 2012 年再版的烟雾病诊断及治疗指南,指出外科血管重建治疗缺血性烟雾病是有效的,推荐行脑血管重建(旁路移植)手术治疗烟雾病。

一、流行病学和病理学的临床表现

烟雾病在日本的发病率为每年 0.35/10 万,男女比例为 1∶(1.34～1.5),＜15 岁的儿童与成人之比为 1∶1.17,儿童中男女比例为 1∶(1.28～2.53),成年人中男女比例为 1∶1。发病以 0～5 岁、30～39 岁为高峰。

目前,烟雾病的病因至今尚未阐明,其诊断需要排除动脉粥样硬化、自身免疫性疾病、脑膜炎、脑肿瘤、唐氏综合征、神经纤维瘤病等已知病因引起的烟雾综合征或称类烟雾病。烟雾状血管是扩张的穿通支,可发生血管壁纤维蛋白沉积、弹力层断裂、中膜变薄及微动脉瘤形成等许多不同的病理变化。烟雾状血管亦可发生管壁结构的破坏及继发血栓形成。这些病理改变是临床上烟雾病患者既可表现为缺血性症状,又可表现为出血性症状的病理学基础。烟雾病患者发生颅内出血主要有两个原因:①扩张的、脆弱的烟雾状血管破裂出血。②基底动脉环微动脉瘤破裂出血。烟雾状血管破裂出血主要是由于持续的血流动力学压力使脆弱的烟雾状血管破裂,通常出血发生于基底核区、丘脑及脑室旁区域。

烟雾病血管的病理特征可分为两类,一类是血管膨胀而管壁变薄,可伴发动脉瘤,是脑实质内出血的主要责任血管。另一类是血管壁增厚而致管腔狭窄,甚至闭塞。另外,因血流动力学改变而出现的侧支血管,也是颅内多发出血的责任血管。颈内动脉的狭窄和闭塞主要是动脉内膜增生,表现为弹性纤维增厚,内弹性层弯曲,但没有断裂,间质萎缩变薄,外层没有明显变化,没有炎性细胞浸润,与动脉硬化或血管炎完全不同。在成年患者中 14% 伴有动脉瘤。可分为两种类型:①周围动脉型,多位于烟雾血管网或其外周部分。②大动脉型,动脉瘤位于 Willis 环上,为真性动脉瘤。由于血流动力学的变化,更易破裂出血。

临床首发症状最多见于运动功能障碍(包括儿童和成人),其次为颅内出血、头痛、意识障碍、语言障碍和抽搐等。儿童以单瘫、偏瘫、半身瘫痪等为主,提示有脑缺血发生,加上感觉障碍、精神心理障碍等,脑缺血表现可达 85%。在成人中以脑出血为主,脑缺血较少。有家族史的病例约占总病例数的 10%。既往病史中以扁桃体炎最常见,另外亦可见到扁桃体后部化脓、颈部以上反复感染,如上呼吸道感染、鼻窦炎及脑创伤等。

二、血管造影的特征性表现

脑血管造影中可见 3 种烟雾血管。以脑基底烟雾血管最有特征性,是诊断烟雾病的主要依据。

1.脑基底烟雾血管

Suzuki 等通过对 4 例儿童型烟雾病患儿进行长期随访,其中最长的 1 例达 18 年 3 个月,多次复查脑血管造影,揭示烟雾病患者脑基底烟雾血管发生、发展的变化规律,提出了烟雾病脑基底血管变化发展的 6 个阶段,即烟雾病脑血管造影的阶段判定标准.Suzuki 等为治疗烟雾病奠定了理论基础。按自然病史,烟雾病脑基底血管的变化发展可分为 6 个阶段:①阶段 1(SAS 1),颈内动脉(ICA)、ACA、MCA 三分叉处变窄,但仅为中度狭窄,无其他异常改变。②阶段 2(SAS 2),主要为脑血管扩张阶段,三分叉无继续明显变窄,但其附近开始出现烟雾血管。③阶段 3(SAS 3),烟雾加重,MCA、ACA 开始消失,脑基底出现典型的烟雾血管,随后由于颈外动脉向脑内供血加强,消失的主要供血血管如 MCAt、ACA 又可以见到。④阶段 4(SAS 4),烟雾减少,颈内动脉阻塞累及后交通动脉,PCA 也消失,MCA、ACA 更加狭窄,烟雾变得粗糙、狭窄,在脑基底形成一个较差的血管网。⑤阶段 5(SAS 5),烟雾缺乏,颅内颈内动脉系统主要脑血管全部消失.烟雾更加减少,残存的烟雾血管主要是位于颈内动脉虹吸部附近,颈内动脉阻塞向下发展累及 C2、C3 段。颈外动脉向脑供血增加。⑥阶段 6(SAS 6),烟雾消失,颈内动脉系统主要脑血管和脑基底烟雾血管一起全部消失,脑组织仅由颈外动脉和椎动脉供血。

患儿经长期随访表明,绝大多数可能出现以上 6 个阶段的变化过程。而成人型病例的长期随访,则显示很少出现这样典型的变化。

2.筛骨烟雾血管

筛骨烟雾血管主要来自于扩张的筛窦黏膜和上鼻道黏膜,其中源于颈内动脉的颅内供血来自眼动脉、筛前和筛后动脉,源于颈外动脉的颅内供血来自颞浅动脉、面动脉及额支、鼻背支、睫状支、巩膜支和脉络膜支等更细小的分支.以及脑膜前动脉。

在患儿中,第 5、第 6 阶段烟雾病血管供血增加,而成年患者的筛骨型烟雾病与基底型在各阶段均不同,可能与成年患者侧支循环开放困难有关。

3.颅顶盖烟雾血管

患儿在 9 个位置可以出现烟雾血管,如额极中线区、前囟中央区、前囟外侧区、顶中央区、顶外侧区、顶枕中央区、顶枕外侧区、枕外侧区、横窦中央区。出现率以额极中线区、横窦中央区、枕外侧区最多。成人患者有 3 个位置没有烟雾病血管,即前囟外侧区、顶中央区和顶外侧区,其他位置与儿童型一致,出现率以额极中线区、前囟中央区、枕外侧区为最多。颅顶盖烟雾血管是相应位置对 ICA 系统脑缺 m 的生理反应,常出现在患儿的第 3～6 阶段,第 2 阶段前没有该血管出现。成人患者中颅顶烟雾出现在第 4～6 阶段,第 6 阶段时为第 4、5 阶段的 2 倍,第 1～3 阶段没有颅顶烟雾出现。因此,烟雾病患者的最终脑供血为源于颈内动脉的脑底烟雾血管,源于颈外动脉的筛骨、颅顶烟雾血管和源于后循环的椎-基底系统的血管。

三、血流和脑代谢情况的改变

检测烟雾病的常用手段包括氙增强 CT、单光子发射断层扫描(SPECT)、正电子发射断层扫描(PET)等,检测指标包括脑血流量(CBF)、脑氧代谢率(CMRO)、氧摄取分数(OEF)、脑血容量(CBV)及脑血管储备(CVR)等。

患儿发病后若 CBF、CMRO2、CBF/CBV 和 CVR 均有降低,CBV 和 OEF 升高,则提示在血流动力学上呈脑缺血状态,可为手术治疗提供客观依据。在成人缺血性脑血管病患者中,脑底出现烟雾血管者与烟雾血管已消失者相比,已闭塞的颈内动脉供血区的脑皮质 CBF、CM-RO2、CBF/CBV 及 CVR 等显著降低,CBV 和 OEF 显著升高。烟雾血管消失患者平均的脑血流动力学和脑代谢的参数,除脑白质 CBF 有差异外,其他与正常人无明显差异。表明脑底烟雾血管是脑血流动力学受到严重损害的征象.但与出血性脑血管病之间的关系还不明确。

四、烟雾病诊断及鉴别诊断

烟雾病的确诊主要依靠临床表现和脑动脉造影,须与高血压和动静脉畸形导致的脑出血鉴别。

1.高血压导致的脑出血

首先患者有高血压病史,一般老年人多见,脑 CT 表现出血部位以基底核区、丘脑居多,而且愈后多有软化灶形成。

2.动静脉畸形引起的脑出血

脑 CT 表现为出血部位以脑皮质边缘,且常出现条索状,有的伴蛛网膜下腔出血。

五、治疗原则

由于病因未明,迄今尚无根治性疗法,所以治疗的目标应该是增加脑供血,减少脑出血,预防再发作。在脑缺血和脑出血的急性期,以对症治疗为主,如保持呼吸道通畅,控制血压、颅内压和癫痫发作,预防呼吸道和泌尿道感染等。对脑缺血发作的患者,应检测脑循环和脑代谢水平,对适于手术治疗的患者进行血管重建手术,目前多数学者主张儿童患者应及时手术治疗。手术的适应证包括:①脑缺血明显,临床症状反复出现。②区域性脑血流量、血管反应和脑灌注储备降低等。对成年出血患者,可根据病情行脑室外引流或血肿清除术,以挽救生命或改善临床状况。但目前关于血管吻合手术对预防该类患者再出血是否有效,还没有明确的结论。

血管重建手术包括直接血管吻合和间接血管吻合。直接血管吻合手术是颞浅动脉-MCA吻合或颞浅动脉、ACA吻合,术后能马上建立侧支循环,增加脑供血,该术改善供血效果可靠。但通常因血管直径细小,手术难度很大。有研究对45例出血型患者进行血管吻合,术后血管造影显示供血血管充盈良好,脑供血改善,其中31例有1次出血患者吻合后没有发生再出血,14例多次出血患者中7例再出血,吻合血管充盈良好,但烟雾血管并没有减退,出血发生在吻合血管供血范围以外,提示经血管吻合后能建立良好的侧支供血的病例,可望降低出血风险。

间接血管吻合手术是通过将硬脑膜、颞肌、帽状腱膜等与脑表面直接接触,让它们自行简单建立多条供血血管,但间接血管吻合方法在成人患者中,建立侧支循环较为困难,术后临床症状可持续存在,甚至有时需要再次手术。一些学者开始对同一病例采用直接+间接或间接+间接血管吻合的联合手术方式,使吻合血管覆盖的脑表面积更广,侧支循环建立的机会更多。近年的多数报道均采用联合手术的方式,取得了较好的效果,如Kashi-wagi等就对18例儿童型烟雾病进行25侧分离硬脑膜-脑血管吻合术+脑硬脑膜血管连通术(splitDES+EDAS),即首先进行硬脑膜动脉贴附术,开硬脑膜,将含头皮动脉的帽状腱膜与额叶硬脑膜缝合,然后分离脑硬膜血管,将脑膜中动脉附近的硬脑膜分离成内外两层,外层的脏面贴附于脑表面。术后1.5年全部患者的TIA症状消失,无死亡病例,残留可逆的神经缺血症状3例,脑梗死1例,切伤口延迟愈合1例。术后脑血管造影显示,DES和EDAS均与大脑皮质建立了血液循环,最快的1例2周血管造影时,即见到了血管重建。随访到6.5年的患者16例,13例良好,3例术前就存在精神症状的患者没有得到改善。Saito等就以SPECT观察了患儿手术前、后脑血流的变化,14例患儿术前均有TIA发作,行颞浅动脉-MCA吻合,以及大脑皮质与颞肌贴附的间接血管吻合(EMS)后,SPECT结果显示局部脑血流量、局部血管储备明显改善,乙酰唑胺激活和休息状态下的脑供血半定量参数也有明显改进。Kim等报道204例17岁以下接受手术治疗的烟雾病患者,其中对198例患者进行双侧EDAS,部分同时行双侧额叶大脑皮质与帽状腱膜贴附的间接血管吻合(EGS),5例进行单侧手术,1例EDAS后死亡,平均随访39.3个月,最长达173个月,发现6岁以下的患儿以脑梗死为首发症状者较6岁以上者明显增多,而以3岁以下患儿术前发生脑梗死的最多,术后症状性脑梗死发病率为9.3%,3岁以上的预后较3岁以下的患儿好,术后脑血流动力学改进达71%～84%。笔者认为,由于患者在自然病程中很可能发生脑梗死,故发现烟雾病后,尽早手术对改善预后是有益的。

(一)脑缺血型烟雾病的手术治疗

脑血管重建的手术指征:烟雾病患者临床出现缺血症状,在PET检查为脑血流灌注贫乏或 SPECT 检查脑血流为 2 期血流动力学的脑缺血,均是脑血管重建的手术指征。烟雾病患者出现脑缺血症状,SPECT 显示脑血管储备降低时也应考虑进行脑血管重建手术(证据水平Ⅲ)。为防止出血性烟雾病再出血,即或脑血管储备不降低亦应行脑血管重建手术(证据水平Ⅲ)。脑血管重建手术有两种方式:包括直接脑血管重建手术(搭桥)手术和间接脑血管重建(旁路移植)手术。

1.直接脑血管重建(颅内外血管直接旁路移植)手术

Yasargil 于 1970 年首先行颞浅动脉(su-perficial temporal artery,STA)-大脑中动脉(mid-dle cerebral artery,MCA)旁路移植手术治疗烟雾病,此后被广泛用于治疗缺血性烟雾病,但在儿童因 MCA 在脑皮质的主要分支细小,直接行血管旁路移植手术有一定困难。颅内外血管直接旁路移植术后,颅外动脉血流直接向缺血区脑组织供血,能立即增加脑血流和改善脑缺血症状。术后脑缺血发作或脑梗死消失或减轻。围术期脑缺血性卒中的发病率低,一般在 3.5% 左右。直接旁路移植手术的病死率为 0.7%,罹患率为 3.5%~9.2%。术后主要并发症有脑缺血性发作、脑卒中、颅内出血、术区头皮坏死、伤口感染等。围术期最引人注意的并发症为“脑高灌注综合征”,特别是手术前有严重脑缺血的患者更易出现,多在术后 2~14d 出现神经功能恶化,似脑缺血或卒中发生,但 MR 弥散成像并未显示新的脑梗死,SPECT 或 PET检查显示手术侧脑血流增多。上述症状在术后几周后消退,常不遗留永久性神经功能障碍。因此,术前术后脑血流的监测十分重要,对发现灌注过度的诊断有价值。直接旁路移植手术后出现高灌注引起短暂性神经体征恶化的发病率为 16.7%~38.2%。研究显示直接旁路移植手术在烟雾病患者比非烟雾病患者产生高灌注的发病率高,烟雾病组发生率 21.5%,而非烟雾病组为 0%~4.5%。烟雾病患者易出现灌注过度的确切原因尚不清。有报道烟雾病患者软脑膜内血管构造脆弱如内膜变薄,血管弹力层呈波浪状或折皱状可导致在颅内外旁路移植区周边动脉更脆弱,当血管重建后过度氧化反应也可影响血管的通透性,因而出现短暂性神经体征恶化和(或)出血性并发症等。另外烟雾病患者的硬脑膜、蛛网膜和血液中均有血管上皮生长因子和基质金属蛋白的表达增加,而两者在烟雾病患者表达的增加,至少部分是血管脆弱和易产生高灌注的原因。STA-MCA 吻合后 MCA 血供可通过软脑膜建立的侧支循环向大脑前动脉(anterior cerebralartery,ACA)供血区供血,所以并不都需要再行 STA-ACA 吻合术,其仅在ACA 供血区有明显缺血症状的患者中应用,这种病例是较少的,此时 STA 额支可与 ACA 分支吻合,旁路移植后脑血管造影显示 ACA 供血区血流动力学改善。烟雾病使大脑后动脉(posterior cerebral artery,PCA)受累者可达 25%~60%。此类患者是缺血性卒中的高危人群,因为烟雾病患 PCA 是到颈内动脉(inter-nal carotid artery,ICA)分布区供血的重要侧支循环途径,患者可产生枕叶或颞枕叶脑梗死,此时应行 STA、枕动脉(occipital artery,OA)-大脑后动脉(posterior cerebral artery,PCA)旁路移植手术。Meaiwala 等报道美国 39 例烟雾病 65次脑血管重建手术治疗,其中 36 例行直接旁路移植,3 例间接旁路移植,其中 26 例行双侧旁路移植,13 例单侧,共行 65 次手术,手术并发症 8 例(12.3%),包括伤口感染 3 例,无症状脑梗死 5 例,死亡 3 例(1 例死于心肌梗死),2 例手术邻近部位出血。术后平均随访 42.9 个月,5 例术前出血者有 1 例术后 2 个月再出血,术前缺血性发作者,术后 6 例有短暂性缺血性发作(transient ischemic attack,TIA)其他术后功能均改善。术后 2 个月复查单侧旁路移植者

80％脑血流较术前改善，而双侧旁路移植者100％改善。Guzeman等报道1991～2008年329例烟雾病患者行557次脑血管重建手术治疗，其中成人233例行389次手术，儿童96例行168次手术。直接旁路移植手术成人为95.1％，儿童为76.2％，MCA直径＞6 mn1,4.5岁以上儿童均能行直接旁路移植手术，其中264例450次手术得到长期随访(平均随访4.9年)。手术罹患率3.5％，病死率为0.7％，5年危险性(包括围术期、术后卒中或死亡)为5.5％，在171例表现为TIA患者中，1年以后91.8％无TIA发作，术后生活质量改善，术前修正Rankin评分为1.62，随访末(4.9年)为0.83(P＜0.0001)。71.2％生活质量改善，23.6％无变化，5.2％恶化。笔者的结论是：脑血管重建手术治疗烟雾病危险小，可有效阻止以后的缺血性危险，提高生活质量，因此烟雾病一旦确诊，应尽早行血管重建手术治疗。

2.间接脑血管重建(旁路移植)手术

间接旁路移植手术种类很多，包括脑颞肌贴附术(enceph-alo-myo-synangiosis，EMS)、脑颞肌血管连通术(encephalo-myo-arterio-synangiosis)、脑硬脑膜血管连通术(encephalo-d uro-art erio-synangiosis，EDAS)、脑硬脑膜血管颞肌连通术(encephalo-du-ro-artefio-myo-synan-giosis，EDAMS)、脑帽状腱膜骨膜连通术(encephalo-galeo-pcriosleal synangio-SIS，EGPS)、脑硬膜动脉血管帽状腱膜连通术(en-cephalo-cluro-arterio-galeo-synangiosis，EDAGS)、颅骨多处钻孔，大网膜移植等手术。间接旁路移植手术是用颅外动脉供血的组织为供体，贴附于缺血脑区的脑表面建立侧支，使颅外供体组织向脑缺血区供血，此侧支循环形成较慢，一般需要3～4个月，因此在围术期发生缺血性卒中的危险比直接旁路移植手术高，但操作技术简单较安全，文献报道间接旁路移植手术围术期缺血并发症为4％，直接旁路移植手术为2％。以往的研究已证实间接旁路移植手术在儿童100％可建立良好的侧支循环，但有40％～50％成人并不能建立侧支循环。另外，侧支循环的建立只有在手术暴露范围内的脑区。最近的临床研究已证实儿童烟雾病的开颅行间接旁路移植手术疗效并不理想，对儿童智力下降无改进。据报道EMS在1977年由Karasawa首先应用，以后应用甚广，其将颞肌贴于脑表面，并固定于术野边缘的硬膜上。EDAMS由Matsushima在1979年首先提出并应用于临床，此手术要分离一部分颞浅动脉并保证其血流通畅，然后将颞肌贴于外侧裂的脑区，切开硬膜和多处蛛网膜，使暴露的血管与肌肉、硬膜与脑皮质接触，并使脑膜中动脉参与侧支循环的形成。此外尚有使帽状腱膜也参与供血的EDAGS等手术。Nakagawara等利用SPECT检查成人烟雾病患者中有高级脑功能障碍者，发现因长期脑血流动力学改变，患者额叶内侧面有不同程度的脑梗死和皮质神经元减少。对额叶缺血明显出现高级脑功能障碍者，间接血管重建手术开颅时应尽量向前包括额叶，侧支循环形成后能够改善该区脑缺血的症状。1980年后在日本广泛应用间接旁路移植手术治疗烟雾病，有许多回顾性临床研究发现使用EDAS，特别是儿童可有效地建立侧支循环减轻临床症状，但也发现一些并不能有效地建立侧支循环减轻临床症状，甚至完全失败的报道。EDAS后72％可产生良好的侧支循环.28％侧支循环不佳或全无。文献报道间接搭桥手术的并发症有肥大的颞肌引起占位病变压迫脑组织、发生癫痫、美容等问题。为了克服间接旁路移植手术的缺点和不足，提高手术疗效，增加侧支循环范围，从20世纪90年代早期几组报道改进间接旁路移植手术使其增加对ACA和PCA供血区的血流量。1992年Ino ue等行额叶的EMAS以改进ACA供血区的灌注。1993年Kinugasa联合应用EDAMS，从一个单一的间接旁路移植手术发展到多处间接旁路移植手术,如在额叶用 EMAS,在颞顶区用 EDAS 和 EMS 结合,通过两个开颅行三个间接旁路移植手术,使用 STA 前支和额肌行 EMAS 为额叶供血,STA 后支和颞肌行 EDAS 和 EMS 向颞顶区供血,这样联合间接旁路移植手术不仅恢复 MCA 区的血供,而且也向 ACA 或 PCA 流域供血,术后血管造影显示有广泛的侧支循环建立。Tenjin 和 Ueda 1997 年用多个 EDAS 手术,利用 STA 额顶支和 OA 向 ACA 和 PCA 流域供血,这些联合间接旁路移植手术对儿童十分有效。Scott 等于 2004 年报道 143 例儿童烟雾病患者行间接血管重建手术 271 次。平均随访 5.1 年,术后 30d 内 7.7% 发生脑卒中,4 例发生晚期脑卒中,1 例有 TIA 发作。1 年后血管造影 65% 患者新生血管充盈 MCA 供血区的 2/3,25% 充盈 1/3～2/3,10% 充盈 MCA 供血区的 1/3。2009 年 Fung 复习 1996—2004 年英文文献共报道 1448 例烟雾病患者,91% 在 21 岁以下,其中 73% 病例行间接血管重建手术,23% 行直接、间接联合手术。围术期脑卒中或可逆性缺血性意外的发生率为 4.4% 和 6.1%,术后平均随访 53.7 个月,在术前有症状的 11 56 例中 51.2% 症状完全消失,35.5% 改进(发作频率减少或症状严重程度减轻),10.5% 无变化,2.7% 恶化。70%～74% 可独立正常生活,直接和间接手术疗效差异无统计学意义,间接旁路移植手术 72% 侧支循环良好,范围达 MCA 供血区的 1/3 以上,16.8% 侧支循环差。Choi 等报道 88 例烟雾病,26 例患者行间接旁路移植手术平均随访 28.8 个月,缺血性烟雾病术后 87.6% 症状消失或明显好转,日常生活活动(activies of daily living,ADL)改进者占 55%,无变化 29%,加重者 16%;未行手术治疗 52 例,平均随访 67.2 个月,ADL 加重者占 49%,改进者占 26%。63 例出血型术后 2 例有再出血发生。段炼等报道成人烟雾病 312 例侧半球行 EDAS 治疗,术后平均随访 26 个月(3～62 个月),56.6% 显示良好的颅内外血管重建效果,缺血性症状消失者 34 例,明显好转者 185 例,两者共占 87.6%,显示应用 EDAS 能明显改善和预防成人烟雾病的脑缺血发作并有预防再出血的作用。

3.直接间接联合血管重建手术

20 世纪 90 年代为了提高血管重建治疗烟雾病的疗效,将直接、间接旁路移植手术联合应用治疗烟雾病。Ku-roda 和 Houkin 报道 58 例烟雾病行直接间接联合 m 管重建手术治疗已随访 10 年,术后脑血管造影、SPECT 或 PET 检查脑血流动力学在手术侧大脑半球明显改善,未再出现脑缺血症状或出血性脑卒中。Fujimura 等报道 106 例烟雾病患者,平均年龄 33.1 岁,对 150 个大脑半球行直接间接旁路移植手术联合,随访至少 12 个月,平均为 58.4 个月,随访期无脑血管意外发生为 89.3%,TIA 发生 8.6%,脑梗死 0.66%,脑出血 1.33%。结论:直接间接联合血管重建手术治疗烟雾病是安全有效的,术后灌注过度和围术期脑梗死或脑出血是其潜在并发症,加强术后管理和急性期的脑血流检测有助于减少并发症的发生。Kim 等报道 96 例成人烟雾病 134 次旁路移植手术(72 例直接间接联合旁路移植和 62 例 EDAGS),围术期神经系统并发症在联合手术治疗组为 23.9%,在间接旁路移植手术组为 19.7%,围术期并发症常见于联合手术组,但较轻。在联合手术组 83.1% 手术效果良好,在间接旁路移植组为 82%。术后 2～18 个月(平均 6.8 个月)复查血管造影,显示侧支循环形成良好者在联合手术组占 80.3%,间接旁路移植组仅为 75.4%(P=0.045),但两组差异无统计学意义。李之邦等行直接间接联合血管旁路移植手术治疗 226 例儿童烟雾病,术后平均随访 15.5 年,结果 28% 神经系统症状完全消失,31%显著进步,20%轻度进步,19%无变化,2%死亡,总有效率为79%,结论是:直接间接联合颅内外血管重建手术对改善儿童脑缺血有明显疗效。脑血管重建手术治疗出血性烟雾病目前还有争议,烟雾病患者发生颅内出血则对患者生存和神经功能造成严重影响,现已证实烟雾病患者脑出血常来自扩张脆弱的烟雾血管或其上形成的动脉瘤破裂,随访4～6年出血性烟雾病的再出血率为14.3%～18%,估计每年出血危险为7%。迄今尚无阻止出血性烟雾病再出血的统一策略,直接血管重建手术后烟雾血管或其上形成的动脉瘤消失或减少,减轻了侧支循环中的血流动力学重担,可减轻或预防再出血的发生,因而再出血和缺血性发作的频率均下降,在缺血性烟雾病直接搭桥术后长期随访再出血比非手术治疗低(证据水平Ⅲ)。另外出血性烟雾病搭桥术后还可防治脑缺性发作等脑血管意外发生,防止出血性烟雾病患者缺血性发作。多个临床研究认为直接旁路移植手术能阻止再出血,日本一个大规模的回顾性研究在57个研究单位对290例出血性烟雾病患者进行观察,其中138例行药物治疗,152例行血管重建手术治疗,药物治疗组在随访期有23.8%发生出血,手术治疗组则为19.1%。徐斌等报道16例出血性烟雾病行直、间接血管重建后随访4年多未再发生出血。日本烟雾病2009诊治指南中指出.出血性烟雾病行间接旁路移植手术的疗效不如缺血性烟雾病好,但对阻止脑血管意外发生和脑缺血性发作仍是有益的,并可防止出血性烟雾病患者的缺血性发作。2012指南认为血管重建手术可考虑对出血性烟雾病进行治疗,但目前尚缺乏有充分科学依据的临床证据,为了解决这个难题,在日本一个多中心、随机、前瞻性阻止烟雾病再出血研究(JAM)于2001年开始进行检测血管重建术对出血性烟雾病的疗效与非手术治疗组相比,随访5年,其结果将于近期年公布。

综上,日本2012年再版的烟雾病的诊断及治疗指南的结论是:外科血管重建对治疗缺血性烟雾病是有疗效的,推荐使用脑血管重建手术(推荐级别B)。其理由是大量文献已证实血管重建手术能减少缺血性烟雾病患者TIA发作频率和降低脑梗死的危险性,能改善生活质量和高级神经活动的长期预后,直接或间接脑血管重建手术或两者的联合均可改善脑血流动力学,达到上述疗效。间接血管重建手术在成人不如直接旁路移植手术有效,但在儿童无论是直接旁路移植、间接旁路移植手术均可改善预后。血管重建手术可考虑对出血性烟雾病进行治疗,但目前尚缺乏有充分科学依据的临床试验。

4.其他手术方式

治疗Moyamoya病早期还有颈动脉交感神经切断(PVS)与颈上交感神经节切断(SCG)和大网膜移植(omentum transplanta-tion)等方法,近来报道比较少。

5.术中的注意事项

(1)开颅骨窗的位置:多数报道是在侧裂后部额颞顶交界处开一个骨窗,但根据术前脑血管造影和脑血流动力学检测的结果,也可能会在额叶、颞顶叶STA分支的走行区域各开一个骨窗。一个骨窗内可进行多种吻合术式,具体术式因手术医生对患者情况判定和对手术方式的熟悉程度不同而定。

(2)保护已存在的硬膜—脑皮质间自然吻合的血管:Moyamoya病人的自然血管吻合可发生于颅缝和颅底等区域的硬脑膜血管和脑皮质血.管之间,术前的脑血管造影能观察到发病时已存在的硬膜-脑皮质间自然吻合的血管,显示颈外动脉系统已自发的开始向颅内缺血的脑组织供血,手术时应注意保护这些已存在的侧支循环。开颅时应注意保护 MMA,打开骨窗时应参照血管造影(颈外动脉侧位像)中 MMA 的走向,颞叶基底部 MMA 附近的颞骨最好分块去除。

6.手术并发症

(1)切口脑脊液漏和皮瓣下积液:南于术后头颅时不能将硬脑膜完全缝合(否则会阻断颈外动脉系统的供血),脑脊液会充盈到硬膜外,有发生切口脑脊液漏和皮瓣下积液的可能。

预防措施:减小分离 MCA 时蛛网膜的切口,术后缝合蛛网膜,采用生物胶、生物纤维素等材料封闭蛛网膜和硬脑膜缺口,密切缝合切口等。

(2)缺血性并发症:TIA 多数在术后 6 个月以后消失。

(3)出血性并发症:急性硬膜下血肿有占位效应的应尽快手术清除血肿;慢性硬膜下血肿可钻孔引流,但这种血肿会阻碍间接吻合手术后吻合血管的形成。

(4)癫痫:多数是短时一过性的癫痫发作,药物可以控制。

(5)皮瓣皮肤缺血坏死:极少见,需要整形外科协助修复伤口。

7.术后的长期预后

由于 Moyamoya 病的具体手术治疗方式很多,而已有的研究报道中病例数多在 20～100例,有限的例数使得很难评价哪一种手术方式更好。但对于血管吻合手术和非手术治疗两种治疗方式,绝大多数研究认为前者适合于儿童型缺血性 Moyamoya 病。第一次手术后临床症状长期无改善者,根据复查脑血管造影和脑血流评价的情况考虑是否再次手术。综合报道目前有 50%～70%的病人术后能长期进行正常社会生活,如上学、工作等;一些病人遗有很小的残疾,生活需要他人简单帮助;极少一部分病人则不能离开他人的帮助,临床症状表现上多为精神障碍及运动、感觉障碍等.如果发生多发脑梗死则预后较差。预后较好者术后远期一些无创检查检测脑血流情况,如 SPECT、Xenon-enhanced CT 等显示大脑中动脉供血区血流明显增加,但术后长期的 DSA 资料很少。

8.相关报道

我国关于缺血型 Moyamoya 病的外科治疗报道有李之邦等在 1998 年报道了较大的一组以改进的颅外-颅内动脉吻合及脑-颞肌-血管连通融合相结合的血供重建术(Bypass＋EDAMS),治疗 226 例 15 岁以下儿童 Moyamoya 病的情况,经 8 年(平均 15,5 年)以上随访,神经系统症状完全恢复者达 28%,显著进步 31%,轻度进步 20%,无变化 19%,2%死亡,血供重建的方法对改善儿童 Moyamoya 病脑缺血状态有明显作用。随后,朱献伦等报道对 5 例儿童型 Moyamoya 病进行脑-颞肌-颞浅动脉贴敷术(EDAMS),随访 4～6 年,没有脑缺血或脑梗死等并发症出现,复查 MRA 见大脑中动脉供血增高。秦怀洲等也报道以脑-颞肌-颞浅动脉贴敷术(EDAMS)治疗 7 例儿童型 Moyamoya 病,随访 1.5～3 年,4 例症状消失,3 例好转,复查脑血管造影见颞浅动脉发出细小的穿支血管为原缺血的脑皮质供血,原颅底烟雾血管减少。近来晋强等比较了颞浅动脉贴附(EDS 或 EDAS)、颅骨多点钻孔、颈动脉外膜剥脱或颅骨多点钻孔同时联合颈动脉外膜剥脱四种手术方式,发现各组疗效没有明显差别。

(二)颅内出血型 Moyamoya 病的手术治疗

出血是 Moyamoya 病致死的主要病因。小血肿可行非手术治疗,大血肿可行血肿清除手术,脑室内出血可行脑室外引流,脑室铸型者可先于两侧额角钻孔直接清除脑室内血肿,再持续外引流。出现脑积水者可行脑脊液分流手术,慢性期可行血管吻合手术。进行血管吻合手术有利于降低Moy-amoya血管的血流动力学张力。但另一方面,血管吻合手术后脑灌注压明显增高,脑血流量增加,使脑出血的风险同样加大。但从理论上分析,脑组织最终还是会从增加的血液供应中获得益处,因此一些医生应在控制风险因素的前提下,为出血型Moyamoya病进行血管吻合手术。

参考文献

[1]杨树源,只达石.神经外科学.北京:人民卫生出版社,2008:247-361

[2]张建宁.神经外科重症监护.北京:人民卫生出版社,2013:205-216

[3]周良辅.现代神经外科学.上海:复旦大学出版社,2001:297-315

[4]王正国.实用创伤外科学.福州:福建科学技术出版社,2009

[5]马廉亭.实用神经外科手册.北京:科学出版社,2009

[6]江基尧.现代颅脑损伤学.第3版.上海:第二军医大学出版社,2010

[7]中国人民解放军总医院,第四军医大学.实用神经外科学.北京:中国人民解放军战士出版社,1978:402-430

[8]涂通今.急诊神经外科学.北京:人民军医出版社,1995:205-226

[9]张赛,李建国.现代神经创伤及神经外科危重症.天津:南开大学出版社,2010

[10]赵继宗.神经外科学.北京:人民卫生出版社,2007:313-334

[11]陈礼刚,孙晓川,张俊廷,等.神经外科学教程.第2版.北京:人民卫生出版社,2014:66-69

[12]段国升,朱诚.神经外科手术学.北京:人民军医出版社,2004

[13]中华医学会.临床诊疗指南:神经外科学分册.北京:人民卫生出版社,2006

[14]中华医学会.临床技术操作规范:神经外科学分册.北京:人民军医出版社,2007

[15]周良辅.现代神经外科学.上海:复旦大学出版社,2012

[16]周定标,张纪.颅底肿瘤手术学.北京:人民军医出版社,2011